上海市公共卫生应急实训手册

主编 付 晨 黄晓燕 张 放
主审 吴寰宇 孙晓冬

上海科学技术出版社

图书在版编目（CIP）数据

上海市公共卫生应急实训手册 / 付晨，黄晓燕，张
放主编. -- 上海 : 上海科学技术出版社，2023.9
ISBN 978-7-5478-6286-5

Ⅰ. ①上… Ⅱ. ①付… ②黄… ③张… Ⅲ. ①公共卫
生－突发事件－卫生管理－上海－手册 Ⅳ.
①R199.2-62

中国国家版本馆CIP数据核字(2023)第151638号

上海市公共卫生应急实训手册
主编　付　晨　黄晓燕　张　放
主审　吴寰宇　孙晓冬

上海世纪出版（集团）有限公司
上 海 科 学 技 术 出 版 社　出版、发行
（上海市闵行区号景路 159 弄 A 座 9F - 10F）
邮政编码 201101　　www.sstp.cn
上海盛通时代印刷有限公司印刷
开本 787×1092　1/16　印张 13.75
字数 280 千字
2023 年 9 月第 1 版　2023 年 9 月第 1 次印刷
ISBN 978 - 7 - 5478 - 6286 - 5/R · 2818
定价：88.00 元

内容提要

  本书围绕公共卫生应急工作的形势和任务，在实地调研和资料总结的基础上，紧密结合公共卫生事件的特点和实际，分析了公共卫生应急培训的现状，总结了存在的主要问题，提出公共卫生应急培训对象、内容、考核等具体内容，最终形成公共卫生应急培训标准。本书旨在通过制定公共卫生应急培训标准，提升公共卫生应急三级网络工作人员的培训质量，强化公共卫生应急防控能力，促进卫生应急培训体系的系统化、标准化建设。将本书作为公共卫生应急人员培训的教材，可缩短培训时间，提升培训效率，进而提高卫生应急培训质量，强化公共卫生应急防控能力。

编委会名单

前　言

　　卫生应急人员在卫生应急事件的处理过程中发挥着至关重要的作用,实施卫生应急培训工作是提高卫生应急人员能力的有效途径。近年来,为提高卫生应急人员的水平,我国开展了不同层次、不同内容的培训工作,为卫生应急规范化培训积累了经验。但随着培训工作的不断深入和广泛开展,各种问题也逐渐暴露出来,影响到卫生应急培训的效率和效果。

　　推动公共卫生应急培训标准教材的制定,有助于规范公共卫生应急培训工作,提高卫生应急培训质量和效率,促进卫生应急培训体系的系统化、标准化建设。

　　本书旨在系统整合公共卫生从业人员的业务培训需求、建立培训框架和考核体系,确定公共卫生应急培训的具体内容,明确培训对象、培训实施内容、考核评定方法,并对公共卫生应急培训提出相应的保障措施建议;通过制定公共卫生应急培训标准材料,提升本市一万多名公共卫生应急三级网络工作人员的培训质量,强化本市公共卫生应急防控能力;进而促进对卫生应急培训工作形成有效的监督、评估和考核体系,落实各项保障措施,完善激励和约束机制,规范开展各级各类卫生应急培训工作,不断提高培训质量。

编者

2023 年 7 月

目　录

第一章
卫生应急管理概述

一、卫生应急基本概念

（一）突发事件与突发公共卫生事件

1. 突发事件的概念及分类

（1）概念：突发事件（emergency）是指突然发生，造成或可能造成公共威胁或危害的，影响人们生命、财产和环境安全，并需要人们紧急处置和应对的事件，其引起的原因可以是自然因素、社会因素，也可以是人为因素。

（2）突发事件的分类：根据其发生的原因、机制、过程、性质和危害对象，《中华人民共和国突发事件应对法》将其分为自然灾害、事故灾难、公共卫生事件和社会安全事件四类。① 自然灾害，由自然因素直接导致的灾害，如地震、火山爆发、飓风、泥石流等。② 事故灾难，由人们无视规则的行为所致，主要包括工矿、商贸等企业的各类安全事故等。③ 公共卫生事件，由自然因素和人为因素共同所致，主要包括传染病疫情、群体不明原因疾病、食品安全和职业危害、动物疫情以及其他严重影响公众健康和生命安全的事件。④ 社会安全事件，由一定的社会问题诱发，主要包括恐怖袭击事件、民族宗教事件、经济安全事件、涉外突发事件和群体性事件等。

2. 突发公共卫生事件的概念、分级、分类及特点

（1）概念：突发公共卫生事件（public health emergency）是指突然发生，造成或可能造成社会公众身心健康严重损害的重大传染病、群体性不明原因疾病、重大食物、职业中毒和其他群体性中毒以及因自然灾害、事故、灾难或社会安全等事件引起的严重影响公众身心健康的事件。

（2）分级：根据突发公共卫生事件的性质、危害程度、影响范围，《国家突发公共卫生事件应急预案》将其分为特别重大（Ⅰ级）、重大（Ⅱ级）、较大（Ⅲ级）、一般（Ⅳ级）四级，分别对应红色、橙色、黄色和蓝色预警。对突发公共卫生事件进行分级，目的是落实应急管理的责任和提高处置的效能。Ⅰ级由国务院负责组织处置；Ⅱ级由省级政府负责组织处

置；Ⅲ级由市级政府负责组织处置；Ⅳ级由县级政府负责组织处置。

（3）突发公共卫生事件的分类：突发公共卫生事件的分类方式，一是根据事件的表现形式分类，二是按事件的成因和性质分类。根据事件的表现形式可将突发公共卫生事件分为以下两类：① 在一定时间、一定范围、一定人群中，当病例数累计达到规定预警值时所形成的事件。例如，传染病、不明原因疾病、中毒（食物中毒、职业中毒）、预防接种反应、菌种、毒株丢失等，以及县以上卫生行政部门认定的其他突发公共卫生事件。② 在一定时间、一定范围，当环境危害因素达到规定预警值时形成的事件，病例为事后发生，也可能无病例。例如，生物、化学、核和辐射事件（发生事件时尚未出现病例），包括传染病菌种、毒株丢失，病媒、生物、宿主相关事件，化学物泄漏事件、放射源丢失、受照、核污染辐射及其他严重影响公众健康事件（尚未出现病例或病例事后发生）。

根据事件的成因和性质，突发公共卫生事件可分为：重大传染病疫情、群体性不明原因疾病、重大食物中毒和职业中毒、新发传染性疾病、群体性预防接种反应和群体性药物反应、重大环境污染事故、核事故和放射事故，生物、化学、核辐射恐怖事件，自然灾害导致的人员伤亡和疾病流行，以及其他影响公众健康的事件。① 重大传染病疫情是指某种传染病在短时间内发生，波及范围广泛，出现大量的患者或死亡病例，其发病率远远超过常年的发病率水平。例如，1988 年，上海暴发甲型肝炎；2004 年，青海鼠疫疫情；2009 年，甲型 H1N1 流感疫情；2020 年，新型冠状病毒感染疫情等。② 群体性不明原因疾病是指在短时间内，某个相对集中的区域内，同时或者相继出现具有共同临床表现患者，且病例不断增加，范围不断扩大，又暂时不能明确诊断的疾病。如传染性非典型肺炎疫情发生之初，由于对病原方面认识不清，虽然知道这是一组同一症状的疾病，但对其发病机制、诊断标准、流行途径等认识不清，这便是群体性不明原因疾病的典型案例。随着科学研究的深入，才逐步认识到其病原体是冠状病毒的一种变种。③ 重大食物中毒和职业中毒事件是指由于食品污染和职业危害的原因，而造成的人数众多或者伤亡较重的中毒事件。如 2002 年 9 月 14 日，江苏省南京市江宁区汤山镇发生一起特大投毒案，造成 395 人因食用有毒食品而中毒，死亡 42 人；2002 年初，河北省保定市白沟镇苯中毒事件，箱包生产企业数名外地务工人员中，陆续出现中毒症状，并有 6 名工人死亡。④ 新发传染性疾病，狭义是指全球首次发现的传染病，广义是指一个国家或地区新发生的、新变异的或新传入的传染病。世界上新发现的 32 种新传染病中，有半数左右已经在我国出现，新出现的肠道传染病和不明原因疾病对人类健康构成的潜在危险十分严重，处理的难度及复杂程度进一步加大。如 2019 年 12 月，武汉出现 1 例不明原因肺炎患者，经确认病原为一种新型冠状病毒。2020 年 2 月 11 日，世界卫生组织将新型冠状病毒感染的肺炎命名为"COVID - 19"。2020 年 3 月 11 日，世界卫生组织经评估，认为 COVID - 19 可被定为大流行病。⑤ 群体性预防接种反应和群体性药物反应是指在实施疾病预防措施时，出现免疫接种人群或预防性服药人群的异常反应。这类反应原因较为复杂，可以是心因性的，也可以是其他异常反应。⑥ 重大环境污染事故是指在化学品的生产、运输、储存、使用和废弃处置过程中，由于各种原因引起化学品从其包装容器、运送管道、生产和使用环节中泄漏，造成空气、水源和土壤等周围环境的污染，严重危害或影响公众健康的事件。如 2004 年 4 月，发生在重庆市江北区某企业的氯气储气罐泄漏事件，造成 7 人死亡，15 万人疏散的严重后果。⑦ 核事故和放射事故是指由于放射性物质或其他放射源造成或可能造成公众健康严重影响或严重损害的突发事件。如 1992 年，山西省忻州钴-60 放射源丢失，不仅造成 3 人死亡，数人住院治疗，还造成了百余人受到过量辐射的惨痛结局。⑧ 生物、化学、核辐射恐怖事件是指恐怖组织或恐怖分子为了达到其政治、经济、宗教、民族等目的，通过实际使用或威胁使用放射性物质、化学毒剂或生物战剂，或通过袭击或威胁袭击化工（核）设施（包括化工厂、核设施、化学品仓库、实验室、运输槽车等）引起有毒有害物质或致病性微生物释放，导致人员伤亡，或造成公众心理恐慌，从而破坏国家和谐安定，妨碍经济发展的事件。如 1995 年，发生在日本东京地铁上的沙林毒气事件，造成 5 510 人中毒，12 人死亡。⑨ 自然灾害是指由自然力引起的设施破坏、经济严重损失、人员伤亡、人的健康状况及社会卫生服务条件恶化超过了所发生地区的所能承受能力的状况，主要有水灾、旱灾、地震、火灾等。如 1976 年，唐山地震造成 24.2 万人死亡；2008 年，四川汶川地震共造成 6.9 万人死亡，37.46 万人受伤，1.79 万人失踪。

（4）突发公共卫生事件的特点：突发公共卫生事件具有突发性、公共性、严重性、紧迫性、复杂性、不确定性、快速传播性的特点。① 突发性，是指事件是突然、紧迫、非预期、意外发生的。突发公共卫生事件的发生常比较突然，一般无法预测或只能做一些模糊的预测。因此，需要人们进行各种能力准备和物资储备。② 公共性，突发公共卫生事件是一种公共事件，在事件发生区域内或影响范围内的所有人，都有可能受到突发公共卫生事件的威胁或损害，并有可能引发一系列连锁危机。突发事件的公共性往往会通过其造成的群体性危害、群体行为、群体事件、群体社会压力等方式表现出来。③ 严重性，突发公共卫生事件常在短时间内造成人群大量发病和死亡，使公共卫生和演练体系面临巨大压力，造成医疗力量的短缺、抢救物资相对不足等，甚至冲击了卫生体系本身、威胁医务人员自身健康、破坏医疗基础设施，更加大了应对和处置突发事件的难度。突发公共卫生事件有可能对经济、贸易、金融和社会等产生严重的影响，甚至引起一定程度的经济衰退。④ 紧迫性，突发公共卫生事件事发突然、情况紧急、危害严重，如不能采取迅速的救援和预防控制措施，事件的危害会进一步加剧，造成更大范围的影响。紧迫性首先是体现在对事件本身的要求，其发展变化的不确定性和瞬息万变的特点，迫切要求应对的及时性；其次，紧迫性还体现在应对者所面临的巨大时间和心理压力，一是在有限时间、信息和决策支持条件下，必须快速决策；二是在各种制度、体制、机制的束缚下，必须迅速调动并协调整合人、财、物、信息等各类资源，这些紧迫性会给应对者带来巨大压力。⑤ 复杂性，突发公共卫生事件的复杂性首先表现在成因的复杂性，可能由自然因素、人为因素等多种原因造成；

其次表现在后果的复杂性,有的突发公共卫生事件直接造成人体或财物的损害,有的只是潜在的威胁,但可能持续较长时间。有的突发公共卫生事件本身还可能是范围更大的突发事件,这类事件需要政府多部门共同努力和社会的广泛参与。⑥ 不确定性,突发公共卫生事件的不确定性首先表现在事件本身的不确定性,其发生、发展、演变轨迹具有不确定性,受制于多重因素的影响和驱动;其次,由于信息本身带来的不确定性,一方面信息缺乏会增加决策的不确定性,另一方面高强度的信息需求也会催生信息过量,在缺乏有效信息过滤手段的情况下,也会增加决策难度。⑦ 快速传播性,突发公共卫生时间的快速传播性表现在两个方面,一是事件信息和影响的快速传播性,在信息化时代,媒体声音的缺失或过度报道,在很大程度上会影响和左右人们对事件事实的判断,特别是互联网及全球传播网络的无缝连接,会加剧事件造成的各种影响的传播和发酵;二是传染病疫情本身的快速传播性,目前的海、陆、空立体交通网络也加剧了传染病在世界范围内快速传播的可能。

(二) 应急与卫生应急

1. **应急的概念** 应急(emergency response)是指对正在发生和预测将要发生的突发事件所采取的防范、应对措施和活动。广义的应急是指需要立即采取某些超出正常工作程序的行动,以避免事故发生或减轻事故后果的状态。

应急的结果可能表现为几种形式:① 通过人们的及时行动化解了危机,使紧急事态得以缓解,并恢复到常态。② 事态未能缓解,仍处于紧急状态,表现为紧急事件。③ 未能有效逆转和控制紧急情势,事态呈现危机状态,是危机的进一步深化,呈现为灾难性事件。

2. **卫生应急的概念** 卫生应急(public health emergency response)是指为预防和减少突发公共卫生事件的发生,控制、减轻和消除突发公共卫生事件引起的严重社会危机而采取的全过程的应急管理行为和活动;同时,也是控制和消除其他突发公共事件所引发的严重公共卫生和社会危害而采取紧急医学救援和卫生学处理的行为。其主要活动包括监测预警、风险评估、现场调查与处置、紧急医学救援、危机沟通、心理援助、恢复和重建等。

卫生应急有狭义和广义之分。狭义的卫生应急主要是至突发公共卫生事件发生后,人们所采取的紧急响应、处置和控制措施。广义的卫生应急包括事前的监测、预警、物资储备、队伍建设、能力准备等行动,事中的紧急响应、现场处置和控制、紧急医学救援等行动,以及事后的各种恢复和重建行动。

二、卫生应急管理

(一) 概念和内涵

1. **概念** 卫生应急管理(health emergency management)是研究突发公共卫生事件以及由各种自然、事故灾难、社会安全事件所引发的严重公共卫生和社会危害事件的发生、发展、演变规律以及人类应对行动和策略的科学活动,是通过对突发公共卫生事件的预防与准备、响应与处置、恢复与重建等过程的计划、组织、领导、协调与控制等全过程、全方位的管理实践以及相关理论、方法及综合策略的系统探索,以预防、消减和控制突发公共卫生事件危害影响的一门学科。

2. **基本内涵** 卫生应急管理的内涵体现在几个方面:一是常态管理和非常态管理的有机结合。卫生应急管理不仅是对已经发生的突发公共卫生事件的有效处置和应对,也是对即将出现的各种突发公共卫生事件风险和隐患的有效识别、评估、管理和控制。二是专业技术应对与管理应对的有机整合。一方面,公共卫生和医疗救援等卫生应急队伍的现场处置能力直接影响到突发公共卫生事件的处置效果;另一方面突发公共卫生事件的快速演变性和应对的复杂性,越来越需要动用管理的手段,需要通过更好的规划、组织、决策、协调和资源调配来支撑一线专业人员的有效处置。三是多元主体参与、多种治理手段结合的系统管理活动。突发公共卫生应对呈现出日趋复杂性、系统性和跨部门性等特点,需要多元主体的参与。卫生应急的响应系统是由政府、企业、非政府组织、媒体、公众等多元治理主体构成的一个动态、开放系统,需要运用行政、法律、科技、管理、信息、舆论等多样化治理手段,来推动一个动态、无序、混乱的系统,通过目标、要素、资源间有机整合,实现突发公共卫生事件的有效控制目标。四是卫生应急管理实务与应急管理理论研究的有机结合。卫生应急管理具有鲜明的实践导向性。其核心是围绕卫生应急工作迫切的现实之需,开展风险识别、评估、预警、响应、处置、善后等专业应对工作。同时,还应重视卫生应急体系的规划、建设、决策、指挥、组织、领导等管理工作。卫生应急管理实务与理论研究的有机结合,能更快地推动卫生应急管理学科的发展。

(二)卫生应急管理的主体与客体

1. **卫生应急管理的主体** 在应急管理过程中,主体往往是国际政府组织、专业机构和组织、企业、非政府组织和社会公众。按照《突发公共卫生事件应急条例》的规定,我国卫生应急的主体包括国务院,国务院卫生行政主管部门和其他有关部门,省、自治区、直辖市人民政府,县级以上地方人民政府卫生行政主管部门,医疗机构、疾病预防控制机构、卫生监督机构、出入境检验检疫机构以及其他相关专业机构,另外还有中国人民解放军、武装警察部队及其医疗卫生机构。各主体根据事件的大小、波及范围的不同,履行各自的职责。

2. **卫生应急管理的客体** 客体指的是处置的对象,是指已经发生的或可能发生的各类突发公共卫生事件和风险。根据对象所处的不同阶段和发展状况,卫生应急管理的客体可分为两类,一类是各种突发公共卫生事件,包括《突发公共卫生事件应急条例》规定的重大传染病疫情、群体性不明原因疾病、重大食物和职业中毒以及其他严重影响公众健康的事件,以及在各种自然、人为事故灾难中所引发的次生灾难中的大量医疗救援行动。另一类是各种可能诱发突发事件的各类风险事件、隐患和影响因素,是常态应急管理的主要对象。

（三）卫生应急管理的基本内容

卫生应急管理的内容主要由两大部分构成,第一部分是卫生应急管理学科的基础理论和研究方法部分,主要包括卫生应急管理的基本概念、特征、内容、任务、突发公共卫生事件演化规律以及人类综合应对策略等理论与方法内容,其中包括卫生应急的要素管理、过程管理、关键环节管理等学科基础理论。第二部分是卫生应急管理务实,重点围绕突发公共卫生事件的预防与准备、响应与处置、恢复与重建等过程管理,从卫生应急的计划、组织、领导、协调、控制以及卫生应急体系的建设、体制构建、运行机制和管理策略探索等内容展开。这里仅介绍第二部分。

任何突发公共卫生事件都有发生、发展和减缓的过程,需要采取不同的应急措施。根据突发事件可能造成危害和威胁的不同阶段,可将突发公共卫生事件总体上分为预警期、暴发期、缓解期和善后期四个阶段。根据突发公共卫生事件发展过程的特征(潜伏、暴发、蔓延、稳定、下降、恢复),突发公共卫生事件的管理可相应的分为预防准备、监测预警、信息报告、应急反应、善后处理五种体系。

1. 预防和准备　预防准备是第一阶段,是在突发事件发生之前做好准备,建立功能完善、运转有效的卫生应急管理体系。一旦发生各类有可能危及公众,造成社会影响的突发公共卫生事件即能第一时间做出响应,最大限度地减少危机带来的损害。预防准备阶段的工作主要包括规划和制度、应急作业中心、预案方案、应急队伍、培训演练、检测能力、物资储备、后勤保障等。预防准备包括三个层次,即平时准备、"战时"转换、"战时"准备。需要特别注意"平""战"结合与"平""战"转换的问题,能否迅速实现"平""战"转换,并尽快形成"战时"积累能力,是应对突发事件的关键所在。

2. 监测和预警　通过构建实时动态的监测、分析、评判、预报的预警机制,应用统一、规范的监测和预警网络系统,对突发事件的潜在危险因素和风险、事件发生后的现场应急监测和影响因素的动态变化等信息资料开展连续、系统、完整的收集、分析、报告,为突发公共卫生事件的预警及制定应急对策与控制措施提供信息保障及科学依据。各级人民政府卫生行政部门根据医疗机构、疾病预防控制机构、卫生监督机构提供的监测信息、按照事件发生、发展规律和特点,及时分析其对公众身心健康的危害程度、可能的发展组织,及时做出相应级别的预警,依次用红色、橙色、黄色和蓝色标识特别严重、严重、较重和一般四个预警级别。

3. 信息报告　任何单位和个人都有权向国务院卫生行政部门和地方各级人民政府及其有关部门报告突发公共卫生事件及其隐患,也有权向上级政府部门举报不履行或者不按照规定履行突发公共卫生事件应急处理职责的部门、单位和个人。《国家突发公共卫生事件应急预案》规定了责任报告单位、责任报告人、报告程序和时限、报告内容及突发公共卫生事件网络直报等要求。

4. 应急反应　一旦发生突发公共卫生事件,事发地的各级人民政府及其有关部门按照分级响应的原则,做出相应级别的应急反应。同时要遵循突发公共卫生事件发生、发展的客观规律,结合实际情况和预防控制工作的需要,及时调整预警和反应级别,以有效控制事件,减少危害和影响。要根据不同类别突发公共卫生事件的性质和特点,注重分析事件的发展趋势,对事态和影响不断扩大的实际情况,应及时升级预警和反应级别;对范围局限、不会进一步扩散的事件,应相应降低反应级别,及时撤销预警。突发公共卫生事件应急处理要采取边调查、边处理、边抢救、边核实的方式,以有效措施控制事态发展。各级人民政府和相关机构应根据《突发公共卫生事件应急预案》的规定,实施相应的应急反应措施。

5. 善后处理 突发公共卫生事件结束后,各级卫生行政部门应在本级人民政府的领导下,开展突发公共卫生事件后期评估、奖励、责任追究、抚恤和补助、征用物资和劳务的补偿等。

（四）卫生应急管理的基本原则

《突发公共卫生事件应急条例》规定,突发卫生应急工作应当遵循预防为主、常备不懈的方针,贯彻统一领导、分级负责、反应及时、措施果断、依靠科学、加强合作的原则。卫生应急管理在遵循应急管理的一般原则的基础上,有其自身的要求和特有的原则,《国家突发公共卫生事件应急预案》提出四项工作原则,包括:

1. 预防为主,常备不懈 提高全社会防范突发公共事件对健康造成影响的意识,落实各项防范措施,做好人员、技术、物资和设备的应急储备工作。对各类可能引发突发事件并需要卫生应急的情况,要及时进行分析、预警,做到早发现、早报告、早处理。

2. 统一领导,分级负责 根据突发公共事件的范围、性质和对公众健康危害程度,实行分级管理。各级人民政府负责突发公共事件应急处理的统一领导和指挥,各有关部门按照预案规定,在各自的职责范围内做好卫生应急处理的有关工作。各级各类医疗卫生机构要在卫生行政部门的统一协调下,根据职责和预案规定,做好物资技术储备、人员培训演练、监测预警等工作,快速有序地对突发公共事件进行反应。

3. 依法规范,措施果断 地方各级人民政府和卫生行政部门要按照相关法律、法规和规章的规定,完善突发公共事件卫生应急体系,建立系统、规范的突发公共事件卫生应急处理工作制度,对突发公共卫生事件和需要开展卫生应急的其他突发公共事件做出快速反应,及时、有效开展监测、报告和处理工作。

4. 依靠科学,加强合作 要充分尊重和依靠科学,要重视开展防范和处理突发公共卫生事件的科研和培训,为突发公共卫生事件应急处理提供科技保障。各有关部门和单位要通力合作、资源共享,有效应对突发公共卫生事件。要广泛组织、动员技术人员参与突发公共卫生事件的应急处理。

第二章
全球突发公共卫生事件及
卫生应急管理体系建设

一、全球突发公共事件的特点

突发事件是对突然发生的危及公共安全、社会秩序和人民生活的各种紧急情况的总称，其引起的原因包括自然因素、社会因素和人为因素。突发事件通常需要做出迅速、特殊反应，整合多方面资源和力量，将危害程度降到最低。

突发公共事件是突然发生，造成或者可能造成严重社会危害，需要采取应急处置措施予以应对的自然灾害、事故灾难、公共卫生事件和社会安全事件。根据其社会危害程度、影响范围等因素，可将突发公共事件分为特别重大、重大、较大和一般四级。

突发事件具有突发性、普遍性和非常规性三个特点。

突发性是指事情发生突然，出乎人们的意料。这包含两层意思：一是突发性公共事件的暴发偶然因素更大一些，因为它几乎不具备一般事物发生前的征兆。二是突发性公共事件留给人们思考的余地较小，它要求人们必须在极短的时间内做出分析、判断。突发性公共事件的这种特性为人们建立社会危机预警机制提出了难题，因为预警机制是建立在大量数据、信息和资料的基础上的，没有这些，预警机制便无从形成，而公共事件的突发性却使人们很难得到足够丰富的数据、信息和资料，难以做出正确的判断。

普遍性是指突发性公共事件影响的区域比较广，涉及的人员比较多。往往引发"多米诺骨牌"效应，此行业、此地区的突发性公共事件可能影响到彼行业、彼地区。这种连锁效应带来的一个直接后果就是危机变得复杂化，已经超出了纯粹的经济、纯粹的政治和纯粹的文化话题，变成一种含有多项内容的综合性社会危机。突发性公共事件的这种特点增加了人们处理危机的难度。

非常规性是指突发性公共事件超出了一般社会危机的发展规律并呈现出易变性特征。有时甚至呈"跳跃式"发展，因此造成其规律难寻，方式难控，本质难断，让人捉摸不定。突发性公共事件的这种非常规性，虽然为正确处理社会危机设置了很大障碍，但也为人们突破传统的思维方式，进行思维创新提供了条件。由于思维惯性，人们对社会问题的处理往往遵循着一定之规,然而突发性公共事件却打乱了人们的这种惯性思维,迫使人们不得不把既有的思维方式重新排列组合,以非常规的思维应对非常规的社会问题。

二、全球突发公共卫生事件的特点和趋势

（一）全球突发公共卫生事件特点

随着经济全球一体化发展进程的进一步加快,人类之间的交往和沟通更加频繁。随着社会经济发展、社会进步和文明程度的提升,全球突发公共卫生事件表现出许多与以往不同的特征,具体表现为发生规模更大、损失严重、影响广泛、致病原因复杂、国际社会关注程度高、新发传染病不断出现等。

1. **规模大**　由于当今社会的科学技术蓬勃发展和广泛应用,城市化、工业化、现代化加快,一旦发生突发性公共卫生事件,其影响范围更加广泛,发病患者数更加众多,危害更加严重。如突发性传染病,可以在较短时间内导致大规模流行甚至引起疾病的世界性大流行。世界卫生组织公布的调查结果显示,全世界每年有数亿人因食物污染而致病,约200万儿童死于因食物和水污染导致的疾病。即使在发达的工业化国家,每年约30%的人可罹患食源性疾病,仅美国每年就有近30万人因食源性疾病住院治疗。1988年,上海地区发生了因食用被甲肝病毒污染的毛蚶而导致的甲型肝炎暴发,约30万人发病。1996年6月至8月,日本全国多所小学发生大肠杆菌O157：H7感染,患者达9 000多人,其中7人死亡,数百人接受治疗。2003年在中国广东最先发生的传染性非典型肺炎疫情,最后导致全球29个国家8 096人患病,774人死亡。

2. **损失严重**　突发公共卫生事件通常会导致严重的损失。一方面,由于突发事件本身规模较大,危害严重;另一方面,为防止事件的扩大,事件发生地往往会采取严格的公共卫生措施,其他未发生事件的地区也会从保护当地群众健康的角度出发,做出较强的应急响应,甚至可能在缺乏足够科学依据的情况下,采取一些过度的应对措施,如封锁交通、关闭国际航班、交通检疫、限制出口等措施,结果使更广大地区的经济发展受到严重影响。

1984年12月3日,美国跨国公司联合碳化物公司在印度中央邦首府博帕尔的一家农药厂,发生一起严重的异氰酸甲酯泄漏事件,最终导致3 600多人死亡,10多万人致残,近100万居民的健康受到不同程度的影响。20世纪80年代中期至90年代中期,欧洲一些国家暴发疯牛病,大量牛患病并被宰杀,这些国家的牛肉及牛肉制品出口受到了严格限制。仅英国就有几百万头牛被屠杀,欧盟对英国牛肉出口发出了长达3年的禁令,使英国伦敦受到40亿英镑的损失,也丧失了经营多年的欧洲及世界多个地区的牛肉市场,数千名牛肉养殖人员失业。1999年比利时的二噁英"毒鸡案"曾导致国内市场混乱,直接经济损失达3.55亿欧元,间接经济损失更高达10亿欧元。1997年,全球发生的人感染甲型

H5N1 禽流感导致 649 人发病,385 例死亡,世界卫生组织、联合国粮食及农业组织和世界银行在全球防控禽流感会议上,专家报告称禽流感已造成全球超过 1.5 亿只禽类被扑杀,直接经济损失高达 100 亿美元。

3. 影响范围广 当今世界的交通运输、通讯通信空前发达,经济市场化、全球经济一体化进程进一步加快,国际商贸、旅游快速发展,人员物品大流动,为传染病的传播流行提供了有利载体。因此,一个地区出现突发公共卫生事件,在几个小时内事件消息就会传遍全球。如果是传染性疾病或动物源性疾病事件,其可能随着现代化的交通工具,在一日、几日或数周的短时间内被传播到世界上的任何角落。在重大突发公共卫生事件面前,如果缺乏有效的防范措施,任何一个国家都难以幸免,没有任何一个国家可以掉以轻心,也没有任何一个国家可以高枕无忧。越来越多的组织和人士认识到应对突发公共卫生事件是当今"地球村"的共同责任。

4. 国际社会关注程度高 由于突发公共卫生事件造成的损失严重,影响范围广泛,越来越多的人开始意识到突发公共卫生事件不仅仅是一个部门、一个地区和一个国家的事情,需要广泛的共同关注、共同努力,才能够最有效地减轻突发公共卫生事件的危害,最大限度地保护当地和其他地区群众的健康不受到或少受到影响和损害。所以,一旦有突发公共卫生事件,特别是重大突发公共卫生事件发生,不但本地、本国群众和媒体高度关注,国际社会、国际舆论也普遍关注。在某些情况下,突发公共卫生事件处置的好坏已经不仅仅是对当地卫生系统能力的检验,而且是当地政府执政能力高低的重要标志,对社会和民众负责任的重要具体体现。

5. 致病原因复杂 从近年发生的突发性公共卫生事件来看,其发生原因更趋于多元化。除自然因素、病原体本身变异等因素引起的突发公共卫生事件以外,还有社会因素如战争、动乱、管理不善、片面追求生产利润以及恐怖组织和恐怖分子的破坏活动,增加了突发公共卫生事件应对准备和应急处置的难度。

世界上化学品种类多达 200 万种,每年新增 2 万种,有 6 万～7 万种常用于工农业生产和人民日常生活,因化学品造成的危害时有发生。工业化、城市化和经济全球化的加速,在带来经济飞速发展的同时,也带来了地球生态和环境的破坏。如 1999 年,比利时、荷兰、德国、法国相继发生了畜禽类产品和乳制品二噁英污染事件。再如比利时的可口可乐、法国的熟肉罐头污染李斯特菌,日本的生拌色拉污染大肠杆菌,英国和比利时的猪口蹄疫,以及欧洲多个国家的疯牛病事件,还有中国发生的"三鹿奶粉"导致婴儿营养不良,小龙虾导致的肌纤维溶解症等事件。

1986 年 4 月 26 日,苏联切尔诺贝利核电站突然起火,发生了灾难性的核泄漏事故,后果十分严重。近年来,生物技术的迅猛发展使制造强杀伤性生物武器的能力大为提高,恐怖事件的发生也使人们对生物战争和生物恐怖倍加关注。2011 年,美国"9·11"恐怖袭击及随后发生的炭疽污染邮件的生物恐怖事件,标志着人类遇到了新的、更不可预测的挑战,更激起了人们对公共卫生安全的关注。2003年暴发传染性非典型肺炎、2019年开始大流行的新型冠状病毒感染,至今病毒溯源仍存在很大困难。

6. 新发传染病不断出现　第二次世界大战结束后,随着人类社会的全面进步,医学得到迅猛发展,为更有效地预防和控制传染病奠定了坚实基础。全球范围因传染病死亡人数占总死亡人数的比例,从19世纪的60%下降到20世纪80年代的10%以下,这使一些专家或卫生行政官员曾自信地认为"医学领域中传染病问题已经初步解决,今后人类与疾病的斗争重点应该转移到慢性非传染性疾病方面"。这种思潮促使一些国家对传染病的财政预算一减再减,传染病预防和科研经费难以保障,疫情报告不重视,甚至有的监测体系被撤销,特别是人们在思想上普遍放松了应有的警惕。

近年来,全球传染病发病率大幅度回升,传染病暴发、流行和大流行事件不断,再度肆虐人类。一些曾经被认为早已经得到控制的传染病,如性病、结核病、霍乱、鼠疫、疟疾、登革热等重新流行。从19世纪初到20世纪末,霍乱在全球一共出现过七次大流行,1991年霍乱再次入侵拉丁美洲,流行态势发生巨变,其来势之猛、传播之快、患者数之多、波及范围之广以及对国际社会震惊之大,前所未有。

新发传染病、不明原因疾病的不断涌现所引起的突发公共卫生事件,已成为近30年来的突出公共卫生问题。20世纪70年代以来,新出现的传染病和新发现的病原体有30多种,引起大家广泛关注的包括埃博拉病毒、军团菌病、莱姆病、拉沙热、非典型肺炎和禽流感等。1976年,埃博拉病毒在扎伊尔与苏丹接壤的林区被首次发现,并分别于1979年和1995年在苏丹和扎伊尔地区出现暴发,引起全世界的关注。2014年,埃博拉出血热在西非国家发生大规模暴发,引起世界广泛关注,截至2017年11月,该起埃博拉病毒暴发疫情导致28 616人发病,超过10 000人因埃博拉病毒死亡。自1997年我国香港首先报道人感染禽流感病毒H5N1株以来,禽流感已成为一种人畜共患病。截至2007年6月底,已在东南亚、非洲、欧洲12个国家发生317例,死亡191例。2012年9月,沙特阿拉伯报告首例病例,该病例6月份发病,因为急性呼吸窘迫综合征和肾衰竭死亡。中东呼吸综合征是2012年9月发现的,是由新型冠状病毒引起的发热呼吸道疾病。2014年,沙特阿拉伯报道多起聚集性疫情,中东呼吸综合征在中东地区呈高发态势,2015年,一例输入性病例在韩国引起中东呼吸综合征大规模暴发,引起世界卫生组织及全球广泛关注。截至2017年11月,全球共向世界卫生组织通报了2 103例中东呼吸综合征冠状病毒感染实验室确诊病例,其中死亡733例,疫情涉及27个国家。2019年12月暴发的新型冠状病毒感染,截至2021年底报告病例总数已超过3.7亿人,560多万人死亡。

新出现或重新出现传染病的发生原因众多,主要与人类和环境的相互作用有关,自然和社会的巨大变化为传染病的暴发流行创造了条件,包括便捷的国际旅行、城市的过度拥挤、环境卫生状况不良、食物加工和操作环境不卫生、人类与自然界媒介生物和病原体宿主的接触增加,环境和气候改变对自然界媒介生物和动物宿主结果、数量的影响,战争、饥饿、灾害对公共基础设施的破坏等因素。

（二）全球突发公共卫生事件趋势

1. 生物恐怖威胁持续存在　2001年，美国"9·11"恐怖袭击事件发生后不久，美国再次出现炭疽邮件事件，导致22人受到致命性炭疽杆菌感染，5人死亡。2003—2004年美国政府为此炭疽邮件事件耗费了17亿美元。这一事件使生物恐怖活动进入现代社会的现实生活，造成巨大的经济损失和公共卫生危害。

未来生物恐怖潜在的威胁将持续存在，并存在增加的风险。一些国家和地区仍在继续研发生物武器，同时生物技术的迅速发展也大大增强了生物武器潜在的威胁和生物恐怖的巨大风险。这主要表现在：第一，生物技术将使用基因武器变成现实，通过基因改造可以使战剂微生物毒力更强，对环境的抵抗力更大，对抗生素产生抗药性，使原本有效的检测、治疗和预防措施都失去作用，甚至可以人工制造出新的微生物、毒素和战剂。第二，生物技术使种族基因武器成为可能，随着人类基因组计划的完成以及对人类基因背景的认识，有可能针对不同种族的基因差异，设计出攻击特定人种的种族基因武器。第三，生物技术可以大大提高生物战剂的生产能力。近年来，大规模发酵技术、毒素生产和存储技术、气溶胶分散技术等生物武器相关技术都取得了很大进展。2001年12月，美国在《禁止生物武器公约》执行情况第五次审议会议上，公开指称伊朗、伊拉克、朝鲜、叙利亚、利比亚和苏丹六国违约研发生物武器。近年来，美国"生物武器计划"也浮出"冰山一角"，表明美国正在利用最新技术研发新型生物战剂，并从物剂特性到实施装置进行了全程部署和系统研究。

2. 病原体跨种群变异致病原体的致病力提升　2009年首发在墨西哥的甲型H1N1流感疫情最终导致全球的大流行。研究显示，该病毒的病原体是一种新型的甲型H1N1流感病毒，在人群中容易传播。与以往或目前的季节性流感病毒不同，该病毒毒株包含有猪流感、禽流感和人流感三种流感病毒的基因片段，人群对甲型H1N1流感病毒的易感性明显增强。2013年发生在中国的甲型H7N9禽流感疫情，到2017年10月共导致1 579人发病，死亡614人。甲型流感病毒H7N9亚型，是禽流感病毒或禽流感病毒的一个亚型，既往仅在禽间传播，同时不会引起禽类发病，但对人类却具有较强的致病性，造成大规模的暴发和流行疫情。这些案例均提示我们，病原体的跨种群变异将会导致其致病力明显提升，引起传染病的暴发、流行和大流行。

近年来，随着气候变暖、人口迁移、野生动物栖息地被破坏、国际交往便捷化、药物滥用等问题日趋严重，人与人、动物与动物、人与动物之间的接触机会增多，病原体跨越物种，在不同物种机体内进行基因重组，毒性将会增加，致病力将会进一步增强。因此，在将来人类将会面临种类更为繁多、毒性和致病力更强大的病原微生物的侵扰，其中流感大暴发和超级细菌将会是全球公共卫生安全最大的两个威胁。

3. 传播便捷化升级传染病类突发事件的影响　近一个世纪以来，随着交通工具的发展,人类从局限的地区间旅行过渡到国际旅行,最近 50 年国际旅行者数量增长了1 300％。据统计,每日有近百万旅客在国际旅行中,每周有约一百万旅客从发达国家到发展中国家(或反方向)旅行,每年产生近 7 亿人次的旅行。而生态旅游、探险旅游则是增长速度最迅猛的产业,同时也是传播风险极高的活动,自 1985 年开始每年保持 10％的增长速度。快速激增的旅游、公务旅行、移民数量放大了各种病原体的扩散能力,目前已报道传播过的病种包括 HIV、军团菌病、环孢子虫病、霍乱、病毒性出血热、传染性海绵状脑病、登革热、疟疾、血吸虫病、钩端螺旋体病、肺结核、耐药性痢疾等。经由旅游已被报道超过 350 起跨大洲登革热病例,由埃及伊蚊、白纹伊蚊传播的登革热原是热带地区的地域性传染病,但随着旅游者受染后在途中或回本国后发病并成为新的传染源,已经在世界范围内广泛传播。

在自然条件与人类活动加速全球变化的驱动下,传染病发生和传播的模式也在发生改变。自然因素尤其是气候变化将直接或间接影响许多传染病的暴发和传播。气温、降水、湿度和光照等气象要素通过影响病原体、宿主和疾病的传播媒介,从而改变传染病的发生和传播;极端气候事件引起的干旱、洪涝等气象灾害会直接对人类造成伤害并影响传染病的发生与传播;地表生态系统包括下垫面类型和植被分布也会间接对传染病的暴发产生影响。人类活动也是影响传染病传播的间接动力。其中,国际化、普遍化的旅行以及农村向城市的人口迁移所造成的人口流动是传染病大规模传播的根本原因;快速城市化伴随的城市基础设施滞后以及城市边缘传染病的高风险将改变传染病及其造成死亡的模式;农业侵占、森林砍伐等土地利用变化,已经引发了一系列疾病暴发并改变了许多地方病的传播方式;飞速发展的航空、公路和铁路交通运输,不但加快了疾病传播的速度,也扩大了疾病传播的范围。另外,频繁的经济贸易增加了传染病暴发的可能性,为病原体远距离扩散、新型病毒随牲畜贸易沿途扩散等提供了途径。

三、全球卫生应急体系建设

(一)突发公共卫生事件应急管理体系

突发公共卫生事件应急管理是在突发公共卫生事件的发生前、发生中、发生后的各个阶段,用有效的方法对其加以干预和控制,使其造成的损失减至最小。应急管理包括为避免或减少突发公共卫生事件所造成的损害而采取的预防、识别。紧急反应、应急决策、处置以及应对评估的行为,以达到提高对突发公共卫生事件发生前的预见能力、事件发生中的预防控制能力以及事件发生后的恢复能力的目的。

突发公共卫生事件应急管理是一个社会系统工程,也是建立和谐社会最重要的工程之一。现代系统理论和系统研究方法为从社会系统秩序进行的内在机制中,探索应急管理问题提供借鉴。为实现应急事件的系统性管理,需要建立和完善整体应急体系,在建立和完善应急指挥体系、应急协调系统、应急资源体系、应急预案体系和紧急管理法律体系上下功夫。

1. 建立和完善应急指挥体系　应急指挥机构是统一指挥应急工作的领导机关,处于应急工作的核心。现代突发公共事件波及面广、危害严重,其影响往往超过某级政府或部门的管辖范围。因此,应急指挥体系的建设,应建立在众多行业性、专业性和部门化指挥机构的基础上,进行横向联动、纵向整合,促进整个应急体系的协调发展。

2. 建立和完善应急协调体系　应对突发公共卫生事件需要各部门之间的密切配合和协作,需要社会团体、人民群众的广泛参与和共同努力。卫生部门要主动争取有关部门的理解和支持,加强部门间、地区间、机构间的信息沟通和联防联控,联合开展培训和演习演练,共同应对突发公共卫生事件。

3. 建立和完善应急资源保障体系　应急资源是有效应对突发公共卫生事件的物资基础和人才保障,在整个应急体系中具有基础性作用。应急资源保障系统建设应加强应急物资和避难场所优化配置,以及与救灾抢险队伍整合。

4. 建立和完善应急管理法律体系　应急管理法律体系是整个应急管理体系建设的法律保障。建立和完善应急管理法律体系,克服法律效力层次不一、责任机构各自为政的弊端,进一步整合和完善消防、防汛、抗震、预防控制突发公共卫生事件等各专业的法律、法规,建立和完善统一、协调的应对突发公共卫生事件的法律法规系统,理顺政府、社会、企业、个人在应急管理中的权利和义务。

5. 建立和完善应急预案体系　应急预案是基于潜在危险源可能导致突发公共卫生事件的预测,全方位、合理规划应对的全过程,落实监测、预警、处置、终结、善后和灾后重建等各个环节的责任部门及具体职责,是实现"反应及时、措施果断"的保障。建立应急预案体系,在应急处置过程中有章可循,可以提高应急处置效率和效果。

(二) 国外突发公共卫生事件应急管理的历史、现状和发展趋势举例

1. 发达国家　以美国和日本为例。

(1) 美国突发公共卫生事件应急管理:1979年,美国建立了以总统直接领导的联邦紧急事务管理局(FEMA)为核心的危机管理体系,到20世纪90年代初期,逐渐形成以《联邦反应计划》为主体的突发事件反应机制。2001年"9·11"恐怖袭击事件后,各大城市建立了"9·11"系统以应对突发事件。2002年,国土安全部(DHS)成立,将FEMA及许多相关部门归为其下属,以应对威胁国家土地安全的重大事件。2005年1月,国土安全部与其他部门合作制定了《国家应急反应计划》,为美国国家紧急事件管理机构提供了一个核心行动计划。美国政府将设立"国土安全行动中心"作为国家一级最主要的多机构行动协调中心,"国家应急反应协调中心"作为行动中心的一部分,负责联邦应急反应的整体协调,"地区应急反应中心"负责协调地区应急反应,实施地方的联邦项目支持等,计划利用"国家紧急事件管理系统",为不同部门之间的协作建立起标准化的培训、组织和通讯

程序,并明确了职权和领导责任。计划还为私人和非营利机构制定和综合他们各自的应急反应活动提供了一个全面的框架,体现了政府对实现"一个团队、一个目标、一个更安全的美国"这一概念的承诺。

联邦应对突发公共卫生事件危机管理的结构体系:决策系统包括总统和国家安全委员会、国土安全部、联邦应急管理局、美国卫生和公共服务部及美国疾病预防控制中心。信息系统包括国家卫生研究院、国立医学图书馆和国立医学图书馆互联网、国家公共卫生统计和信息系统联合会、国家卫生统计中心。执行系统包括由联邦应急反应计划所涉及的 12 个有紧急支援功能的专业或指定部门构成。保障系统包括资源保障、资金支持和社会心理支持及首位反应者的职业安全保障。

联邦应对突发公共卫生事件危机管理的功能体系:① 纵向结构。美国传统的公共卫生体系以"国家—州—地方"三级公共卫生部门为基本框架。由于其联邦制特点,三级公共部门之间的协作较为松散。目前,美国这套仍处于不断建设和完善中的公共卫生突发事件应对系统,以新的三级应对体系为基本特点,自上而下包括 CDC(疾病预防控制中心)- HRSA(地区/州级卫生资源和服务署的医院应急准备系统)- MMRS(地方级城市医疗应急系统)三个子系统。② 横向联动结构。突发公共卫生事件应对系统必须包括公共卫生、突发事件管理、执法、医疗服务及第一现场应对人员(如消防、救援人员)等在内的多维度、多领域的综合、联动和协作系统。以生化恐怖袭击事件中的预警和响应为例来说明公共卫生部门如何与突发应对系统中的其他部门之间进行联动。2001 年 10 月初,美国第一起炭疽杆菌袭击事件发生后,疾病预防控制中心和联邦调查局立即动员起来,帮助各州、地方公共部门和执法部门开展调查。由于炭疽袭击对公共安全构成了直接的严重威胁,公共卫生部门和犯罪调查机构必须密切配合。③ 国际协作。美国遭受炭疽杆菌袭击的报道引起了世界范围内的广泛关注,同时也引起各国流行病学家、实验人员和临床医学专家共同应对这场大范围的政治和公共事件。为了与国际合作,CDC 在紧急事件运转中心(EOC)中成立了国际联合小组,从 2001 年 10 月至 2002 年 2 月,该小组共收到来自 70 个国家和 2 个地区的 130 份意见。这些意见来自各个卫生部门、国际组织和医师等,国家提供的这些信息和支持对于减轻美国社会恐慌、防止使用不必要的抗生素、提高世界范围内生化袭击的实验室监测和预警能力,提供了巨大的帮助。公共卫生机构必须能够与国际快速进行信息交流,跟上事态的发展步伐,以做出紧急决策。快速、可信赖的国际合作是联合公共卫生机构和其他部门的有效手段和方式。

目前,美国主要在以下 6 个方面完善公共卫生突发事件应对系统,提升其在该领域的应急能力。第一,公共卫生领域的危机准备和预警能力。突发事件的发现、诊断和缓解是一个包含了诸多参与者的复杂过程,加强危机准备和预警能力是防患于未然的关键所在,在这个过程中必须保证国家、地区或州、地方之间的沟通和协调。第二,流行病学监测。这方面的改善主要包括制度化的疾病监测和报告系统,流行病学监测的培训、迅捷追踪疾病的能力,有胜任能力的全职管理者和协调者,与科研机构的良好合作等。第三,科学研究和实验。美国鼓励开展广泛的科学研究和实验,为有效应对生化武器、传染病和其他威胁公众健康的突发事件提供必要的基础理论知识、技术和设备供给,在全国范围建立多级实验室反应网络。第四,公共健康警报网络。利用网络技术,建立有效的紧急状态沟通渠道,加强对资料和信息系统的保护,构建安全的公共卫生信息传递系统,提供全信息技术的支撑。第五,公共卫生领域的危机沟通和信息传递。改变指挥者的沟通观念,在应急小组中建立快速无障碍的联系。同时,利用新闻发言人制度向外界提供权威信息,建立任务报告和评价系统,确保第一时间将公共卫生事件告知媒体和公众。第六,教育和培训。动员各相关领域专家广泛参与到培训工作中来,开展公共卫生突发事件应对的大众教育以及相关工作人员培训,将教育、培训工作融合到上述 5 个领域中。

(2) 日本突发公共卫生事件应急管理:日本是个地震、火山、台风、洪水和山体滑坡等自然灾害频发的多灾型国家。日本的危机管理系统是在第二次世界大战后 50 多年的防灾管理体系基础上建立起来的,其发展分为三个阶段:第一阶段(20 世纪 50 年代前后)是以单项灾种管理为主的防灾、减灾管理;第二阶段(20 世纪 60 年代初)从单项灾种的防灾管理转向多项灾种的综合防灾管理体系;第三阶段(1995 年阪神大地震后)从"综合防灾管理体系"转向"国家危机管理体系"。20 世纪 90 年代,日本进一步加强和完善国家的危机管理,形成了"国家安全保障—危机管理—防灾减灾"的完善系统,有效提高了全国的危机应变能力。近年来,危机管理概念不断扩大,将经济、安全等领域也列入危机管理的范畴,开始强调集合性危机管理,强化综合危机管理体制。

日本的突发公共卫生事件应急管理体系是指由于医药品、感染症、饮水、食物中毒或其他原因,出现了威胁国民生命、健康、安全的局势,需要政府对这些危害健康的突发事件采取措施和干预,预防和控制事态扩大并采取有效应对措施的综合管理系统。自从以首相为首的内阁政府加强危机管理后,日本的中央各政府部门在内阁危机管理体系下,也纷纷成立了部门的危机管理体系。其中主管健康卫生、福利、劳保的部门是"厚生劳动省",首先进行了中央一级部门、系统的危机管理。各司局在这种危机管理中必须携手合作,加强内部的横向联系,共同开展突发公共卫生事件应急管理工作。1997 年制定了《厚生省健康危机管理调整会议设置章程》,成立了"厚生省健康危机管理调整会议",事务局设在大臣官房厚生科学课。1998 年专门设立"健康危机管理官",同时把事务局上升为"健康危机管理对策室",加强了健康危机管理的地位和功能。2001 年美国"9·11"事件及炭疽恐怖事件后,日本也加强了核能、生物化学武器恐怖事件的健康危机管理。同时,对于《防灾对策基本法》中规定的因地震、洪水等灾害而引发的危机管理,则根据厚生劳动省制定的部门专项业务防灾减灾计划进行应对。

日本突发公共卫生事件应急管理体系的特点表现为:① 在国家综合管理体系下,建立与相关机构密切配合的强有力的部门危机管理体系。这个危机管理系统覆盖面很广,包括有厚生劳动省,8 个派驻地区分局,13 家检疫所,47 所国立大学医学系和附属医院,62 家国立医院,125 家国立疗养所,5 个国立研究所组成的独立的国家突发公共卫生事件应急管理系统。国家直接派驻地方的国家突发公共卫生事件应急管理机构及其职员,对国家负责。由都、道、府、县卫生健康局、卫生检验所、保健所及保健中心组成地方管理系统。这个由三级政府、中央和地方两大系统组成的突发公共卫生事件应急管理体系,在各自开展国家和地方的专业和管理业务的同时,通过各种纵向行业系统管理和分地区管理的衔接,形成全国的突发公共卫生事件应急管理网络。② 根据国内外疾病变化趋势,不断完善法规体系。日本没有制定专门的突发卫生事件应急管理法,而是通过现有的法律修改和完善,有效地运用法律,加大执法力度。在日本,涉及突发公共卫生事件应急管理的法律有 34 部,包括基本法、与疾病、健康相关的各专项法、应急救援方面的法律、医疗保障和保险方面的法律等,各项法律之间相互衔接。同时,根据国内外的形势发展,日本不断修改法律或制定新的法律,最近两三年修改了医疗法、地方保健法,特别是 1999 年 4 月1 日废除了《传染病预防法》《性病预防法》和《艾滋病预防法》,开始实施《关于预防感染症及感染症者医疗法律》。③ 应急管理的规范化。从 1997 年上半年开始,日本分别制定了医药品、食物中毒、感染症、饮水、核能等专项突发公共卫生事件应急管理实施要领,国立医院、国家感染症研究所、国立医药品食品研究所、独立行政法人健康与营养研究所等国家医疗机构和派驻地方的厚生劳动地方局也制定了突发公共卫生事件应急管理实施要领,地方政府制定突发公共卫生事件管理指南。根据这些要领和指南,各自再分别制定实施手册。根据这些要领、指南和手册,在平时做好预防和准备,在紧急时可以井然有序应对。④ 严格执行法定报告制度。重视平时信息的收集、汇总、分析和汇报,形成多渠道的网络系统,并迅速向国民公开信息。关于健康危机管理的信息上报和公布,日本设置了0~4 级方案。⑤ 明确规定了国家和地方政府的事权和财权。地方自治制度、感染症新法和健康保险法还明确规定了国家、地方政府以及国民在健康危机管理中各自的义务和责任,以及在应急和医疗过程中各自负担的比例,不会因费用支付问题而出现推诿、逃避现象。⑥ 重视在平日建立和完善危机管理体制等准备工作,并经常检查。日本非常重视危机管理的平时准备工作,主要包括收集信息、研究、有关设备和设施的筹备和运行、联络系统的建设等。

此外,日本还强调各地必须掌握当地可能会发生的、具有地区特点的危害健康状况。例如,石油化学联合基地、有害化学物制造工厂、机场、港口等设施,虽然这些设施的情况与保健所的日常业务相关不大,但是这些设施一旦发生事故,会带来重大的健康危害。因此,保健所根据都、道、府、县制定的地方防灾规划,应尽可能制定应对手册。对于因洪水、海啸、山体滑坡等自然灾害而引发的健康危机,也必须予以考虑,并做好应对准备。

1981 年日本国家传染病监测系统(NESID)正式成立,通过固定点监察和传染病机构监测两种方式,对传染病进行监测。随后,为更有效地推进传染病监测工作,日本组建了国家传染病监测中心（IDSC），地区则建立区域传染病监测中心，由地方卫生主管部局管理。

2. 大型城市　以纽约为例。纽约密集的人口，众多的高楼建筑，重要的经济、金融和政治地位，对纽约市的应急管理工作提出了严峻的挑战。经过一段相当长的时间，纽约市政府摸索出一套完备有效的危机管理体制，并且在纽约市屡次经历的突发事件中都显示出了其应急管理的速度和效率。

纽约市的应急管理组织机构包括：纽约州国土安全与应急管理司、纽约市危机管理办公室、纽约市社区应急小组和纽约市市民组织委员会。纽约州应急管理的最高指挥协调机构是国土安全与应急管理司。2010年7月，纽约州立法院宣布成立国土安全与应急管理司，这被认为是纽约州历史上最重要的公共安全管理机构重组事项。其下属包括打击恐怖主义办公室、网络安全办公室、应急管理办公室、防火办公室、应急通讯和协调办公室。纽约市危机管理办公室（OEM）是纽约市进行应急管理的常设机构，也是最高指挥协调机构。其与纽约市警察局、消防局、纽约市医疗服务机构、私营部门、社会组织等合作构成完整的组织网络，共同应对各种突发事件。纽约市危机管理办公室起始于1941年第二次世界大战期间罗斯福总统成立的联邦市民防御办公室，后经过演变，1984年更名为纽约市危机管理办公室。1996年，危机管理办公室成为市长直属的机构，并直接向市长汇报工作。2001年，危机管理办公室升级为正式职能部门，其主要工作内容包括事态监控、外勤勤务、紧急应变中心和公众信息发布。纽约市社区应急小组是由接受过抗灾准备和应对紧急事件方面培训的社区志愿者群体组成。该小组成员将经过为期10周的密集型训练课程，所有教程均取自联邦应急管理署的培训教材，以便能够反映纽约市现存的独特灾害特点。纽约市市民组织委员会是国家倡议行动的一部分，集合社区组织、政府机构、地方民选官员办公室、私人部门和志愿者计划等地区领导者，以促进社区备灾和志愿工作。委员会的目标为帮助纽约市民做好灾难的准备、应对和重建。

纽约市在应急管理过程中除了执行美国应急管理规划之外，还执行纽约州所制定的应急管理相关规划，同时也结合纽约市的具体情况制定了相关的专项法律、法规、规划，以及多种项目来应对纽约市的突发情况，以合理应对和消除突发事件的影响，尽量减少对正常居民生活和各项经济、政治活动的影响。这些规划和项目包括纽约州综合应急管理规划、纽约州标准减灾计划、区域减灾规划、响应和短期恢复规划及长期恢复规划。

纽约市应急管理规划包括危机准备项目、危机反应项目及危机恢复项目。在危机事件发生前，充分的准备能够有效地减少突发事件对城市经济、社会和市民生活秩序的影响。为了使纽约市政府从容应对各种各样的危机事件，纽约市设计并开展了许多危机准备项目，包括邮件警示项目（市民可以通过登录纽约警示网站获取并了解不同区域的突发事件警告信息）、市民组织计划（社区危机反应团队、医疗预备队、邻里相望、辅助警察和志愿消防队）。危机反应项目：在突发事件发生时，快速反应成为减少生命财产损失、防止突发事件影响进一步扩大的关键手段,纽约市危机管理办公室通过一系列项目,为在突发事件发生时做出快速有效的反应提供了信息、人员和组织上的充分保证。其主要项目包括事务连续性管理计划项目、城市危机管理系统、城市应急资源管理系统、911危机呼救和反应系统、移动数据中心和城市搜索、救援系统等。纽约市危机管理的最后一个重要环节就是帮助受突发事件影响的个人、企业和社区尽快地恢复原状。这个阶段从突发事件情况基本稳定一直延续到所有体系均回到正常运行轨道为止。根据纽约州综合反应管理规划,危机过后的恢复工作分为长期和短期两个工作重点。短期恢复工作重点是尽快使关系国计民生的电力、水、卫生防疫、通讯等恢复运行,并对突发事件所造成的损失进行评估,长期恢复重点则是使所有的公共机构和基础设施恢复正常运转,公众生活基本稳定。

纽约市应急管理的特点表现为:政府统一领导、强有力的管理中枢、完善的法律体系、详细的预案规划、多元化的管理网络、精细的管理模式和发达的城市应急文化。

（三）新型冠状病毒感染疫情下其他国家的应急管理措施

1. 美国

（1）经过百年多的公共卫生发展,美国公共卫生体系形成了多元主体复合的治理结构,这种结构制度设计在应对正常时期的国家公共卫生治理相对完备合理。当新型冠状病毒感染疫情在中国暴发时,美国政府采取了针对一般性流感的举措来加以应对,并于2020年1月31日宣布新型冠状病毒感染疫情触发全国公共卫生紧急状态。但后来新型冠状病毒感染疫情发展轨迹表明,它的破坏力、影响力之深远百年未遇,堪称近年来最大的"黑天鹅"事件。美国复合公共卫生治理体系在应对类似于新型冠状病毒感染疫情,需要动员全国资源的紧急事件时,采取一般性应对举措会出现结构性缺陷。应对新型冠状病毒感染疫情,需要美国联邦政府展现强有力的公共卫生治理统筹协调能力,但特朗普政府行动迟缓,重视程度不够,错失了遏制疫情蔓延的最佳窗口期。

（2）美国公共卫生疾病监管程序复杂,导致无法及早发现病例、集中力量进行追踪联系、开展足够的病毒测试。面对新型冠状病毒感染疫情这样的大流行病,需要政府集中力量收集和监测国内外相关数据,以便及早发现新出现的病例。广泛而准确的病毒检测是有效控制疫情的关键举措,作为美国公共卫生治理体系的中枢机构,美国疾病预防控制中心虽然对新型冠状病毒感染疫情做出一定反应,但对严重程度预警不够,整体应对速度较慢,没有在主要的学术医学中心进行循环试验,增加更多检测设备。由于繁琐的监管程序以及对患者的隐私保护,美国疾病预防控制中心在初期无视他国已有的检测技术,拒绝世界卫生组织使用的检测试剂,固执己见坚持自主研发检测试剂,既延误时间,也影响质量,导致病毒检测速度放慢,加速疫情传播。

（3）持续的国际旅行输入是美国加速病毒传播的重要原因,美国政府对此没有给予足够的重视。根据目前统计学分析判断,美国疫情最开始是从国际旅行输入病例开始,在疫情第一阶段,如果美国政府采取有效措施,防止病例从欧洲输入,后来的大规模传染概率会大大降低。特朗普政府 2020 年 1 月 31 日就下令对来自中国的旅客入境限制,但是 2 月份随着欧洲疫情暴发,特朗普仍坚称美国人感染新型冠状病毒的风险"非常低",没有对欧洲国家采取类似于针对中国的旅行禁令。统计数据显示,2 月份,美国来自疫情重灾区意大利的国际旅客人数为 139 305 人,来自申根国家的国际旅客人数 174 万人,直到 3 月 11 日美国政府才禁止来自欧洲的旅客,但为时已晚。

(4) 集中力量进行统筹协调是应对重大公共卫生事件的重要举措。在本次疫情应对初期,特朗普政府采取有别于奥巴马政府应对 H1N1 流感政府卫生治理架构,除美国疾病预防控制中心外,其他联邦政府部门参与协作作用发挥不明显。奥巴马政府时期,在白宫总统国家安全委员会下设立全球卫生安全小组,被指定为联邦紧急公共卫生应对协调机构,负责协调卫生与公共服务部、国土安全部、疾病预防控制中心、教育部、商务部以及国防部等机构之间的合作,但是这一专门负责疫情防控的专职部门在 2018 年被特朗普政府解散。

2. 日本 日本在此次新型冠状病毒感染疫情的防控中,厚生劳动省和国立传染病研究所迅速启动新型冠状病毒最新信息和科学见解的资料搜集工作。对于国外发生的传染病,各部门分别从世界卫生组织、各国有关卫生防疫部门、全球疫情警报和应对协作网(GOARN)、研究所等处搜集信息。对于国内发生的传染病,分别从检疫所、国家传染病监测系统(NESID)、国家传染病监测中心(IDSC)、国立传染病研究所等搜集信息。搜集的信息包括起源地、发生时间、公布时间、确诊情况、健康危害情况、传染扩大情况、当地的对策、市民的反应、信息来源等。收集途径广泛、信息内容细致,确保信息及时、准确。随后,将搜集的新型冠状病毒感染信息上报至厚生劳动省行政综合系统(WISH),厚生劳动省从疫情的严重程度、危害性、感染趋势、疫苗研发等多方面进行综合分析,得出科学分析报告,并立即报送至主管大臣和内阁首相。如疫情发展已达到预警标准,则提出预警发布的建议。

(四)国外卫生应急体系建设对我国应急体系建设和管理的启示

我国公共卫生是政府主导、社会共同参与,通过改善环境卫生条件,提供基本医疗卫生服务,倡导良好卫生习惯和文明生活方式等措施,预防和控制传染病及其他疾病流行,促进和保障人群健康的社会公益事业。后传染性非典型肺炎时期,我国政府开始重视卫生应急管理体系建设,中央到地方各级政府和卫生行政部门的卫生应急管理专业机构成立,标志着我国的卫生应急管理系统建设的开始,以"一案三制"为应急工作的指导思想已经开始对各级、各部门的应急工作起到了实际指导作用。但与西方发达国家比,我国突发公共卫生应急管理仍存在巨大差距。因此,加强学习,特别是国外在突发公共卫生事件上的一些优势值得我们去关注和认真思考。

1. 加强机构建设,提高决策能力 决策、指挥系统是危机应急处置的核心,建立综合性的应对突发公共卫生事件的决策指挥系统,在危机处理中可以起到统帅和协调作用,避免各自为战的混乱局面。同时,指挥决策系统应常设一个应急管理机构,负责常态下危机信息的收集、分析、总结和报告工作。

2. 建立和完善我国应急管理法律体系 美国建立了以《国土安全法》《全国紧急状态法》《反恐怖主义法》和《斯坦福法》为核心的法律体系,1994 年颁布的《公共卫生服务法》对相关传染病预防和控制有详细的规定。日本制定了包括危机管理在内的综合防灾基本法,建立了全面统一的国家综合危机管理体制。俄罗斯相继出台了《突发事件和救援服务以及救援者的地位法》《自然和技术性突发事件中的人们和领土保护法》和《防疫法》。可见,国外发达国家都有一个比较统一的紧急状态或危机管理的法律体系,包括宣布紧急状态权利行使主体、程序、对公民权利的限制、救济等内容。作为突发事件应急法制建设中的"基本法",能保证在各种复杂原因引起的紧急状态中有一个统一、高效的指挥机制,并在实现紧急权利的同时,尽最大可能地保护和尊重公民的宪法权利和原有宪政程序。

3. 完善卫生应急机制,提高相关部门间的协作能力 公共危机不是一个部门或单位单独可以应对的,需要不同部门和机构的联合与协调。因此,必须是多元化、立体化和网络化的管理才能应对公共危机。近 10 年来,许多国家根据各国的实际情况结合长期处理危机事件的经验实践,形成了不同形式的应急管理模式,这些应急管理模式在处理不同的公共危机事件中都显示出了特有的效率。美国应急管理系统架构高效、合理,减少了官僚主义,三级公共卫生机构职责明确,功能定位准确,各负其责、各尽其能,避免了各自为政、推诿扯皮的现象。卫生应急管理系统是包括公共卫生、突发事件管理、执法、医疗服务和第一现场紧急应对的多维度、多领域的综合联动协作系统。在平时,该系统应以执行醒目的工作方式,进行一些基本流行病学研究,深入基层,掌握全面情况,以在与疾病、灾害的斗争中,尽早预警。

4. 加强预警和应急储备建设,提高应急反应能力 突发公共卫生事件的预警和准备是整个应急管理的第一个阶段工作,做好这些方面的工作有利于预防和避免危机事件的发生,在某种程度上,危机事件的预防比危机事件的应急更有意义,可以避免社会资源的浪费,节约人、财、物,有效地保障社会秩序的稳定。做好传染病暴发和流行前的预警,是危机管理中非常重要,也是非常困难的一项任务。应急管理部门的日常工作就是对应急突发危机事件进行风险评估,列出一切可能导致危机的因素,确立危机在何种条件下可能发生的预测指标体系,为危机发生做好各方面的应急储备。加强危机信息系统建设包括预警阶段的危机信息收集、整理和分析,信息公开可增强应对突发公共卫生事件的能力,克服民众恐慌心理,利于维护社会稳定。

将应急物资保障纳入国家应急管理体系建设,在应急物资的保障上,确立集中管理、统一调拨、平时服务、灾时应急、采储结合、节约高效的工作原则。创设卫生应急物资储备点和定期轮换制度,将应急物资储备点建设纳入政府年度工作计划,强力推动政府有规划地建设应急物资储备点,保证应急物资的充足储备,实现全国各地应急物资及时供应。应保证应急物资的定期轮换,在有效期内及时调整,更换下的物资用于日常演习。设立应急物资专项基金,专项用于应急物资的采购与配送。在应急物资的统筹调配上,应采取科学、动态的方式调整应急物资储备品类、规模和结构,以应对不同突发公共卫生事件。

5. 制定完善应急预案,加强演练,有效应对应急事件　要根据不同性质的危机事件制定相应的应急预案、反应计划和工作方案,针对可能出现的各种情况,组织模拟应急演练,锻炼应急管理人员的应变能力,完善处置方案。如日本在危机管理模式方面,改变了事后型和动员型的管理方式,迅速建立事先型、预防型的突发公共卫生事件应急管理体系,强化日常预案制定和应急演习演练,进而加强在国家综合危机管理体制下部门的危机管理能力。在应急响应过程中,一旦发现预警级别上升,就应该实行重点监控,问题累积到一定程度,就应该发出警报,如果到达突发公共卫生事件级别,就应该启动相应的应急预案,分级响应处理。

6. 有效利用媒体进行风险沟通,确保公众知情权　在网络媒体高度发达的今天,新闻媒体作为一种重要的社会力量,已经成为政府危机管理的重要合作者之一。在危机潜伏期,媒体是一个信息敏锐的机构,常常可以提前发现危机前兆,向政府传递潜在的危机信息,从而在一定程度上防范了危机的发生。在危机爆发期,传统媒体报道危机过程,公开信息,求得公众的支持和认可,促使危机向好的方向发展。媒体介于政府与公众之间,既受政府制约,又可影响政府,既要引导公众,也应满足大众对信息的需求。如英国政府非常重视与媒体的协作,将媒体作为应急反应计划的一部分,要求相关应急管理部门平时就做好与媒体配合的准备。法国也有一套比较健全的新闻发布制度,基本能在第一时间由卫生部门直接发布信息。因此,在突发公共卫生事件发生时,政府必须注意处理好与媒体的互动沟通,妥善利用媒体的积极作用,实现两者的良性互动,确保公众的知情权。

7. 加强危机教育,增强国民的危机意识,鼓励民间组织参与　在全社会树立正确的危机防范意识,是形成完善的危机管理体系并有效运行的关键之一。实践证明,不论是国家机构工作人员还是普通公民,如有较强的危机意识和应对能力,在发生公共危机时就能减少损失,并减少社会震荡。危机防范意识和应对能力的培养除平时的宣传教育以外,规范化、制度化、法定化的危机演习必不可少。根据国外经验,日常的情景训练和危机应对演练,对提高危机管理效率、保持社会心理健康、减少危机带来的损失、提高政府的威胁等,都具有不可估量的作用。因此,不管是在危机预警或准备阶段,还是危机发生后的救助阶段,应积极吸纳和发挥民间力量的作用,提高危机处理效率。

8. 加强国际合作,提高应急处置能力　随着全球一体化进程和趋势加快,一个局部的危机很可能演变成全球性的危机。在公共卫生领域,近30年,全球发现了40多种新发传染病。从传染性非典型肺炎到人感染高致病性禽流感,再到埃博拉出血热和中东呼吸综合征防控、新型冠状病毒感染大流行,都表明开展国际化合作对于抵御人类面临的共同威胁十分重要,已逐渐得到国际社会的广泛认可,成为当前国际社会的共识。

第三章
我国卫生应急管理体系

一、我国卫生应急体系概况

（一）发展历史

2003 年暴发的传染性非典型肺炎（SARS）疫情是我国卫生应急工作乃至整个应急管理工作发展的一个重要历史节点。疫情发生后，国务院高度重视并于 2003 年 3 月 19 日召开的第一次会议上研究部署防治工作。此后国务院多次召开常务会议或召集有关部门研究部署各项防控工作。为加强领导、统一指挥、协调各方面力量，2003 年 4 月 28 日，国务院发布《关于成立全国防治非典型肺炎指挥部的通知》，正式成立由时任国务院副总理的吴仪同志任总指挥的指挥部，下设 10 个工作组和 1 个办公室，办公室设在国务院办公厅。这一临时性的应急管理架构在当年的疫情防控工作中发挥了关键性作用，也成为多年来我国应对重大突发公共卫生事件所惯常采用的一种统一的应急指挥方式。

2003 年 SARS 疫情之后，在认真总结其中经验教训的基础上，党和国家逐步加强了以"一案三制"（预案、法制、体制、机制）为核心内容的应急管理体系建设，颁布了《中华人民共和国突发事件应对法》等一系列相关法律法规，制定了《国家突发公共事件总体应急预案》，建立了"统一领导、综合协调、分类管理、分级负责、属地管理"的应急管理体制，提高了处置突发事件的能力。

此后，2003 年紧急制定并出台了《突发公共卫生事件应急条例》；2004 年卫生部成立卫生应急办公室（突发公共卫生事件应急指挥中心），负责突发公共卫生事件应急指挥系统建设、监测预警、应对准备和应急处理组织协调等工作，地方各级卫生部门也建立了专门的卫生应急办公室或指定专人负责卫生应急工作，应急管理体系建设逐步完善；制定了《国家突发公共卫生事件应急预案》《国家突发公共事件医疗卫生救援应急预案》等一整套应急预案。

（二）取得成就

我国的卫生应急工作经过 SARS 疫情之后 10 年的快速发展，已在诸多方面取得了很大进展,各种类型的应急预案逐步完善,有关部门已经建立了突发事件卫生应急联防联控机制,卫生应急管理和专业队伍体系逐步建立,各级各类卫生机构应急能力显著改善,从监测预警和风险评估,到应急处置和评估改进等一系列卫生应急工作内涵逐渐丰富。近年来,我们成功防控了甲型 H1N1 流感大流行等重特大突发急性传染病疫情,有效开展汶川地震等重特大突发事件的卫生应急处置工作,圆满完成北京奥运会、中华人民共和国成立 60 周年庆祝活动、上海世博会等重大活动的医疗卫生保障任务。

（三）主要概念

卫生应急管理体系需首先明确突发事件、突发公共卫生事件、应急管理、卫生应急管理、卫生应急管理体系等概念。

1. 突发事件 根据 2007 年颁布的《中华人民共和国突发事件应对法》(2007 年 8 月 30 日第十届全国人民代表大会常务委员会第二十九次会议通过),突发事件是指突然发生,造成或者可能造成严重社会危害,需要采取应急处置措施予以应对的自然灾害、事故灾难、公共卫生事件和社会安全事件。

2. 突发公共卫生事件 根据 2003 年颁布的《突发公共卫生事件应急条例》(2003 年 5 月 9 日第 376 号国务院令),突发公共卫生事件是指突然发生,造成或者可能造成社会公众健康严重损害的重大传染病疫情、群体性不明原因疫情、重大食物和职业中毒以及其他严重影响公众健康的事件。

3. 应急管理(emergency management) 吴群红等(2012)(《卫生事业管理》第 3 版)将应急管理定义为:"综合运用跨学科的知识、技能和手段,研究在突发事件的预防、准备、响应、控制和恢复过程中,如何通过风险管理、优化决策、整合资源、协调行动等一系列活动和措施的开展,实现预防、减少、控制风险,达到保护人们健康、生命财产安全等目标而采取的一系列预防、应对策略和措施的过程。"应急管理是对突发事件生命周期的管理,需要动员日常管理体系中多个部门的力量,这也决定了应急管理的复杂性和特殊性。国外学者根据突发公共卫生事件的规律,将应急过程分为四个阶段:应急管理的预防(prevention)、准备(preparation)、反应(response)、恢复(recovery)。应急管理也包含这四个阶段的管理。

4. 卫生应急管理 卫生应急管理是对卫生应急工作进行规划、组织、管理、实施和评价等活动的总称。而卫生应急工作则包括突发事件应对中所有涉及卫生的工作。因此,卫生应急管理需要多部门的协调和配合。

5. 卫生应急管理体系 卫生应急管理体系是卫生应急管理的基础,是保障卫生应急管理各项活动的组织体系、资源体系和制度体系。卫生应急管理体系一般包括组织体系、应急规划、管理机制、法制建设、社会动员等方面。卫生应急管理体系各方面的完善通过提供资源保障、提升应急能力来提高卫生应急反应的质量。

二、卫生应急预案体系

2003 年 SARS 疫情后,我国不断总结经验、汲取教训,已初步形成以"一案三制"为核心的卫生应急管理体系,即预案、法制、体制和机制。中国的应急预案体系构成初步实现了"横向到边,纵向到底"。"横向到边"即涵盖自然灾害、事故灾难、公共卫生事件和社会安全事件等各类突发公共事件;"纵向到底"即延伸到县(市、区)、乡(镇)、街道及乡村、社区以及各类企事业单位等。

我国目前的国家突发公共卫生事件应急预案体系是在《国家突发公共事件总体应急预案》的指导下,以《国家突发公共卫生事件应急预案》和《国家突发公共事件医疗卫生救援应急预案》两个专项预案为主体,包括 22 项单项预案、7 项部门预案以及 1 项《突发公共卫生事件社区(乡镇)应急预案编制指南(试行)》构成的预案体系,是国家突发公共事件应急预案体系的重要组成部分。另外,各级人民政府也已经或正在制定本地的突发公共卫生事件应急预案和不同类型突发公共卫生事件的单项应急预案。

三、卫生应急管理体制

按照《中华人民共和国突发事件应对法》规定,我国建立以"统一领导、综合协调、分类管理、分级负责、属地管理"为原则的卫生应急管理体制,其基本实现形式为国家、省(区、市)和县(区、市)三级卫生应急管理,对口负责,职能分工,层层落实。目前,已初步形成以法治为基础,平时与战时、常态应急准备与非常态应急处置相结合的卫生应急管理体制。

(一)卫生应急管理体制基本构架

从实践出发,我国目前的卫生应急管理体制初步完成了五个功能系统的建设。

1. 指挥决策系统　是处理突发公共卫生事件的最高权威和指挥决策部分,具有领导决策、指挥协调、监控督察等职能。

2. 信息管理系统　是应对突发公共卫生事件的关键,包括突发公共卫生事件报告和监测系统、症状监测预警系统、突发公共卫生事件应急专家信息库、各类突发公共卫生事件危险源信息系统等。

3. 应急处置系统　包括疾病预防控制系统、医疗救治系统和卫生监督系统等。其中,疾病预防控制系统是应对体系的基石,该系统包括各级疾病预防控制机构、基层社区医疗预防保健网等;医疗救治系统是应对突发公共卫生事件的主力,包括院前医疗急救机构、医疗救治网络、中毒救治基地等;各级卫生监督机构,是科学、规范应对突发公共卫生事件的重要保障之一。

4. **物资保障系统** 各级各类医疗卫生机构都进行了相关应急物资的储备。同时,国家和地方根据需要也先后建立了国家或区域性的特殊应急物资储备中心,建立了相关的信息系统和调用机制。

5. **专家咨询系统** 国家和地方通过建立专家咨询委员会、专家库和科学决策机制,保证了突发公共卫生事件应急处置过程中的科学决策。

(二)卫生应急管理组织体系

按照《国家突发公共卫生事件应急预案》要求,我国卫生应急管理组织体系主要由卫生应急指挥机构、日常管理和工作机构、专家咨询委员会及专业技术机构组成。

1. **卫生应急指挥机构** 国家卫生健康委员会在国务院统一领导下,负责组织、协调全国突发公共卫生事件应急处理工作,并根据突发公共卫生事件应急处理工作的实际需要,建立了应对突发公共卫生事件联防联控工作机制(图1)。

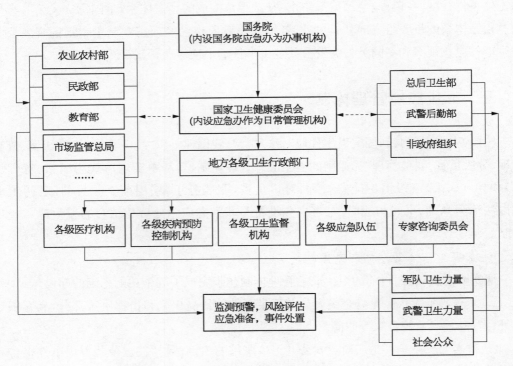

图 1 卫生应急指挥机构

国务院成立全国突发公共卫生事件应急指挥部,由国务院分管卫生工作的领导同志担任指挥部总指挥,国务院秘书长担任副总指挥,负责对特别重大突发公共卫生事件的统一领导、统一指挥,做出处理突发公共卫生事件的重大决策。指挥部成员单位根据突发公共卫生事件的性质和应急处理的需要确定。指挥部日常管理机构设在国务院卫生行政部门。

地方各级人民政府卫生行政部门在本级人民政府统一领导下,负责组织、协调本行政区域内突发公共卫生事件应急处理工作,并根据突发公共卫生事件应急处理工作的实际需要,建立应对突发公共卫生事件联防联控工作机制。

地方各级人民政府成立突发公共卫生事件应急指挥部,负责本行政区域内各类突发公共卫生事件及其他突发事件紧急医疗救援的领导、组织、协调任务,并指定机构负责日常工作。由政府分管领导为总指挥,政府副秘书长和卫生行政部门领导任副总指挥,相关单位的负责同志为成员。指挥部办公室设在政府卫生行政部门,负责指挥部的日常工作。

发生突发公共事件时,各级卫生行政部门根据实际工作需要在突发公共事件现场设立卫生应急现场指挥部,由现场最高卫生行政部门的负责同志担任现场总指挥,统一组织、协调现场紧急医疗救援工作。

2. 日常管理和工作机构　我国积极推进各级卫生行政部门卫生应急管理机构建设。目前,全国各省级卫生行政部门均成立了卫生应急办公室,绝大多数地市级卫生行政部门设立有独立编制的卫生应急办公室并明确相关职责,省、市级疾病预防控制机构和卫生监督执法机构成立了独立的卫生应急工作部门,二级以上医疗机构、县级卫生行政部门建立了独立的办事机构或指定专人具体负责卫生应急日常管理工作,乡镇、街道等基层医疗卫生机构指定专人负责卫生应急管理工作。

3. 专家咨询委员会　国务院卫生行政部门和省级卫生行政部门组建突发公共卫生事件专家咨询委员会。负责对确定突发公共卫生事件级别以及采取相应的主要措施提出建议,对突发公共卫生事件应急准备提出咨询建议,参与制定、修订突发公共卫生事件应急预案和技术方案,对突发公共卫生事件应急处理进行技术指导,对突发公共卫生事件应急反应的终止、后期评估提出咨询意见。

市(地)级和县级卫生行政部门根据本行政区域内突发公共卫生事件应急工作需要,组建突发公共卫生事件应急处理专家咨询委员会。

4. 专业技术机构　各级各类医疗卫生机构是突发公共卫生事件应急处理的专业技术机构。发生突发公共卫生事件后,在卫生行政部门的统一指挥和安排下,各医疗卫生机构根据各自职能做好突发公共事件的应急处理工作。

(1)医疗机构主要负责患者的现场救治、转运、诊断、治疗、医院内感染控制,采集检测样本,配合进行患者的流行病学调查。

(2)疾病预防控制机构主要负责突发公共卫生事件报告,现场流行病学调查处理,开展病因现场快速检测和实验室检测,加强疾病和健康监测,开展健康教育。

(3)卫生监督机构主要协助地方卫生行政部门对事件发生地区的食品卫生、环境卫生以及医疗卫生机构的疫情报告、医疗救治、传染病防控等进行卫生监督和执法稽查。

(4)出入境检验检疫机构主要负责发生突发公共卫生事件时,对口岸出入境人员的健康申报、体温监测、医学巡查、疾病监测、疫情报告、患者控制、消毒处理、流行病学调查和宣传教育等。

四、卫生应急管理机制

应急管理机制是以"一案三制"为核心的应急管理体系的强大动力和重要支撑,是应急预案、应急管理体制(侧重应急管理组织体系)和应急管理法制的具体化、动态化、规范化。

应急管理体制与机制的关系体现在:一方面,体制内含机制,应急组织是应急管理机制的"载体",应急管理体制决定应急机制建设的具体内容与特点,机制建设是应急管理体制的一个重要方面,要通过体制和法制的建设与发展来保障其实施。另一方面,应急管理机制的建设对于体制建设具有反作用,体制的建设具有滞后性,尤其当体制还处于发展的情况下,机制的建设能帮助完善相关工作制度,从而有利于弥补体制中的不足并促进体制的发展与完善。应急管理机制不同于体制的特点在于,它是一种内在的功能,是组织体系在遇到突发事件后有效运转的机制性制度,它要使应急管理中的各个利益相关体有机地结合起来并且协调地发挥作用,这就需要机制贯穿其中。如果把应急管理体制看成是人机系统中的"硬件",则应急管理机制相当于人机系统中的"软件"。通过软件的作用,应急管理机制能让应急管理体制按照既定的工作流程正常运转起来,从而发挥体制应有的积极作用。总之,应急管理机制是为积极发挥体制作用服务的,同时又与体制有着相辅相成的关系,推动应急管理机制建设,既可以促进应急管理体制的健全和有效运转,也可以弥补体制存在的不足。

现将卫生应急机制从四个维度进行梳理(图2)。第一,卫生应急组织。突发公共卫生事件种类繁多、涉及面广泛,单纯依靠一个部门、一支队伍,往往难以应对,需要社会各方面的广泛参与,才能达到更好的效果,而各类组织间的有效协调和配合,是取得卫生应

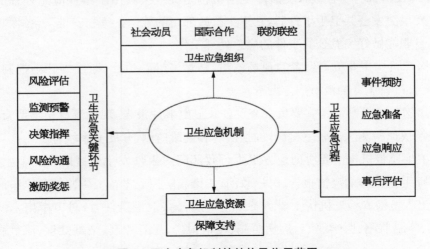

图2 卫生应急机制的结构及作用范围

急效果的关键。包括联防联控机制、社会动员机制、国际合作机制等。第二,卫生应急过程。卫生应急可分为预防、准备、响应和评估四个阶段,每个阶段的工作内容不同,涉及的单位和人员也不一样,需要对每个阶段的工作原则、内容、程序和责任进行事先的规定,以提高卫生应急的效果。主要的机制包括事件预防机制、应急准备机制、应急响应机制、事后评价机制等。第三,卫生应急资源。卫生应急能力取决于卫生应急资源,包括与卫生应急相关的人、财、物、信息等,通过建立资源保障机制,及时提供卫生应急过程所需要的各种资源,才能保证应急效果。第四,卫生应急关键环节。根据卫生应急的管理实践,卫生应急过程中有些关键环节往往对卫生应急的效果起到决定性的作用,如风险评估、监测预警、决策指挥、风险沟通、激励奖惩等,通过实践对这些环节进行制度规范,可提高对复杂环境的适应能力,提高应急效果。

第四章
卫生应急法律法规及规章制度

法律法规,指中华人民共和国现行有效的法律、行政法规、司法解释、地方法规、地方规章、部门规章及其他规范性文件以及对于该等法律法规的不时修改和补充。狭义的法律指全国人大及其常委会制定的规范性文件。法规则主要指行政法规、地方性法规、民族自治法规及经济特区法规等。卫生应急法律法规是指由国家和有关政府部门制订或认可,以规范卫生应急工作行为为主要内容,具有普遍社会约束力的社会规范的总和。

一、卫生应急法制建设的意义和作用

法制是强制性安排。应急法制是从国家意志层面,保证应急体制的合法性和应急机制运行的有效性。相关法律明确突发事件状态下,国家、机构公民的权利、义务。完善的应急法律体系是突发应急处置顺利开展、应急管理措施迅速有效实施的重要保证。

（一）意义

随着经济全球化的迅速发展,人们生活方式的日益改变,人类居住的生态环境遭到日益破坏,当今的社会不再是过去的传统社会,已经转变成了一种高风险的社会。在这种不稳定、处处藏有风险的环境中,公共卫生领域也面临着巨大的挑战,进而突发公共卫生事件屡次发生,对于我们来说,也变成了一种"常态"现象。2003年肆虐32个国家和地区的"SARS事件"、2019年以来肆虐全球的新型冠状病毒感染大流行等突发公共卫生事件对我国公共卫生体系提出了巨大挑战,在应对这些重大突发公共卫生事件中,不同程度地暴露出我国公共卫生领域的应对机制存在应急法制不完备,监测预警工作不到位、不及时,社会应急救治能力相对孱弱,应急保障不够健全等诸多问题,也更加凸显出建立和完善我国应对突发公共卫生事件法律保障机制,对保障人民生命健康、构建适宜的生活环境以及促进社会主义经济发展的重要性和紧迫性。

2003 年 5 月 12 日,国务院《突发公共卫生事件应急条例》的出台,标志着中国卫生应急处理工作纳入法制化轨道,卫生应急处理机制进一步完善。2007 年 8 月 30 日,新中国第一部应对各类突发事件的综合性法律《突发事件应对法》,在历经 3 年多的起草修改后审议通过。卫生应急法制的建立和完善,为突发公共卫生事件应急处置体系提供了全社会的重要法律保障,对有效应对可能发生的突发公共卫生事件的危害,保障公众身体健康与生命安全,维护正常的社会秩序都将发挥重要的作用。

(二) 作用

1. **完善的法律构建**　一方面可以避免政策的相对不稳定性、领导决策的随意性以及由于对政策理解的不一致而导致的监督执法上的偏差;另一方面,能够为相关的法律、法规、规章的制定提供基本原则和依据,实现不同公共卫生法制的协调、统一,从而增强突发公共卫生法制建设的系统性、规范性及可操作性。

2. **明确划分相关机构的职责权限**　在突发公共卫生事件的应对过程中,通过立法来明确划分各级政府和部门之间的职责权限。在宪法或相关法律的授权下,各级政府应根据突发公共卫生事件处置机构的建议或意见,决定是否进入紧急状态,组织实施应急处置,协调各参与部门开展工作;各部门、组织和个人应在政府领导下开展工作,依法履行相应的职责。

3. **完善行政强制保障机制**　卫生应急法制的建设,是保障我国突发公共卫生事件应对过程中行政强制措施的顺利实施,以法律的形式确保行政强制得以实现。如在突发事件发生时,某些公民的基本权利将受到严格的限制,相关人员和机构有责任和义务配合突发公共卫生事件的处理,政府可以动员或征用全社会的力量和资源应对突发公共卫生事件,可以动用相应的武装力量实施全国或局部地区的紧急管制措施等,从而为行政强制的实施提供法律层面上的保证。

4. **划清行政强制的边界,保护公民的合法权利**　在突发公共卫生事件发生时,公民的私权利要让位于社会的公权利,只有通过相应的法律来明确行政强制的条件和程序,这样才能在保证行政强制顺利实施的前提下保障公民的合法权利。因此,在应对突发公共卫生事件的过程中,行使行政强制权的同时还应注重对公民权利的保护,赋予公民在必要时可以寻求行政补偿和救济的权利,从而防止行政强制权的滥用,实现根据法律的合理性来制约行政的随意性的目的。

二、卫生应急法律法规及规范

(一) 颁布时间

如表 1 所列。

表 1　卫生应急法律法规及规范颁行时间（部分）

序号	法律法规及标准名称	颁布（修订）日期	实 施 日 期
	一、法律		
1	中华人民共和国突发事件应对法	2007 年 8 月 30 日	2007 年 11 月 1 日
2	中华人民共和国传染病防治法	2004 年 8 月 28 日	2004 年 12 月 1 日
3	中华人民共和国食品安全法	2015 年 4 月 24 日	2015 年 10 月 1 日
4	中华人民共和国职业病防治法	2017 年 11 月 4 日	2002 年 5 月 1 日
5	中华人民共和国国境卫生检疫法	2007 年 12 月 29 日	1987 年 5 月 1 日
6	中华人民共和国放射性污染防治法	2003 年 6 月 28 日	2003 年 10 月 1 日
	二、行政法规		
1	突发公共卫生事件应急条例	2003 年 5 月 7 日	2003 年 5 月 9 日
2	病原微生物实验室生物安全管理条例	2016 年 2 月 6 日	2004 年 10 月 12 日
3	放射性同位素与射线装置安全和防护条例	2015 年 8 月 31 日	2015 年 12 月 1 日
4	公共场所卫生管理条例	2016 年 2 月 6 日	1987 年 4 月 1 日
5	学校卫生工作条例	1990 年 6 月 4 日	1990 年 6 月 4 日
6	疫苗流通和预防接种管理条例	2016 年 4 月 23 日	2005 年 6 月 1 日
7	放射性同位素与射线装置安全许可管理办法	2008 年 12 月 6 日	2006 年 3 月 1 日
8	国境卫生检疫法实施细则	2016 年 2 月 6 日	1989 年 3 月 6 日
9	国内交通卫生检疫条例	1989 年 11 月 28 日	1999 年 3 月 1 日
10	医疗废弃物管理条例	2003 年 6 月 4 日	2003 年 6 月 16 日
11	使用有毒物品作业场所劳动保护条例	2002 年 5 月 12 日	2002 年 5 月 12 日
12	食品安全法实施条例	2016 年 2 月 6 日	2009 年 7 月 20 日
	三、部门规章		
1	突发公共卫生事件与传染病疫情监测信息报告管理办法	2006 年 8 月 24 日	2003 年 11 月 7 日
2	突发公共卫生事件交通应急规定	2003 年 11 月 25 日	2004 年 5 月 1 日
3	医疗机构传染病预检分诊管理办法	2004 年 12 月 26 日	2005 年 2 月 28 日
4	可感染人类的高致病性病原微生物菌（毒）种或样本运输管理规定	2005 年 11 月 24 日	2005 年 12 月 28 日
5	药品不良反应报告和监测管理办法	2010 年 12 月 13 日	2011 年 7 月 1 日
6	人间传染的病原微生物菌（毒）种保藏机构管理办法	2009 年 5 月 26 日	2009 年 10 月 1 日
7	灾害事故医疗救援工作管理办法	1995 年 4 月 27 日	1995 年 4 月 27 日
8	放射事故管理规定	2001 年 8 月 26 日	2001 年 8 月 26 日
9	传染性非典型肺炎防治管理办法	2003 年 5 月 4 日	2003 年 5 月 12 日
10	核事故医学应急管理规定	1994 年 10 月 8 日	1994 年 10 月 8 日
11	医院感染管理办法	2006 年 6 月 15 日	2006 年 9 月 1 日

序号	法律法规及标准名称	颁布（修订）日期	实　施　日　期
四、地方性法规和规章（上海）			
1	上海市实施《突发公共卫生事件应急条例》细则	2003 年 9 月 27 日	2003 年 10 月 1 日
2	上海市放射性污染防治若干规定	2009 年 12 月 9 日	2010 年 1 月 15 日
3	上海市食品安全条例	2017 年 1 月 20 日	2017 年 3 月 20 日
4	上海市公共卫生应急管理条例	2020 年 10 月 27 日	2020 年 11 月 1 日

（二）国家相关法律法规及规范

在突发事件专门法律法规的制定和颁布实施，以及突发事件相关法律法规的修订和制定的推动下，我国已经建成以《宪法》为根本大法，《突发事件应对法》等法律为基石，《突发公共卫生事件应急条例》等行政法规、《突发公共卫生事件与传染病疫情监测信息报告管理办法》等部门规章和技术标准等专门法规文件构成的卫生应急法律体系。

1. 突发事件应对法　2007 年 8 月 30 日，《中华人民共和国突发事件应对法》由第十届全国人大常委会第二十九次会议通过，自 2007 年 11 月 1 日起施行。《突发事件应对法》的颁布实施，标志着我国公共应急法律制度体系的基本完成，也是实现我国公共应急法治的关键步骤。

突发事件应对法共 7 章 70 条，主要规定了突发事件应急管理体制，突发事件的预防与应急准备、监测与预警、应急处置与救援、事后恢复与重建等方面的基本制度，并与宪法规定的紧急状态制度和有关突发事件应急管理的其他法律做了衔接。

其中第 1 条规定："为了预防和减少突发事件的发生，控制、减轻和消除突发事件引起的严重社会危害，规范突发事件应对活动，保护人民生命财产安全，维护国家安全、公共安全、环境安全和社会秩序，制定本法。"该条规定了《突发事件应对法》的立法目的，实际上也说明了这部法律的功能。该条规定首先说明制定《突发事件应对法》的直接目的是"预防和减少突发事件的发生，控制、减轻和消除突发事件引起的严重社会危害，规范突发事件应对活动"，这也是《突发事件应对法》的基本功能、主要任务；然后说明制定《突发事件应对法》的根本目的是"保护人民生命财产安全，维护国家安全、公共安全、环境安全和社会秩序"，这是《突发事件应对法》的最终目的、核心价值。

2. 传染病防治法　《中华人民共和国传染病防治法》由中华人民共和国第十届全国人民代表大会常务委员会第十一次会议于 2004 年 8 月 28 日修订通过，自 2004 年 12 月 1 日起施行。2013 年 6 月 29 日第十二届全国人民代表大会常务委员会第三次会议通过对《中华人民共和国传染病防治法》做出修改。2020 年 1 月 20 日，新型冠状病毒感染疫情发生后，经国务院批准，国家卫生健康委员会将新型冠状病毒感染纳入传染病防治法规定的乙类传染病，并采取甲类传染病的预防、控制措施。

传染病防治法主要包括总则、传染病预防、疫情报告、通报和公布、疫情控制、医疗救助、监督管理、保障措施、法律责任九个方面的内容。

《中华人民共和国传染病防治法》规定，各级政府领导传染病防治工作，制定传染病防治规划，并组织实施；各级政府卫生行政部门对传染病防治工作实施统一监督管理。

针对传染病的预防工作，传染病防治法规定，各级政府应当开展预防传染病的卫生健康教育，组织力量消除鼠害和蚊、蝇等病媒昆虫以及其他传播传染病的或者患有人畜共患传染病的动物的危害。同时，地方各级政府应当有计划地建设和改造公共卫生设施，对污水、污物、粪便进行无害化处理，改善饮用水卫生条件。被甲类传染病病原体污染的污水、污物、粪便，有关单位和个人必须在卫生防疫机构的指导监督下进行严密消毒后处理；拒绝消毒处理的，当地政府可以采取强制措施。

疫情报告是否及时和准确，直接影响到国家决策和调控的科学与否。传染病防治法规定，各级政府有关主管人员和从事传染病的医疗保健、卫生防疫、监督管理的人员，不得隐瞒、谎报或者授意他人隐瞒、谎报疫情。同时规定，国务院卫生行政部门应当及时地如实通报和公布疫情，并可以授权省、自治区、直辖市政府卫生行政部门及时地如实通报和公布本行政区域的疫情。

如遇到传染病暴发、流行，传染病防治法规定，当地政府应当立即组织力量进行防治，切断传染病的传播途径；必要时，报经上一级地方政府决定，可以采取下列紧急措施：限制或者停止集市、集会、影剧院演出或者其他人群聚集的活动，停工、停业、停课，临时征用房屋、交通工具，封闭被传染病病原体污染的公共饮用水源。

县级以上地方人民政府将传染病防治工作纳入本行政区域的国民经济和社会发展计划，按照本级政府职责负责本行政区域内传染病预防、控制、监督工作的日常经费。

防治传染病工作不力的人员将受到严厉惩罚，传染病防治法规定，从事传染病的医疗保健、卫生防疫、监督管理的人员和政府有关主管人员玩忽职守，造成传染病传播或者流行的，给予行政处分；情节严重、构成犯罪的，依照刑法规定追究刑事责任。

3. 突发公共卫生事件应急条例 《突发公共卫生事件应急条例》，共 6 章 54 条。是针对 2003 年防治传染性非典型肺炎工作中暴露出的突出问题制定的，为的是有效预防、及时控制和消除突发公共卫生事件的危害，保障公众身体健康与生命安全，维护正常的社会秩序。由中华人民共和国国务院于 2003 年 5 月 9 日发布，自公布之日起施行。这是我国首次出台专门针对突发公共卫生事件的法规。明确了我国应对突发公共卫生事件应当遵循的方针和原则，明确规定了各级政府、有关部门、医疗卫生机构、社会公众在应对突发公共卫生事件中的权利、责任和义务。2011 年 1 月 8 日修改并公布、实施。

突发公共卫生事件发生后，国务院设立全国突发公共卫生事件应急处理指挥部，由国务院有关部门和军队有关部门组成，国务院主管领导人担任总指挥，负责对全国突发公共卫生事件应急处理的统一领导、统一指挥，对应急处理工作进行督察和指导。省、自治区、直辖市人民政府成立地方突发公共卫生事件应急处理指挥部,省、自治区、直辖市人民政府主要领导人担任总指挥,负责领导、指挥本行政区域内突发公共卫生事件应急处理工作,对本行政区域内应急处理工作进行督察和指导。

国务院卫生行政主管部门按照分类指导、快速反应的要求,制定全国突发公共卫生事件应急预案,报请国务院批准。省、自治区、直辖市人民政府根据全国突发公共卫生事件应急预案,结合本地实际情况,制定本行政区域的突发公共卫生事件应急预案。应急预案包括突发公共卫生事件应急处理指挥部的组成和相关部门的职责、突发公共卫生事件信息的收集和报告、突发公共卫生事件的分级和应急处理方案等重要内容。应急预案在经过专家评估分析、政府批准或决定后正式启动。

突发公共卫生事件的信息报告制度:省、自治区、直辖市人民政府在接到疫情、传染病菌种、毒种丢失、重大食物和职业中毒等突发公共卫生事件报告1小时内,向国务院卫生行政主管部门报告。县级人民政府在接到突发公共卫生事件报告2小时内,向设区的市级人民政府或者上一级人民政府报告;设区的市级人民政府在接到报告2小时内,向省、自治区、直辖市人民政府报告。接到报告的卫生行政主管部门在2小时内向本级人民政府报告,并同时向上级人民政府卫生行政主管部门和国务院卫生行政主管部门报告。突发事件监测机构、医疗卫生机构和有关单位发现突发事件时,在2小时内向所在地县级人民政府卫生行政主管部门报告。

最后明确了国务院有关部门、县级以上地方人民政府及其有关部门、个人未依照条例规定履行相关职责所承担的法律责任。

4. 突发公共卫生事件与传染病疫情监测信息报告管理办法　《突发公共卫生事件与传染病疫情监测信息报告管理办法》由中华人民共和国卫生部于2003年11月7日发布实施,2006年8月24日修改并实施。

各级疾病预防控制机构按照专业分工,承担责任范围内突发公共卫生事件和传染病疫情监测、信息报告与管理工作。

各级各类医疗机构、疾病预防控制机构、采供血机构均为责任报告单位;其执行职务的人员和乡村医生、个体开业医生均为责任疫情报告人,必须按照传染病防治法的规定进行疫情报告,履行法律规定的义务。

接到突发公共卫生事件报告的地方卫生行政部门,应当立即组织力量对报告事项调查核实、判定性质,采取必要的控制措施,并及时报告调查情况。

不同类别的突发公共卫生事件的调查应当按照《全国突发公共卫生事件应急预案》规定要求执行。

各级各类医疗机构指定的部门和人员,负责本单位突发公共卫生事件和传染病疫情报告卡的收发和核对,设立传染病报告登记簿,统一填报有关报表。

县级疾病预防控制机构负责本辖区内突发公共卫生事件和传染病疫情报告卡、报表的收发、核对、疫情的报告和管理工作。

各级疾病预防控制机构应当按照国家公共卫生监测体系网络系统平台的要求,充分利用报告的信息资料,建立突发公共卫生事件和传染病疫情定期分析通报制度,常规监测时每月不少于3次疫情分析与通报,紧急情况下需每日进行疫情分析与通报。

国务院卫生行政部门对全国突发公共卫生事件与传染病疫情监测信息报告管理工作进行监督、指导。

(三)上海市相关条例及规范

1. 上海市实施《突发公共卫生事件应急条例》细则 2003年9月27日,上海市人民政府根据国务院《突发公共卫生事件应急条例》,结合上海市实际情况,制定实施细则。适用于突然发生,造成或者可能造成上海市社会公众健康严重损害的重大传染病疫情、群体性不明原因疾病、重大食物和职业中毒以及其他严重影响公众健康的事件。

属于一般突发公共卫生事件的,经上海市卫生局建议和经上海市人民政府同意,或者按照应急预案的要求,由突发公共卫生事件发生地的区(县)人民政府组织开展应急处理工作。属于重大突发公共卫生事件的,经上海市卫生局建议并经上海市人民政府同意,由上海市卫生局组织和协调上海市人民政府有关部门、区(县)人民政府及其有关部门开展应急处理工作。属于特大突发公共卫生事件的,经上海市卫生局建议,由上海市人民政府做出成立上海市应急处理指挥部的决定,并报告国务院。上海市人民政府也可以根据突发公共卫生事件的性质、类型及其紧急程度,或者根据国务院的要求,直接做出启动应急预案或者成立上海市应急处理指挥部的决定。

突发公共卫生事件的分级,按照卫生部的有关规定执行。市和区(县)疾病预防控制机构、卫生监督机构有权对突发公共卫生事件现场进行调查、采样、技术分析和检验,对突发公共卫生事件应急处理工作进行技术指导。有关单位和个人应当配合,不得以任何理由拒绝。

突发公共卫生事件发生后,市和区(县)卫生局应当加强对与传染病、群体性不明原因疾病、食物和职业中毒相关的技术标准、规范和控制措施执行情况的监督检查;国家有关部门尚未制定技术标准、规范和控制措施的,市卫生局应当及时制定相关的技术标准、规范和控制措施。

突发公共卫生事件消除或者被有效控制后,应当适时解除应急处理状态。解除应急处理状态的程序与启动应急预案的程序相同。

2. 上海市食品安全条例 《上海市食品安全条例》是为了保证食品安全,保障公众身体健康和生命安全而制定的地方性法规,由上海市第十四届人民代表大会第五次会议于2017年1月20日通过并公布。条例共8章115条,自2017年3月20日起施行。

条例完善了上海食品安全监管体制和相关的政府职责,着力消除食品安全监管缝隙;设置了严格的市场准入门槛,强化源头治理,通过严格的市场准入,防止不合格的食品流入市场;落实生产经营各环节企业主体责任,针对上海市食品安全重点领域、重点环节,进一步完善相关监管措施;增设食用农产品一节,加强食用农产品监管;根据国家相关规定,总结上海市有关网络餐饮服务管理的实践经验,探索对网络食品经营的监管;从保障食品安全和满足市民日常饮食需求相结合出发,着力加强对无证食品生产经营活动的综合治理;根据食品安全的实际,扩大了监管的覆盖面,强化了重点食品和相关业态的监管;延续和固化上海市食品安全风险监测和风险评估体系建设,加强食品安全风险监测、事故处置和社会监督;着力解决食品安全违法成本低、执法成本高的问题,警示食品生产经营者严守食品安全法律底线,严厉打击食品安全违法行为。

上海市卫生行政部门应当会同上海市食品药品监督管理、质量技术监督、农业、出入境检验检疫等部门,根据国家食品安全风险监测计划和实际情况,制定、调整上海市食品安全风险监测方案,报国务院卫生行政部门备案并实施。

承担食品安全风险监测工作的部门和技术机构应当根据食品安全风险监测计划和方案开展监测工作,保证监测数据真实、准确,并按照食品安全风险监测计划和方案的要求,向上海市卫生行政部门报送监测数据和分析结果。上海市卫生行政部门应当收集、汇总风险监测数据和分析结果,并通报其他相关部门。食品安全风险监测结果表明可能存在食品安全隐患的,上海市卫生行政部门应当及时将相关信息通报上海市食品药品监督管理等部门,并报告上海市人民政府和国务院卫生行政部门。

食品药品监督管理、市场监督管理部门接到食品安全事故报告后,应当立即会同卫生、质量技术监督、农业等部门进行调查处理,依法采取措施,防止或者减轻社会危害。

疾病预防控制机构接到通知后,应当对食品安全事故现场采取卫生处理等措施,并开展流行病学调查,食品药品监督管理、市场监督管理、卫生、公安等部门应当依法予以协助。疾病预防控制机构应当向食品药品监督管理、市场监督管理、卫生部门提交流行病学调查报告。

3. 上海市公共卫生应急管理条例 《上海市公共卫生应急管理条例》由上海市第十五届人民代表大会常务委员会第二十六次会议表决通过,从 2020 年 11 月 1 日起施行。

《上海市公共卫生应急管理条例》的制定,是上海市贯彻落实全面提高依法防控、依法治理能力的要求,总结巩固上海市在新型冠状病毒感染疫情防控工作中的有效做法,提高上海市应对重大突发公共卫生事件的能力,完善预防为主、平战结合的公共卫生常态化管理体制机制,进一步强化公共卫生法治保障的重要举措。条例共 10 章 85 条,在公共卫生社会治理、预防与应急准备、监测与预警、应急处置、医疗救治、保障措施等方面提出了相关制度安排和具体管理措施。

条例提出,要建立和完善公共卫生应急管理的五大体系,包括建设各方参与的公共卫生社会治理体系、集中统一的公共卫生应急指挥体系、专业现代的疾病预防控制体系、协同综合的公共卫生监测预警体系、平战结合的应急医疗救治体系。

三、卫生应急制度

卫生应急制度是做好卫生应急日常管理和应急响应工作,确保各项工作顺利开展的有力保障,《全国疾病预防控制机构卫生应急工作规范(试行)》要求各级疾控机构要建立和完善各类应急管理制度。

(一)应急管理制度内容

(1)预案管理制度:明确预案编写要求,编制相应预案和工作方案,规定预案和工作方案评估与更新制度。

(2)应急值守制度:明确值守人员职责、工作内容和要求。

(3)信息报送制度:明确突发公共卫生事件监测预警内容,规定卫生应急相关信息审核报送要求和流程。

(4)风险评估制度:规定风险评估工作内容、要求,明确单位有关部门在风险评估工作中的职责以及相关工作机制。

(5)队伍管理制度:规定单位应急队员遴选标准、工作职责、激励措施、更新机制等,做好队伍组建和日常管理工作。

(6)培训演练制度:规定培训演练内容、频次、形式和要求,演练后评估与改进工作机制,组织开展培训演练工作。

(7)物资管理制度:建立应急储备物资的采购、储备、调运、补充等各项管理制度,组织做好应急物资管理。

(8)风险沟通制度:制定相关信息审核与发布工作机制,组织做好风险沟通工作。

(9)总结与评估:建立突发事件卫生应急工作总结与评估制度,建立针对不同类别现场应急工作人员的保险、津贴和补助制度,对工作突出的人员给予奖励。

(二)卫生应急管理制度的工作要求

(1)应急办公室负责相关制度的制定和日常管理。

(2)要按照国家和地方相关法律法规及工作要求,结合本单位卫生应急工作实际需要,建立健全各项工作与管理制度,实行卫生应急工作制度化管理。各单位制定的应急管理制度需涵盖上述工作内容要求的相关制度。

(3)要根据日常卫生应急演练情况和应急响应实际情况,对相关制度进行评估,并根据评估结果不断完善。评估工作应每年至少开展1次。

第五章
卫生应急管理体制

一、卫生应急管理体制的概念

卫生应急管理体制是指为了预防和减少突发公共卫生事件的发生,控制、减轻和消除突发公共卫生事件引起的严重社会危害,保护人民生命健康,维护国家安全,而建立起来的以政府为核心,社会组织、企事业单位、基层自治组织、公民个人甚至国际社会共同参与的有机体。卫生应急管理体制是一个开放的体系,同时可针对不同类型和不同级别的突发公共卫生事件,快速灵活地构建相应恰当的管理体制,制定各自的职权关系,将卫生系统内部的纵向关系和卫生与其他部门的横向关系有机地联系起来,保证卫生应急体系有效运转。

二、卫生应急管理体制的建设原则

按照《中华人民共和国突发事件应对法》规定,我国建立以"统一领导、综合协调、分类管理、分级负责、属地管理"为原则的卫生应急管理体制。国家、省(直辖市、自治区)、市、县(区、县级市)四级卫生应急管理,建立以法治为基础,平时与战时、常态应急准备和非常态应急处置相结合的卫生应急管理体制。

(一)统一领导

国务院和县级以上地方各级人民政府是突发公共卫生事件应对工作的行政领导机关。国务院是全国应急管理工作的最高行政领导机关,地方各级人民政府是本行政区域应急管理工作的行政领导机关。

在突发公共卫生事件应对处置的各项工作中,坚持各级人民政府的统一领导,成立应急指挥机构,政府主要领导人担任总指挥,负责领导、指挥本行政区域内突发公共卫生事件应急处理工作。突发公共卫生事件发生地的人民政府有关部门,应当根据预案规定的职责要求,服从应急指挥机构的统一指挥,立即到达规定岗位,在各自的职责范围内做好突发公共卫生事件应急处理的有关工作。

突发公共卫生事件应急管理体制,从纵向看包括中央、省(直辖市、自治区)、市、县(区、县级市)政府的应急管理体制,下级服从上级的关系;从横向看包括突发公共卫生事件发生地的政府及各有关部门,形成相互配合,共同服务于指挥中枢的关系,保证了步调一致,行动一致。

（二）综合协调

加强统一领导下的综合协调能力建设,首先明确了政府和卫生行政部门的职责。其次协调人力、物力、技术、信息等保障力量,形成了统一的突发公共卫生事件信息系统、应急指挥系统、救援队伍系统、后勤支持系统等。最后协调各类突发公共卫生应对力量,形成"各部门协同配合、社会参与"的联动工作局面。各地区、各部门要加强沟通协调,理顺关系,明确职责,搞好条块之间的衔接和配合。保证在突发公共卫生事件应对过程中,各种参与主体:政府及其部门、社会组织、企事业单位、基层自治组织、公民个人,甚至还有国际援助力量,形成"反应灵敏、协调有序、运转高效"的应急机制。

（三）分类管理

突发公共卫生事件根据其成因和性质,划分为四类,即重大传染病疫情、群体性不明原因疾病、重大食物和职业中毒以及其他严重影响公众健康的事件。事件发生后,在各级人民政府的统一领导和指挥下,地方人民政府卫生行政主管部门,负责组织突发事件的调查、控制和医疗救治工作。相关人民政府及其部门采取的应对突发公共卫生事件的措施,应当与事件可能造成的社会危害的性质、程度和范围相适应;有多种措施可供选择的,应当选择有利于最大限度地保护公民、法人和其他组织权益的措施。

（四）分级负责

根据突发公共卫生事件的范围、性质和危害程度,对突发公共卫生事件实行分级管理。根据突发公共卫生事件性质、危害程度、涉及范围,突发公共卫生事件划分为特别重大（Ⅰ级）、重大（Ⅱ级）、较大（Ⅲ级）和一般（Ⅳ级）四级。发生突发公共卫生事件时,事发地的县级、市(地)级、省级人民政府及其有关部门按照分级响应的原则,做出相应级别应急反应。

特别重大突发公共卫生事件应急处理工作由国务院或国务院卫生行政部门和有关部门组织实施,开展突发公共卫生事件的医疗卫生应急、信息发布、宣传教育、科研攻关、国际交流与合作、应急物资与设备的调集、后勤保障以及督导检查等工作。特别重大级别以下的突发公共卫生事件应急处理工作由地方各级人民政府负责组织实施。超出本级应急处置能力时,地方各级人民政府要及时报请上级人民政府和有关部门提供指导和支持。

（五）属地管理

地方各级人民政府及有关部门和单位要按照属地管理的原则,切实做好本行政区域内突发公共卫生事件应急处理工作。

县级人民政府对本行政区域内突发事件的应对工作负责;涉及两个以上行政区域的,由有关行政区域共同的上一级人民政府负责,或者由各有关行政区域的上一级人民政府共同负责。

突发事件发生后,发生地县级人民政府应当立即采取措施控制事态发展,组织开展应急救援和处置工作,并立即向上一级人民政府报告,必要时可以越级上报。

突发事件发生地县级人民政府不能消除或者不能有效控制突发事件引起的严重社会危害的,应当及时向上级人民政府报告。上级人民政府应当及时采取措施,统一领导应急处置工作。

法律、行政法规规定由国务院有关部门对突发事件的应对工作负责的,从其规定;地方人民政府应当积极配合并提供必要的支持。

三、卫生应急管理组织机构和功能

我国的卫生应急管理体制建设不断发展、成熟,各级各类卫生应急机构组成了一个庞大的应急组织体系,包括卫生应急指挥机构和日常管理机构等。

（一）卫生应急指挥机构

国务院在总理领导下研究、决定和部署特别重大突发事件的应对工作;根据实际需要,设立国家突发事件应急指挥机构,负责突发事件应对工作;必要时,国务院可以派出工作组指导有关工作。

县级以上地方各级人民政府设立由本级人民政府主要负责人、相关部门负责人、驻当地中国人民解放军和中国人民武装警察部队有关负责人组成的突发事件应急指挥机构,统一领导、协调本级人民政府各有关部门和下级人民政府开展突发事件应对工作;根据实际需要,设立相关类别突发事件应急指挥机构,组织、协调、指挥突发事件应对工作。上级人民政府主管部门应当在各自职责范围内,指导、协助下级人民政府及其相应部门做好有关突发事件的应对工作。

全国突发公共卫生事件应急指挥部负责对特别重大突发公共卫生事件的统一领导、统一指挥,做出处理突发公共卫生事件的重大决策。指挥部成员单位根据突发公共卫生事件的性质和应急处理的需要确定。

省、自治区、直辖市突发事件应急处理指挥部对本行政区域内突发事件应急处理工作进行督察和指导。全国突发事件应急处理指挥部对突发事件应急处理工作进行督察和指导,地方各级人民政府及其有关部门应当予以配合。

在我国,卫生行政部门依照职责和有关预案的规定,在国务院统一领导下,负责组织、协调全国突发公共卫生事件应急处理工作,并根据突发公共卫生事件应急处理工作的实际需要,向国务院提出成立全国突发公共卫生事件应急指挥部的建议。

全国突发公共卫生事件应急指挥部的组成和职责:国务院分管卫生工作的领导同志担任全国突发公共卫生事件应急指挥部总指挥,国务院秘书长担任副总指挥,负责对特别重大突发公共卫生事件的统一领导、统一指挥,做出处理突发公共卫生事件的重大决策。指挥部成员单位根据突发公共卫生事件的性质和应急处理的需要确定,主要有卫生健康委、中宣部、新闻办、外交部、发展改革委、教育部、科技部、公安部、民政部、财政部、人力资源社会保障部、国家铁路局、交通运输部、工业和信息化部、农业农村部、商务部、市场监管总局、生态环境部、民航局、国家林草局、国家药监局、文旅部、中国红十字会、总后卫生部、武警总部等。

国家卫生行政部门负责组织制订突发公共卫生事件防控技术方案;统一组织实施应急医疗救治工作和各项预防控制措施,并进行检查、督导;根据预防控制工作需要,依法提出隔离、封锁有关地区,将有关疾病列入法定管理传染病等建议;制订突发公共卫生事件信息发布标准,及时发布突发公共卫生事件信息发布标准,及时发布突发公共卫生事件信息;负责组织全社会开展爱国卫生运动。

地方各级人民政府卫生行政部门依照职责和有关预案的规定,在本级人民政府统一领导下,负责组织、协调本行政区域内突发公共卫生事件应急处理工作,并根据突发公共卫生事件应急处理工作的实际需要,向本级人民政府提出成立地方突发公共卫生事件应急指挥部的建议。

省级突发公共卫生事件应急指挥部的组成和职责:省级突发公共卫生事件应急指挥部由省级人民政府有关部门组成,省级人民政府主要领导或分管领导担任总指挥。省级突发公共卫生事件应急指挥部实行属地管理的原则,负责对本行政区域内突发公共卫生事件应急处理的协调和指挥,做出处理本行政区域内突发公共卫生事件的决策,决定要采取的措施。

县卫生行政部门在县政府的统一领导下,负责组织、协调全县突发公共卫生事件应急处理工作并根据应急处理工作的实际需求,向县政府提出成立县级突发公共卫生事件应急指挥部。负责制订突发公共卫生事件防控技术方案;统一组织实施应急医疗救治工作和各项预防控制措施并进行检查、督导;根据预防控制工作需要,依法提出隔离、封锁有关地区;负责组织全社会开展爱国卫生运动。

(二)卫生应急日常管理机构

国务院卫生行政部门设立卫生应急办公室(突发公共卫生事件应急指挥中心),负责全国突发公共卫生事件应急处理的日常管理工作。其主要职能是:依法组织协调有关突发公共卫生事件应急处理工作;负责突发公共卫生事件应急处理相关法律法规的起草工作;组织制定有关突发公共卫生事件应急处理的方针、政策和措施;组建与完善公共卫生事件监测和预警系统;制订突发公共卫生事件应急预案,组织预案演练;组织对公共卫生和医疗救助专业人员进行有关突发公共卫生事件应急知识和处理技术的培训,指导各地区实施突发公共卫生事件预案,帮助和指导各地区应对其他突发事件的伤病救治工作;承办救灾、反恐、中毒、放射事故等重大安全事件中涉及公共卫生问题的组织协调工作;对突发重大人员伤亡事件,组织紧急医疗救护工作。

各级卫生行政部门负责本辖区内突发公共卫生事件的应急管理工作,其内设的卫生应急工作机构承担突发公共卫生事件应急处置的日常管理和组织协调工作,其他相关机构在各自的职责范围内配合做好卫生应急管理工作。突发公共卫生事件发生时,可作为同级政府应急处理指挥部的下设办公室,承担应急处理的协调工作。

国家、省级、地市级疾控机构要设立独立的应急办公室(科、所、中心),县级疾控机构应设立独立的应急办公室或指定相关部门(科室),负责卫生应急管理和协调工作。

应急办公室承担本单位应急工作的日常管理和应急响应的协调、组织和实施,主要包括建立完善卫生应急体系、制定完善卫生应急机制、制度和相关工作规范;制定卫生应急准备和能力建设规划方案,并组织实施;组织制定各项卫生应急技术方案;组织开展突发公共卫生事件监测和风险评估;组织开展突发公共卫生事件应急响应和突发事件卫生应急处置;组织开展突发事件卫生应急处置总结评估。

除应急办公室(科、所、中心)外,其他可能涉及的管理和业务部门(科室)根据本单位卫生应急工作统一要求,开展各自职责范围内的卫生应急工作。

医疗机构和院前急救机构应设置应急办公室,或指派本单位院办、医务处(科)等职能部门承担本机构卫生应急领导小组办公室的职责,并负责本机构日常卫生应急工作。主要职责:在本单位卫生应急领导小组的领导下,负责日常卫生应急工作,贯彻落实卫生应急领导小组的各项决策和指令。负责编制及修订本单位各类突发事件卫生应急预案,制定卫生应急工作制度。制定本单位紧急医学救援队伍的队员选拔标准,组织开展队员选拔工作,并定期更新队员信息,组织队员定期轮换。协调本单位后勤保障部门落实卫生应急所需药品、耗材、器械、设备等物资的储备及管理工作。定期组织本单位相关部门和紧急医学救援队伍开展卫生应急培训和演练,并对培训和演练效果进行考核评估。接到上级指令后,按照本单位卫生应急工作预案和制度的相关要求,组织开展应急处置工作,制定具体工作方案,密切与相关部门的协调联络,收集汇总卫生应急相关信息并及时上报,处置结束后完成总结报告。承担本单位卫生应急领导小组交办的其他工作。

（三）卫生应急专业技术机构

各级各类医疗卫生机构是突发公共卫生事件应急处理的专业技术机构,要结合本单位职责开展专业技术人员处理突发公共卫生事件能力培训,提高快速应对能力和技术水平。发生突发公共卫生事件后,医疗卫生机构要服从卫生行政部门的统一指挥和安排,开展应急处理工作。

1. 医疗救治机构　医疗机构和院前急救机构应建立健全卫生应急组织体系,成立卫生应急工作领导小组,下设卫生应急工作领导小组办公室、医院感染防控管理部门、新闻宣传部门、后勤保障部门、卫生应急专家组、医学救援队等。

医疗救助机构负责传染病、中毒、群体性药物伤害、不明原因疾病等突发公共卫生事件相关信息报告,症状监测和健康教育,配合进行流行病学调查和检测样本的采集;负责患者的现场抢救、运送、诊断、治疗、院内感染控制(包括患者隔离);负责本单位医务人员的应急救援技能的培训和演练。院前急救医疗机构负责患者的现场抢救、转运工作;卫生行政部门指定的医院负责收治传染病、核和辐射损伤患者以及中毒患者等;城市社区和农村基层医疗卫生机构在疾控机构的指导下,承担相应的传染病疫情防控工作。

2. **疾病预防控制机构** 疾病预防控制机构应在同级卫生行政部门领导下和上级疾控机构的指导下,按照国家有关法律法规要求开展各项卫生应急工作。

疾控机构应负责辖区各类突发公共事件中的疾病预防控制和公众卫生防护工作。开展突发公共卫生事件及其相关信息收集、监测预警和报告、风险评估等工作,同时负责流行病学调查、现场快速检测和实验室检测、卫生学处置等应急响应工作;提出和实施防控措施,进行风险沟通和效果评估;承担相关人员的培训与演练、相应应急物资和技术储备;提供技术指导和技术支持。

国家和省级疾病预防控制机构负责对特别重大和重大突发公共卫生事件的发展趋势进行预测,开展病原学、病因鉴定,承担辖区范围内的突发公共卫生事件的实验室检测技术指导和支持。地市级和县级疾病预防控制机构负责本地区突发公共卫生事件及其相关信息的监测、报告,调查处置,常见病原微生物和理化危险因素检测。

3. **卫生监督机构** 国家卫生监督中心协助国务院卫生行政部门组织实施全国性卫生监督检查工作,对地方的卫生监督工作进行业务指导。省级卫生监督机构负责本行政区域内的卫生监督工作。卫生监督机构主要负责突发公共卫生事件应对的卫生监督和执法稽查,包括对食品卫生、环境卫生、放射卫生、职业卫生、疫情报告、隔离防护、生物安全等进行监督执法。国家、省、地(市)、县卫生监督机构应设专人统一协调卫生监督应急工作。

4. **出入境检验检疫局** 主要负责发生突发公共卫生事件时,对口岸出入境人员的健康申报、体温检测、医学巡查、疾病监测、疫情报告、患者控制、消毒处理、流行病学调查和宣传教育等,同时配合当地卫生行政部门做好口岸的应急处理工作,及时上报口岸突发公共卫生事件信息和相关情况。

5. **医学科研教学机构** 各级医学科研教学机构组织开展各项卫生应急应用基础研究和教学培训,帮助提高卫生应急工作的能力和水平。

6. **采供血机构** 采供血机构要做好血液应急储备和调运准备,保证卫生应急需要。

(四)卫生应急专家咨询委员会

2011年卫生部出台了《卫生部突发事件卫生应急专家咨询委员会管理办法》,组建卫生部突发事件卫生应急专家咨询委员会,下设应急管理组、突发急性传染病组、鼠疫防治组、中毒处置组、核和辐射事件处置组、紧急医学救援组、应急保障组、心理救援组 8 个专业组。

各级卫生行政部门应组建相应的突发公共卫生事件专家咨询委员会。委员会委员由相关领域中具有高级职称和工作经验的专家组成。

各医疗机构、疾控机构、卫生监督机构、高等院校、科研机构以及其他相关单位(部门)根据卫生应急专家入库条件和推荐原则推荐应急专家,并按照应急专家库软件系统的要求组织推荐专家个人信息的填报工作,卫生行政部门对推荐的专家进行审核、遴选,建立辖区内的卫生应急专家库。

应急专家应按照突发公共卫生事件类别和所需相关专业进行推荐,包括疾病控制、医疗救治、实验室检测、卫生监督、卫生管理、危机管理、心理学、社会学、经济学等专业专家。

卫生应急专家咨询委员会在突发公共卫生事件应对处置过程中发挥的决策、咨询、参谋作用:专家咨询委员会负责对突发公共卫生事件的分级以及相应的控制措施提出建议;对突发公共卫生事件应急准备提出建议;参与制订、修订突发公共卫生事件应急预案和技术方案;对突发公共卫生事件应急处置提供技术指导,必要时参加现场应急处置工作;对突发公共卫生事件应急响应的终止、后期评估提出咨询意见;承担同级突发公共卫生事件应急处理指挥部(机构)及日常管理机构交办的其他工作。

(五)其他组织

1. 企业 《突发事件应对法》规定,县级以上各级人民政府应当根据地区的实际情况,与有关企业签订协议,保障应急救援物资、生活必需品和应急处置装备的生产、供给。

2. 非政府组织 优秀的非政府组织能与政府良好的互动,并协助政府共同应对突发公共卫生事件。非政府组织在应急管理中,在调动社会资源方面具有独特的优势,可以弥补政府在组织、人员和资源等方面的许多不足之处,在抗击 SARS 的斗争中都发挥了巨大的作用。

3. 公民个体 公民个体是被突发公共卫生事件威胁的主要对象,既是受保护的对象,也是应急管理活动的积极参与者。突发公共卫生事件的有效应对,很大程度取决于公民的参与程度。树立卫生行政部门和卫生应急专业机构的公信力,提升公民的健康素养,对于社会公众参与突发公共卫生事件的应对而言非常重要。

四、卫生应急管理组织构架和关系

我国根据"统一领导、综合协调、分类管理、分级负责、属地管理"的原则,建立卫生应急管理体制的组织架构和关系。

　　《突发事件应对法》规定,国务院有关部门和县级以上地方人民政府及其有关部门,应当建立严格的突发事件防范和应急处理责任制,切实履行各自的职责,保证突发事件应急处理工作的正常进行。

　　因此,各级人民政府要健全相应的领导和管理机构,配齐专(兼)职管理人员,并对不同层级、不同部门和单位、不同岗位管理人员的职责和权限做出规定,形成权责清晰、运转高效的组织构架(图 3)。

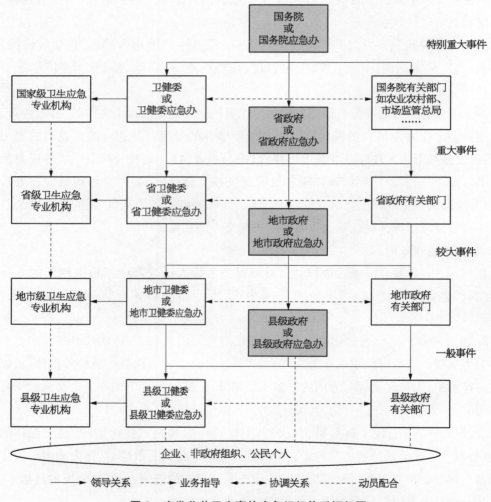

图 3　突发公共卫生事件应急组织体系框架图

　　在应急组织体系框架中,政府应急管理部门领导本级卫生及其他行政部门开展卫生应急相关工作,卫生行政部门领导卫生应急专业技术机构开展工作;同级政府的各个行政部门以协调的方式共同开展卫生应急相关工作;上级卫生应急专业技术机构对下级卫生应急专业机构进行业务指导;政府和各个行政部门以及卫生应急专业技术机构可以动员企业、非政府组织和个人共同参与卫生应急工作。

日常卫生应急管理中,由各级卫生行政部门的应急日常管理机构负责组织协调各类卫生应急预防准备工作,根据各项工作的必要性与其他同级行政部门进行协调沟通,必要时提请同级人民政府统一领导开展工作。

启动应急响应时,首先根据各类应急预案,按照相应的事件级别决定由哪一级政府部门负责指挥响应。启动响应后,由相应级别的人民政府统一领导,依托或建立应急指挥机构,对应急工作实行统一指挥;或者成立联防联控指挥机制,由卫生行政部门牵头,其他多部门联合组成统一的指挥机构。严格遵循下级服从上级的关系;同级间形成密切配合的关系,共同服务于指挥中枢。启动响应后,除了以政府组织体系为主导,同时还要积极动员社会组织、企事业单位、基层自治、公民个人,甚至还有国际援助力量共同参与。

第六章
卫生应急机制

一、卫生应急机制的概念与意义

卫生应急机制是指以卫生应急相关法律法规为依据,卫生应急管理体制内各要素之间、卫生应急体系与其他相关社会体系之间相互联系、相互作用的制度规定。它是将卫生应急管理程序化、规范化的过程,将经实践证明有效的卫生应急经验,以制度的方式固定下来,用于提高应急管理措施的针对性和适用性,减少随意性,从"人治"走向"法治",在应对突发公共卫生事件发生时,做到有序、科学、规范。

卫生应急体制确定了参与卫生应急的各类组织及相应职责。卫生应急机制则是对这些组织的相关关系和相互作用进行制度规定,以发挥卫生应急系统的综合效用。这一特点决定了机制的建立要与体制设计密切配合,各种机制互联互通、和谐配套、共同发挥作用。卫生应急机制是一种制度规范,要求所有相关组织和个人遵守,必须按照规范开展相关的工作。卫生应急机制是经过实践检验证明有效的和较为固定的方法,是将广大卫生应急组织和个人在应急工作实践中总结出的经验,以制度的方式固定下来。卫生应急机制一旦建立,便将在一定时期内持续发挥作用,不会因为管理者的变动而变动。

二、卫生应急机制建设的依据与内容

按照《国务院关于全面加强应急管理工作的意见》,我国在"十一五"期间,就已经开始构建统一指挥、反应灵敏、协调有序、运转高效的应急管理机制,并不断发展和完善。

卫生应急机制建设是以卫生应急法律法规为基本依据,《突发事件应对法》《传染病防治法》《国家食品安全法》和《突发公共卫生事件应急条例》等法律法规,对卫生应急全过程的各个环节做出了法律规定,构建出卫生应急机制的原则框架,卫生应急机制建设是以这些原则框架为基本依据,结合卫生应急工作实际,将一些有效的工作机制以制度的方式固定下来,形成依法应急的具体规定。同时,在卫生应急工作中总结的经验也是卫生应急机制建设的重要来源。

卫生应急机制涵盖许多方面,从单一的角度对其很难描述全貌,需要从不同的角度观察各类应急组织及要素之间的相互联系、相互作用,才能反映出组织要素间的相互关系。以下从卫生应急组织、卫生应急资源、卫生应急过程和卫生应急关键环节四个方面,对卫生应急机制进行概括。

(一)卫生应急组织

突发公共卫生事件种类繁多,涉及面广泛,单纯依靠一个部门、一支队伍,往往很难应对,需要社会各方面的广泛参与,才能达到更好的效果,而各类组织间的有效协调和配合,是取得卫生应急效果的关键。通过制度规定,明确各类卫生应急组织在卫生应急中的责任、义务和权力,使卫生应急组织密切配合,共同发挥作用。

1. 联防联控机制 通过各种制度规定,确立在卫生应急过程中军地之间、政府相关部门之间、各类卫生机构之间的组织关系、职责权限、沟通方式等,以避免在卫生应急联合应对过程中的混乱和无序,提高应急的效果和效率。

2. 社会动员机制 明确社区、公众和第三方组织在卫生应急中的作用、地位、职能和义务,充分调动各种社会力量,发挥人民群众的积极性和创造性,关口前移,群防群控,提高卫生应急的总体水平。

3. 国际合作机制 众多突发公共卫生事件是不受国境限制的,一个国家往往难以应对全球性的重大事件。通过《国际卫生条例(2005)》等制度规定,明确各国在应对突发公共卫生事件中的责任和义务;通过与相关国家建立双边和多边的协作机制,规定在卫生应急过程中各国应承担的责任和义务,对有效预防和控制突发公共卫生事件的跨国传播起到关键性的作用。

(二)卫生应急资源

卫生应急能力取决于卫生应急资源,包括与卫生应急相关的人、财、物、信息等。通过建立资源保障机制,及时提供卫生应急过程所需要的各种资源,才能保障应急效果。

(三)卫生应急过程

卫生应急可分为预防、准备、响应和评估四个阶段,每个阶段的工作内容不同,涉及的单位和个人也不一样,需要对每个阶段的工作原则、内容、程序和责任进行事先的规定,以提高卫生应急的效果。

1. 事件预防阶段 "预防为主"是卫生应急的基本原则,通过建立风险评估机制,及时发现事件的苗头和征兆,评估事件发生的可能性和后果,采取有效的预防措施,以预防事件的发生。

2. 应急准备机制 卫生应急的效果主要取决于是否进行了充分而有效的准备,卫生应急预案、各种资源的储备及资金准备、应急队伍的建设及相应的培训演练、信息系统以及社区公众的宣传动员等,这些准备活动都需要在事件发生前进行。通过建立准备机制,对各项活动进行制度规定,明确准备过程中的责任和要求,使准备活动按计划、有步骤地有序开展,才能做到常备不懈。

3. 应急响应机制　事件一旦发生,则需要动员相应的应急资源,开展有效应对。应急响应机制就是事先对可能发生的事件进行充分的准备,将一些关键的响应活动以制度的方式固定下来,以提高应急的效果。

4. 事后评估机制　事件的恢复重建阶段涉及多项具体活动,如机构功能的恢复、人员的奖励与惩罚、工作总结等,但其中一个关键性的工作是对事件应对的评估。建立事件应对的评估机制,用制度化的方式,对事后评估的内容、方法、步骤进行规定,有利于提高事后评估的客观性,对于总结经验和教训、提高应急能力、改进管理水平等,都具有重要价值。

（四）卫生应急关键环节

根据以往管理实践,卫生应急过程中有些关键点往往对卫生应急的效果起到决定性作用,如风险评估、监测预警、决策指挥、风险沟通、激励奖惩等,通过事先对这些关键环节进行制度规范,可提高对复杂环境的适应性,进而提高应急效果。

三、预防和应急准备机制

突发公共卫生事件预防与应急准备机制就是在事件发生前,应急管理相关机构为消除或者降低突发公共卫生事件发生的可能性及其带来的危害性所采取的各种应急准备工作,即通过长期监测调查研究、风险评估和预测预警等方法,充分认识突发公共卫生事件发生的规律。利用法律、行政技术等手段,从源头上减少或消除事件发生的诱因。当突发公共卫生事件发生不可避免时,提前做好应急准备工作,能够快速、高效地处置事件,从而减少事件所带来的危害性。主要内容有:

（一）法制化管理与预案管理机制

法律、法规等是突发公共卫生事件应急管理的基本依据,制定预案可以增强应急决策的科学性,明确各应急处置单位的职责和任务,提出事件的预测和预警、应急处置技术和工作方案、预防和控制措施、应急物资与技术的储备、调度及专业队伍建设与培训工作等,确保在突发公共卫生事件发生时,各部门能统一行动,各司其职,各负其责,迅速控制事态发展。

卫生应急工作必须依法开展,应用相关法律法规来规范应急工作过程和个人、组织的行为。同时,应根据卫生应急工作的需要,及时制定和修订卫生应急法律法规,将卫生应急工作中总结的成熟经验,以法律法规的方式予以确立,以提高卫生应急法制化管理水平。

突发公共卫生事件应对能力的提高,一个重要标准是看应急预案制定和管理水平,是否有预案是区别现代应急管理与传统应急模式的重要标志。

国务院制定国家突发事件总体应急预案,组织制定国家突发事件专项应急预案;国务院有关部门根据各自的职责和国务院相关应急预案,制定国家突发事件部门应急预案。

地方各级人民政府和县级以上地方各级人民政府有关部门根据有关法律、法规、规章、上级人民政府及其有关部门的应急预案以及本地区的实际情况,制定相应的突发事件应急预案。

这些总体预案、部门预案和各类专项预案、地方预案、单位预案一起,共同构成了我国突发公共卫生事件应急预案体系。

法制化管理和预案管理机制,一方面需要建立、健全卫生应急法律和预案体系,使卫生应急工作有法可依,有章可循;另一方面需要对法律法规和预案进行适时的调整和完善,以充分发挥其规范作用。

（二）卫生应急队伍建设机制

突发公共卫生事件的处置需要一批执行能力强、专业素质过硬的专业队伍。卫生应急队伍建设机制主要包括队伍管理机制、职能任务和组建机制。

管理机制:按照"统一指挥、纪律严明,反应迅速、处置高效,平战结合、布局合理,立足国内、面向国际"的原则,根据地域和突发事件等特点,统筹建设和管理国家卫生应急队伍。

职能任务:卫生应急队伍以现场应急处置为主要任务,其工作内容包括核实确认、现场流行病学调查、现场监测与样品采集、人群健康评价、控制措施制定、医疗救援、监督执法等。

组建机制:卫生应急队伍分为国家卫生应急队伍和地方卫生应急队伍。

1. 国家卫生应急队伍　国家卫生应急队伍主要分为紧急医学救援类、突发急性传染病防控类、突发中毒事件处置类、核和辐射突发事件卫生应急类。国家卫生应急队伍成员来自医疗卫生等机构的工作人员,平时承担所在单位日常工作,应急时承担卫生应急处置任务。

2. 地方卫生应急队伍　各级卫生行政部门应按照"统一组织、平急结合、因地制宜,分类管理、分级负责、协调运转"的原则,负责组建卫生应急队伍,以有效应对辖区内发生的突发公共卫生事件。各级各类医疗卫生机构根据本单位的职能成立相应的现场应急队伍。

根据本地区卫生应急工作需要,卫生行政部门可按照重大灾害、传染病、中毒、核和辐射等不同类别医疗卫生救援分别组建应急队伍。队伍成员应根据应对事件的不同类型,从疾病预防控制机构、医疗机构、卫生监督机构、医学高等院校和军队等相关单位,选择年富力强、具有实践经验的应急管理、现场流行病学调查与处置、医疗救治、实验室检测、卫生监督及相关保障等专业人员组成应急队伍。队伍人员组成应确保专业结构合理。

各级卫生行政部门建立卫生应急队伍成员资料库,实行信息化管理,及时或定期更新信息资料,并根据应急处置情况,对队员进行及时调整。各级各类医疗卫生机构也应设立相应的卫生应急队伍,建立应急成员资料库。

(三)卫生应急培训和演练管理机制

1. 培训 卫生应急队伍培训坚持"统一规划、分级负责、突出重点、分类培训、注重实效、提高能力"的原则,以提高卫生应急队伍素质和能力为核心,以专业机构人员为重点,积极开展卫生应急培训演练,培养一支结构合理、专业齐全、业务精湛、反应迅速、作风过硬的卫生应急队伍。

按照《全国卫生应急工作培训规划》的要求,应急培训依托具备相应条件的现有医疗卫生机构和大专院校,建设国家和省、地市三级卫生应急培训演练中心,开展系统化、标准化的培训工作;分层分类培养卫生应急师资,满足常态化的培训工作需求;以培养卫生应急管理人员和卫生应急专业队伍为基础,以急需的指挥决策和专业技术骨干为重点,以基本理论、基本方法和基本技能为主要内容,分级分类开展。

培训需要根据不同培训对象、专业特点和卫生应急工作需要制订培训计划。根据实际需要,充分利用广播电视、远程教育等先进手段,辅以情景模拟、预案演练、案例分析等方法,采取多种形式的培训和交流形式。培训可以依据分级管理、逐级培训的原则,国家卫生行政部门组织对省级培训,地方各级卫生行政部门组织本级和下一级师资、技术骨干的培训。培训结束后,可对培训前后相关知识的知晓情况、培训满意度(包括培训知识的需求、教学方式的可接受性,还需要改进和提高的内容等)等进行测评,了解培训效果,并进行绩效评估。

2. 演练 应急演练是突发事件预防与准备的一项重要内容,它可以检验预案、完善准备、锻炼队伍、磨合机制和科普宣教,应急演练遵循"结合实际、合理定位,着眼实战、讲求实效,精心组织、确保安全,统筹规划、厉行节约"的原则,按照演练计划进行。

国家和地方卫生行政部门制定各年度卫生应急培训演练计划,按照"先单项后综合、先桌面后实战、循序渐进、时空有序"的原则,对应急演练的频次、模式、形式、时间和地点等进行合理规划,要求在准备应急演练时,重点从制定演练计划、设计演练方案、演练动员与培训以及演练保障四个方面开展。

演练方案应尽量考虑周全,应包括本次演练的目的、组织、参加人员、内容与形式、时间与场地安排、评判要点、保障支持、经费预算、工作要求、效果评估和注意事项等基本要素。

根据突发公共卫生事件应急处置演练项目工作实施方案的要求,组织演练。演练应按卫生应急的实际需要进行,涉及的组织管理、快速反应、技术规范、物资储备、部门协调、媒体沟通等各项措施均应落实到位。根据演练实施方案,组织制订演练评价标准。演练评价标准包括:评价类别、评价项目、评价标准及要求、标准分、扣分标准、点评专家和得分等基本要素。组织专家对演练过程各环节进行点评。演练结束后,对资料进行汇总,并通过调查问卷、集体座谈等形式了解演练的针对性和效果。评估报告主要包括：演练项目概况,演练项目内容、时间、参加人员及投入等,演练的效果,演练存在的问题及改进措施的建议等部分。

（四）卫生应急物资保障管理机制

适宜的装备是保证卫生应急队伍有效开展工作的基础。建立应急物资储备制度,健全重要应急物资的生产、监管、储备、调拨和紧急配送体系,可以在突发事件发生时,在充足物资保障的条件下,有效应对各种紧急情况。

国务院卫生行政部门制订卫生应急物资储备目录。本着节约高效的原则,统一规划,分级储备,制订国家、省、地（市）、县四级物资储备目录和标准,形成以省级储备为重点,国家储备作为补充和支持,地（市）、县级储备主要满足应对日常卫生应急工作需要的四级物资储备。

各级卫生行政部门,按照"统一规划、合理布局、分级储备、地方为主、中央为辅"的储备原则,建立和完善突发公共卫生事件应急处置重要物资的储备机制,确保突发公共卫生事件应急处置所需物资的供应。

各级人民政府的卫生、发展改革和财政部门要加强沟通、协调配合,建立处理突发公共卫生事件的物资和生产能力储备。卫生行政部门提出卫生应急物资储备计划,发展改革部门负责组织、落实物资储备,财政部门保障物资储备经费。本地发生突发公共卫生事件时,卫生行政部门根据应急处理工作需要,协商发展改革和财政部门调用储备物资。

应急物资根据当地应急物资的生产、市场供应、储备条件和应急需求实际决定实物、资金、计划和信息四种储备形式的比例,并根据应急处置工作需要调用储备物资,应急物资的调度和使用,应合理调用,及时添平补齐,保证储备物资的动态平衡。建立分布合理的国家级公共卫生类应急物资储备库点。省（区、市）、计划单列市、新疆生产建设兵团按属地管理原则,建立相应的公共卫生应急物资储备库点。医疗卫生单位应本着"自用自储"的原则制定日常应急物资储备计划。各级卫生行政部门按相关预案的要求,结合突发公共卫生事件的级别制订应急物资的采购、验收、保管、领用、补充、更新、安全等管理制度,落实管理人员岗位责任制,加强应急物资的规范管理。按照国家有关规定,各级储备单位每年对储备仓库负责人、安全管理人员进行规范的安全知识培训,确保储备仓库和物资的安全。

四、监测预警机制

预防和控制突发公共卫生事件的关键是及时、迅速地发现突发公共卫生事件的先兆。建设突发公共卫生事件监测预警机制可以及早识别突发公共卫生事件的先兆,提高发现突发公共卫生事件的敏感性、及时性，从而及时、快速、科学、有效地应对突发公共卫生事件，将事件控制在萌芽状态，将突发公共卫生事件造成的损伤减少到最低限度。

我国《突发公共卫生事件应急条例》规定，县级以上各级人民政府卫生行政主管部门，应当指定机构负责开展突发事件的日常监测，并确保监测与预警系统的正常运行。监测与预警工作应当根据突发事件的类别，制定监测计划，科学分析、综合评价监测数据。对早期发现的潜在隐患以及可能发生的突发事件，应当依照本条例规定的报告程序和时限及时报告。

（一）监测

监测是指连续地、系统地收集、分析、解读事件发生及相关影响因素的资料，并将其发现用于指导应对行动。监测在疾病流行水平与特征描述、疾病流行趋势预测、公共卫生突发事件预警、新疾病的发现等方面应用日益广泛，监测信息直接用于指导公共卫生计划的制订、实施和评估，帮助管理者合理规划公共卫生资源，还应用于大众健康教育等领域。

1. 制定监测计划　各级卫生行政部门依据有关突发公共卫生事件应急处置法律法规及技术文件，针对不同类别的突发公共卫生事件，组织相关专业的专家制订适用于本地的各项监测计划和方案。

2. 建立完善监测网络　国家建立统一的突发公共卫生事件监测、预警与报告网络体系，包括法定传染病和突发公共卫生事件监测报告网络、症状监测网络、实验室监测网络、出入境口岸卫生检疫监测网络以及全国统一的举报电话。各级医疗、疾病预防控制、卫生监督和出入境检疫机构负责开展突发公共卫生事件的日常监测工作。

省级人民政府卫生行政部门要按照国家统一规定和要求，结合实际，组织开展重点传染病和突发公共卫生事件的主动监测，包括自然疫源性疾病疫情监测、自然灾害发生地区的重点传染病和卫生事件监测、主要症状和重点疾病的医院哨点监测等。

各级卫生行政部门及疾病预防控制机构，根据监测计划，建立健全突发公共卫生事件报告系统、症状监测、实验室监测、健康危害因素监测、公共卫生监督等监测网络系统，以及同农业、林业、气象、水利、交通、口岸等部门的相关信息交流机制，构建监测信息平台。

3. 开展监测　各级各类医疗卫生专业机构按监测计划和方案，培训监测专业人员，开展各项监测工作，及时总结、分析、上报和反馈各类突发公共卫生事件监测信息。疾病预防控制机构适时组织专家召开疫情分析和评估监测会议，及时将结果通报同级卫生行政部门。

（二）预警

预警是指对即将发生或正在发生的事件进行紧急警示的行为，它是在灾害或突发事件发生之前及发生的早期，通过综合分析评估监测资料及其他相关信息，对事件风险、发展趋势，可能危及的范围及程度做出判断，并及时向相关部门发布，以避免因不知情或准备不足而造成的应对不当。

各级卫生行政部门根据监测预测的信息,及时组织专家咨询委员会对公众健康的危害程度和可能的发展趋势进行分析、评估和预测,适时发布预警信息。

1. 预警事件

(1) 发生或者极可能发生传染病暴发、流行。

(2) 发生或者发现不明原因的群体性疾病。

(3) 发生传染病菌(毒)种等丢失。

(4) 发生或者可能发生重大食物与化学中毒、核和辐射损伤事件。

(5) 发生或者可能发生生活饮用水污染事件。

(6) 自然灾害发生后,可能引发的公共卫生事件。

(7) 发生或者可能发生其他严重影响公众健康的事件。

2. 预警级别　预警级别依据突发公共卫生事件的性质、可能造成的危害程度、紧急程度和发展态势可划分为特别重大(Ⅰ级)、重大(Ⅱ级)、较大(Ⅲ级)和一般(Ⅳ级)等预警级别,并分别以红色、橙色、黄色和蓝色标识。

3. 预警实施

(1) 各级卫生行政部门及疾病预防控制机构负责制订预警指标。根据突发公共卫生事件的严重性、影响区域范围、可控性、所需动用的资源等因素,制订适合当地情况的突发公共卫生事件最低级别的预警线指标。

(2) 各级卫生行政部门根据突发公共事件的管理权限、危害性和紧急程度,发布、调整和解除预警信息。涉及跨区域、跨行业、跨部门的突发公共卫生事件预警信息的发布、调整和解除,须报上级批准。

(3) 预警信息内容包括:突发公共事件的类别、预警级别、起始时间、可能影响范围、警示事项、应采取的措施等。

(4) 预警信息的发布、调整和解除可通过广播、电视、报刊、通信、信息网络、警报器、宣传车或组织人员逐户通知等方式进行,对老、弱、病、残、孕等特殊人群以及学校等特殊场所和警报盲区应当采取有针对性的公告方式。

(5) 按照预案采取相应预警级别的防控措施。

五、指挥决策机制

决策指挥机制在突发公共卫生事件应急中起到核心的作用。决策指挥与应急响应机制作为应急管理工作的重要组成部分,是确保科学有效处置突发公共卫生事件的关键因素。

目前,突发公共卫生事件的多发性、多样性、复杂性和危害性日益凸显,呈现出处置难度大,持续时间长,涉及范围广等特点。处置一起重大突发公共卫生事件往往超出了某个部门、某个地区的职责范围和应对能力,单靠某个组织、某支专业队伍的力量是远远不够的。因此,无论是应急决策过程、指挥模式还是现场处置行动,都必须由单一力量、平面指挥向多层级、多系统、多部门、多力量的立体实施转变。

应对突发公共卫生事件,时间是生命,效率是关键,建立统一指挥、功能齐全、反应灵敏、运转高效的决策指挥和应急响应机制,可以提高突发公共卫生事件快速反应能力和应对能力,提升政府治理危机的能力和公信力。

（一）决策指挥系统的构成

决策指挥系统是突发公共卫生事件应急响应系统的神经中枢。目前我国的决策指挥机构主要由政府领导机构、应急指挥机构、日常管理机构、专业技术机构及专家咨询委员会等机构部门组成。在国家卫生健康委员会的领导下,国家卫生健康委员会应急办公室（突发公共卫生事件应急指挥中心）具体负责全国突发公共卫生事件应急处理的日常管理工作。专家咨询委员会为突发公共卫生事件应急管理提供决策建议,必要时参加突发公共卫生事件的应急处置。

（二）决策指挥系统的运行

决策指挥系统运行程序包括监测、预警、信息收集、拟定方案、指挥调度、调整评估等步骤。但是在实际决策过程中,由于时间紧迫、信息有限等条件的约束,许多决策工作需同时展开,应急方案选择在最短时间完成,决策目标要在应急工作开展过程中通过效果评估和反馈控制不断修正。

1. 监测、预警　通过科学灵敏的动态监测系统,预测事件发展趋势,及时发布预警信息,提供决策依据。

2. 信息收集　快速全面地了解情况,确定事态发展及其可能影响的地区和范围,充分掌握事件情况。

3. 拟定方案　决策者及时获得相关信息,结合突发公共卫生事件应急预案和专家咨询委员会的评估建议,制定决策方案,尽可能快地做出正确决策。

4. 指挥调度　将领导的决策迅速下达到特定人群,迅速组织力量、采取正确应对措施。

5. 调整评估　结合实际情况和预防控制效果,及时调整预防控制行动,保证决策效果。同时建立规范的评估机制,制定客观、科学的评价指标,对突发公共卫生事件处理情况进行综合评估,并及时总结,促进卫生应急管理能力的提高。

六、应急响应机制

应急响应机制是指突发公共卫生事件发生后,立即采取的各种应急处置行动。快速启动应急响应机制可以使突发公共卫生事件的损失减到最小。应急响应机制建设是一项实践性很强的工作,它的形成、发展与社会自身的发展紧密相连。目前,经过不断的探索和研究,我国应急响应处置的能力和水平正在迅速提升,初步形成了"统一指挥、协调有序、部门联动、快速有效"的应急响应机制。

(一)应急反应原则

发生突发公共卫生事件时,事发地的县级、市(地)级、省级人民政府及其有关部门按照分级响应的原则,做出相应级别应急反应。同时,要遵循突发公共卫生事件发生发展的客观规律,结合实际情况和预防控制工作的需要,及时调整预警和反应级别,以有效控制事件,减少危害和影响。要根据不同类别突发公共卫生事件的性质和特点,注重分析事件的发展趋势,对事态和影响不断扩大的事件,应及时升级预警和反应级别;对范围局限、不会进一步扩散的事件,应相应降低反应级别,及时撤销预警。

(二)应急响应机制的运行

应急响应机制的运行主要包括信息报告、先期处置、应急响应和应急结束。

1. 信息报告

(1)责任报告单位:县级以上各级人民政府卫生行政部门指定的突发公共卫生事件监测机构;各级各类医疗卫生机构;各级卫生行政部门;县级以上地方人民政府;其他有关单位,主要包括突发公共卫生事件发生单位、与群众健康和卫生保健工作有密切关系的机构,如检验检疫机构、食品药品监督管理机构、环境保护监测机构、教育机构等。

(2)责任报告人:执行职务的各级各类医疗卫生机构的医疗卫生人员、个体开业医生。

(3)报告方式、时限和程序:获得突发公共卫生事件相关信息的责任报告单位和责任报告人,应当在2小时内以电话或传真等方式向属地卫生行政部门指定的专业机构报告,具备网络直报条件的同时进行网络直报,直报的信息由指定的专业机构审核后进入国家数据库。不具备网络直报条件的责任报告单位和责任报告人,应采用最快的通讯方式将《突发公共卫生事件相关信息报告卡》报送属地卫生行政部门指定的专业机构,接到《突发公共卫生事件相关信息报告卡》的专业机构,应对信息进行审核,确定真实性,2小时内进行网络直报,同时以电话或传真等方式报告同级卫生行政部门。

接到突发公共卫生事件相关信息报告的卫生行政部门应当尽快组织有关专家进行现场调查,如确认为实际发生突发公共卫生事件,应根据不同的级别,及时组织采取相应的措施,并在2小时内向本级人民政府报告,同时向上一级人民政府卫生行政部门报告。如尚未达到突发公共卫生事件标准的,由专业防治机构密切跟踪事态发展,随时报告事态变化情况。

2. 先期处置

(1)初步确认与报告:及时组织医疗卫生机构对事件进行初步核实、确认,在采取必要措施的同时,按要求向本级人民政府和上级卫生行政部门报告。

（2）现场处置工作组：根据突发公共卫生事件的不同性质和应对需求，现场指挥部下设各专业工作组，包括现场流调与处置组、医疗救治组、检验检测组、信息组、消毒杀虫组、后勤保障组等，各组指定工作组组长。

（3）指派专家工作组：卫生行政部门根据事件发生或发展情况，可派出由不同专业领域组成的专家工作组，并指定专家工作组组长。

（4）提供后勤保障：派出机构应为现场工作人员提供必要的经费、交通工具、设备及意外伤害保险等。根据事件发展和应对需要，适时调集、调整人员和物资，协调有关部门开展现场处置，提供后勤保障。

3. 应急响应

（1）响应启动：突发事件发生后，卫生行政主管部门应当组织专家对突发事件进行综合评估，初步判断突发事件的类型，提出是否启动突发事件应急预案的建议。

在全国范围内或者跨省、自治区、直辖市范围内启动全国突发事件应急预案，由国务院卫生行政主管部门报国务院批准后实施。省、自治区、直辖市启动突发事件应急预案，由省、自治区、直辖市人民政府决定，并向国务院报告。

各级卫生行政部门应当依据相关法规和预案要求，组织专家开展风险评估，提出应急响应级别及相关建议，报请本级人民政府同意启动应急响应。

（2）建立应急指挥机构：发生突发公共卫生事件时，各级卫生行政部门应根据预案规定，依据事件的级别和工作实际需要，建议成立同级政府突发公共卫生事件应急处理指挥部，总指挥由政府主管领导担任。突发公共卫生事件应急处理指挥部的组成和职责分工，应按各级政府制定的突发公共卫生事件应急预案规定执行。发生特别重大和重大突发公共卫生事件时，应成立现场指挥部。现场指挥部由国家级、省级、市级、县级应急处理指挥部有关人员组成。根据事件性质指挥部可下设若干组，建立协调机制，组织相关专家参与指挥部工作。现场指挥部的总指挥，应由省级突发公共卫生事件应急处理指挥部负责人担任。发生较大或一般突发公共卫生事件时，建议地市级或县级人民政府可视情况成立现场指挥部。

全国突发事件应急处理指挥部对突发事件应急处理工作进行督察和指导，地方各级人民政府及其有关部门应当予以配合。省、自治区、直辖市突发事件应急处理指挥部对本行政区域内突发事件应急处理工作进行督察和指导。

（3）响应措施：应急预案启动后，突发事件发生地的人民政府有关部门，应当根据预案规定的职责要求，服从突发事件应急处理指挥部的统一指挥，立即到达规定岗位，采取有关的控制措施。

各级人民政府、卫生行政部门、医疗机构、疾病控制机构、卫生监督机构以及出入境检验检疫等机构应按照自身工作职责，做好本职工作，开展多部门间的沟通和协调，努力控制事态的发展，最大限度地降低事件造成的损失。同时，事件发生邻近地区应密切关注事件的发展趋势,与事件发生地区保持联系,及时获取相关信息,做好本行政区域的应急储备工作,加强相关疾病监测,开展重点人群、重点场所、重点环节的监测和预防控制工作,开展防治知识的健康宣传教育;根据上级人民政府及有关部门的决定,开展交通卫生检疫工作等。

4. **应急结束** 突发公共卫生事件应急反应的终止需符合以下条件:突发公共卫生事件隐患或相关危险因素消除,或末例传染病病例发生后经过最长潜伏期无新的病例出现。

在事件得到有效控制后,根据专家评估意见,按程序终止应急响应。特别重大突发公共卫生事件由国务院卫生行政部门组织有关专家进行分析论证,提出终止应急反应的建议,报国务院或全国突发公共卫生事件应急指挥部批准后实施。

重大突发公共卫生事件由省级人民政府卫生行政部门组织专家进行分析论证,提出终止应急反应的建议,报省级人民政府或省级突发公共卫生事件应急指挥部批准后实施,并向国务院卫生行政部门报告。

较大突发公共卫生事件由市(地)级人民政府卫生行政部门组织专家进行分析论证,提出终止应急反应的建议,报市(地)级人民政府或市(地)级突发公共卫生事件应急指挥部批准后实施,并向上一级人民政府卫生行政部门报告。

一般突发公共卫生事件,由县级人民政府卫生行政部门组织专家进行分析论证,提出终止应急反应的建议,报请县级人民政府或县级突发公共卫生事件应急指挥部批准后实施,并向上一级人民政府卫生行政部门报告。

上级人民政府卫生行政部门要根据下级人民政府卫生行政部门的请求,及时组织专家对突发公共卫生事件应急反应的终止的分析论证提供技术指导和支持。

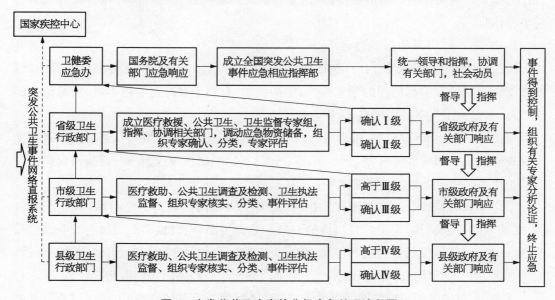

图4 突发公共卫生事件分级应急处理流程图

七、联防联控机制

突发公共卫生事件的应对涉及社会的方方面面,与社会经济、政策法律密切相关,需要多个部门的相互协调、共同参与。

《国务院关于全面加强应急管理工作的意见》指出,要加强各地区、各部门以及各级各类应急管理机构的协调联动,积极推进资源整合和信息共享。各地区、各部门要加强沟通协调,理顺关系,明确职责,搞好条块之间的衔接和配合。建立和完善应对突发公共事件部际联席会议制度,加强部门之间的协调配合,定期研究解决有关问题。

（一）中央和地方的组织协调

我国现行的突发公共卫生事件管理体制是属地化管理,在这种模式下,上级政府获得突发公共卫生事件信息主要来自下级卫生应急管理部门的报告。各级人民政府负责突发公共卫生事件应急处置的统一领导和指挥,各有关部门按照预案规定,在各自职责范围内做好突发公共卫生事件应急处理的有关工作。突发公共卫生事件应急管理是中央统一指挥,地方分级负责,因此,中央和地方在突发公共卫生事件管理中的组织协调是非常必要的。

我们已实现了突发公共卫生事件的网络直报,减少了信息多层次传递的损耗。突发公共卫生事件纵向信息的不对称常常是一个政策选择问题。作为绩效考核的重要部分,地方政府责任范围内暴发突发公共卫生事件及政府对事件管理的绩效,直接影响着地方的政绩。因而,在工作中强调树立正确的政绩观,把预防、规范、有效处置突发公共卫生事件作为衡量政府工作绩效的重要指标,建立有效的约束、激励机制,倡导地方政府如实传递事件信息。

（二）政府部门间的组织协调

突发公共卫生事件涉及面广,包括卫生、农业、交通、公安、财政、宣传等不同部门、组织和机构。畅通政府部门间的信息沟通、协调机制,有利于政府将各种力量、资源整合起来,对突发公共卫生事件做出高效、快速的反应。

突发公共卫生事件信息的报告、发布和通报是应急管理的关键环节,是突发公共卫生事件应急组织协调的重要内容之一。迅速、通畅、真切的信息报告、发布、通报可提高突发公共卫生事件应急处置的效果和效率。

卫生应急措施的全面贯彻和有效执行,需要卫生部门内部的卫生行政部门、医疗机构、疾病预防控制机构、卫生监督机构的有效沟通和协助,同时也需要通过与农业、教育、交通、民政、宣传等部门的沟通和信息交流,更需要中央和地方密切配合,建立统一指挥、统一部署、统一行动的,由各级政府主导、多部门共同参与的组织协调机制。

多部门、多地区的组织协调可以通过定期或不定期举行的协作会议,还可以通过举办突发公共卫生事件联合培训,应急演练、交流等途径来实现。

实践表明,职能划分不清楚、部门封锁,会严重阻碍突发公共卫生事件信息的横向交流。应对突发公共卫生事件需要政府各部门密切配合,需要社会团体和人民群众的广泛参与和共同努力。各级政府应急管理部门应整合各部门的应急资源,做好各部门的应急组织协调工作。卫生应急部门应主动争取农业、公安和财政等部门的理解和支持,加强部门间的组织协调工作。

(三)卫生部门内部的组织协调

突发公共卫生事件发生后,卫生行政部门负责组织医疗、疾病预防控制、卫生监督等机构,开展突发公共卫生事件的调查和处置;组织突发公共卫生事件专家咨询委员会对突发公共卫生事件进行评估,提出启动相应级别的应对措施,组织督导、检查,制定技术标准和规范;通报和发布相关信息等。

卫生部门内部各应急机构在卫生行政部门统一领导、卫生应急部门的统一组织协调下,明确分工、各司其职、通力协作、共同完成卫生应急管理工作,尤其是医疗机构与疾病控制机构、卫生监督机构之间需要加强协调和合作,提高共同应对突发公共卫生事件的能力。

八、社会动员机制

社会动员是指人们获得新的社会模式和行为模式的过程,是有目的、有计划地引导社会公众参与重大社会活动的过程。在突发公共卫生事件情境下的社会动员是指在突发公共卫生事件管理过程中,动员主题以获取抑制或缓解危机的社会资源为目标,通过宣传、引导、组织等方式去激励和发动动员客体积极响应参与,将各种应急所需的潜在资源和力量最大限度地汇集起来,转化成有生力量以战胜危机、恢复社会正常秩序的行为方式与过程。

卫生应急社会动员机制的建设,可从根本上增强全社会的卫生应急意识,提高突发公共卫生事件的预防与控制能力。突发公共卫生事件影响广大群众的健康及社会、经济的发展,只有最广泛地动员社会一切可利用的资源,才能有助于实现特定的健康目标。同时,传播手段的进步为社会动员提供了良好的条件,使快速组织、推进社会动员成为可能。

社会力量自身进行动员机制的形成,主要依托于社区等基层单位,借助于非政府团体、志愿者个体等社会组织,紧密贴近群众。政府和社区、社会组织间建立起有效的合作机制,保持稳定的配合关系和顺畅的沟通渠道,逐步形成党和政府主导、单位和社区及社会组织协同、广大群众积极投入的社会动员机制。

(一)动员对象

卫生应急社会动员应是在政府的统一领导下,社会各阶层、各部门之间建立突发公共卫生事件信息交流、对话机制及伙伴式合作共事的过程。

1. 各级政府的职责 《突发事件应对法》规定国家建立有效的社会动员机制,增强全民的公共安全和防范风险的意识,提高全社会的避险救助能力。各级政府的领导是社会动员的原动力,基于我国的国情和突发公共卫生事件应急实践,开展突发公共卫生事件应急工作若没有强有力的领导支持是难以实现的。

2. 社区和居民的职责 突发公共卫生事件与社会成员密不可分,社区和居民对增强突发公共卫生事件应急意识、提高全社会应对突发公共卫生事件的能力,都发挥了重要作用。

应大力宣传和动员社区决策者,创造各种机会、利用各种手段,如广播、会议、电视等,使他们充分了解突发公共卫生事件应急方针、政策、法规,掌握科学的应急技能,切实担负起社区突发公共卫生事件应对的组织动员责任,为社区居民提高有关知识和技术。使社区的每个社会成员了解他们在突发公共卫生事件应急中的责任,树立健康的生活方式和行为,积极、正确地参加社区的各种突发公共卫生事件应急或演练活动,把政府决策和群众力量密切结合起来,增强社区应对突发公共卫生事件的意识和能力。

3. 非政府组织的职责 非政府组织在社会发展中的地位日益重要,宗教团体、其他社会团体、基层组织的作用也愈发突出。在突发公共卫生事件应急社会动员中,要充分发挥工会、共青团、妇联、红十字会和宗教团体等组织的作用和影响。

在少数民族地区,尤其要注意提高关键人物,如宗教领袖,对突发公共卫生事件应急工作的认识,通过他们用适当的方式和途径向广大群众开展宣传、动员,可能会比政府官员动员更有效。

4. 专业人员 相关专业人员是突发公共卫生事件应急社会动员服务的提供者,是获得技术支持的保障。尤其是与突发公共卫生事件应急相关的市、县级基层业务人员,他们具备相应的专业知识和技能,有良好的群众基础,其工作态度和行为直接影响居民的保健意识和行为,做好他们的社会动员工作是十分必要的。

要加强对专业人员的培训,提高其业务水平,落实他们在突发公共卫生事件应急社会动员中的职责和权利。

(二)正确引导

准确、有序地开展突发公共卫生事件的社会动员工作,应从更多方面着手,应用各种社会动员策略加以实现。

首先,应做好各部门之间职责的协调工作,通过各部门的积极主动配合及全社会的广泛参与,能营造一种积极向上的工作氛围,单纯靠政府、卫生部门或社区、个人的努力是无法实现这项工作的。

其次,健全法律、法规是使社会动员工作有条不紊地开展的根本保证。有法可依、有法必依,才能创造一个健康的社会动员环境,各有关部门在法律法规的约束和保障下能更好地开展各项突发公共卫生事件的应急工作。

再次,加强社会动员的国际合作必不可少。外国突发公共卫生事件的社会动员较成熟,通过国际合作,不仅能达到资源共享,还能吸取国外的成功经验和失败教训,更有效地开展此项工作。

（三）技术保障

1. **突发公共卫生事件信息的传播**　信息传播是一种社会性传递信息的行为,是个人间和集体间,以及个人和集体间交换、传递新闻、事实、意见和信息的过程。

在突发公共卫生事件应急动员中,突发公共卫生事件信息交流和传播的作用尤为重要。因此,有必要将现代传播媒介和传统交流方式相结合,用于倡导政府针对突发公共卫生事件做出的决策,促进社区人群积极参与相关知识的健康宣传教育工作,并在专业人员的支持下,采取具体的行动步骤,合理配置资源,增强全社会应对突发公共卫生事件的意识,提高突发公共卫生事件应对能力。

2. **突发公共卫生事件信息传播的作用**　在指挥决策层,传播作用在于优化配置资源,创造一个认识和支持突发公共卫生事件应急行动的决策环境。在基层,传播着眼于社区和个人的多渠道参与突发公共卫生事件应急工作。在中层,传播起着承上启下,沟通政府与社区、组织和个人的作用。

3. **突发公共卫生事件信息传播的形式**　人际传播,是指健康教育工作者针对接受健康教育受众的具体情况,通过传播突发公共卫生事件相关知识、传授有关应急技能,说服其改变不健康或不正确的预防或应对行为的过程。大众传播媒介,指用于大众传播过程的技术性媒介,包括印刷媒介,如报纸杂志、宣传册等;电子媒介,如网络、广播、电视等;其他媒介,如路边、单位墙报,学校课堂、门诊候诊宣传等。

（四）社会学手段

社会动员的社会性手段是运用商业市场学的基本原理和技术,根据受众的需求,设计社会发展项目,通过恰当的传播途径,实现既定的社会发展目标。主要包括下面几项。

1. **突发公共卫生事件受众分析**　利用定量方法,分析某一部分具有共同特征的人群对突发公共卫生事件应对相关知识的需要和需求特点,通过他们乐于接受的传播、交流方式,向他们提供专门设计的、针对突发公共卫生事件的宣传产品或服务。

2. **突发公共卫生事件社会动员效果的检验**　检查、验证各种突发公共卫生事件应急社会动员的效果,并随时改进动员方式,提高动员效率。

3. **突发公共卫生事件社会动员激励机制**　包括如何调动突发公共卫生事件应急工作人员的积极性,激发社会公众对突发公共卫生事件应急知识的需求等。

（五）人员培训

突发公共卫生事件应急人员培训是对负有相关责任的人员进行突发公共卫生事件应急专门知识传播和技能的训练过程。

培训的目的是为了使受训者学习、掌握突发公共卫生事件应急工作所需的知识和技能。常见的培训方法包括讲授法、讨论法、模拟法、角色扮演、演示法、案例分析、课堂练习、现场演练等。

（六）管理技术

实现突发公共卫生事件社会动员机制需要建立健全突发公共卫生事件应急社会动员组织领导系统；收集分析与突发公共卫生事件相关的社会经济状况、人口状况、卫生资源状况、卫生服务状况、健康状况等背景资料；在分析的基础上，找出突发公共卫生事件应急及社会动员所面临的主要问题；确定社会动员的目标；制定各级社会动员计划和实施策略；拟定具体行动及行动日程；确定后勤保障和财务管理；评价突发公共卫生事件应急社会动员计划、方案的实施效果等。

第七章
卫生应急预案管理

一、卫生应急预案与预案体系的构成、特点与管理

（一）卫生应急预案体系建设总述

突发公共卫生事件应急预案体系建设是我国突发公共卫生事件应急机制建设的重要组成部分，是加强突发事件预警、预测能力的基础，也是提高卫生应急处置能力的重要保障。

我国应急预案编制工作始于 20 世纪 80 年代，地震、国防科工等部门借鉴国际经验，编制了破坏性地震应急反应预案、核应急计划等。2003 年我国成功应对 SARS 疫情以后，应急预案体系建设进入快速发展阶段，2019 年起的新型冠状病毒感染疫情以来，应急预案体系建设得到进一步完善，取得了显著成效，目前已形成了由总体预案、专项预案、部门预案、单项预案、地方预案等组成的较为完善的突发公共卫生事件应急预案体系。

（二）我国突发公共卫生应急预案体系

迄今，我国已初步形成了由 2 个专项预案、7 个部门预案、22 个单项预案、1 项《突发公共卫生事件社区（乡镇）应急预案编制指南（试行）》以及地方预案组成的突发公共卫生事件应急预案体系。

突发公共卫生事件应急预案体系的形成是我国应急工作的重要里程碑，依托应急预案体系的构建，进一步完善应急机制、体制和法制，对于提高政府预防和处置突发公共事件的能力，全面履行政府职能，构建社会主义和谐社会具有十分重要的意义。

（三）突发公共卫生事件应急预案体系的特点

1. 强调各级政府的主导地位，明确相关部门及人员的职责　各级政府在突发公共卫生事件中始终居于主导地位。各类突发公共卫生事件不仅对于公众个体造成影响，还往往伴随着严重的社会影响，如果没有政府的领导和指挥，应急工作很难顺利开展。也因此，"统一领导、分级负责"的原则始终贯彻在应急预案体系的构建过程中。

《国家突发公共卫生事件应急预案》和《国家突发公共事件医疗卫生救援应急预案》等

预案中均写明了卫生行政部门和各级各类医疗卫生机构在卫生应急处置中的工作职责，并对相关联防联控成员单位的职责进行了概述，对于参与卫生应急处置的相关部门分工合作执行卫生应急任务起到了基础性作用，也使各相关单位在各自领域加强能力建设，从而全面提升突发公共卫生事件应对处置水准。

2. 应急预案的法律地位　　2003年《突发公共卫生事件应急条例》的颁布，标志着我国突发公共卫生事件应急处置工作进入了法制化轨道，也为及时有效处置各类突发公共卫生事件提供了法律依据。《突发公共卫生事件应急条例》第二章第十条明确规定："国务院卫生行政主管部门按照分类指导、快速反应的要求，制定全国突发事件应急预案，报请国务院批准。省、自治区、直辖市人民政府根据全国突发事件应急预案，结合本地实际情况，制定本行政区域的突发事件应急预案。"并对预案的内容和更新进行了明确规定。

《突发公共卫生事件应急条例》一方面为制定应急预案体系提供了法律依据，另一方面也规范了应急预案的编制和管理。2006年，专项预案和部门预案由国务院统一发布，具有行政法规效力，成为我国法律、法规体系中的一部分，弥补了其他法律、法规中的空白之处，也为今后不断完善法律奠定了基础。

2019年末新型冠状病毒感染疫情发生以来，为进一步强化公共卫生法治保障，国家卫生健康委员会统筹推进公共卫生相关法律修订工作。目前，中央全面依法治国委员会、全国人大常委会已对《传染病防治法》《突发事件应对法》《国境卫生检疫法》等9部公共卫生领域相关法律的立法修法做出部署，其中对《突发公共卫生事件应急条例》进行充分评估，将实践证明行之有效的规定和做法上升为法律，提高《条例》的法律地位。

3. 应急处置的"预防为主、平战结合、常备不懈"原则　　《国家突发公共卫生事件应急预案》中提出："预防为主，常备不懈。提高全社会对突发公共卫生事件的防范意识，落实各项防范措施，做好人员、技术、物资和设备的应急储备工作。对各类可能引发突发公共卫生事件的情况要及时进行分析、预警，做到早发现、早报告、早处理。"

我国既往的卫生方针，也都是将"预防为主"放在第一位，而应急预案体系在此基础上，还应在具体内容中详细规定监测、预警、医疗准备、保障等预防措施。各类应急预案中也都明确规定了日常工作中加强应急处置的组织、监测、预警、物资储备、技术研究、公众教育等相关预防措施。而由于突发事件的不确定性属性，也决定了实行"平战结合"的模式，才能统筹应对突发事件的发生。

4. 应急处置的"分级负责、属地管理"原则　　《国家突发公共卫生事件应急预案》根据突发公共卫生事件的性质、危害程度、涉及范围，突发公共卫生事件划分为特别重大（Ⅰ级）、重大（Ⅱ级）、较大（Ⅲ级）和一般（Ⅳ级）四级。分别由国家、省、市、县级人民政府负责应急响应。各级人民政府负责突发公共卫生事件应急处理的统一领导和指挥，各有关部门按照预案规定，在各自的职责范围内做好突发公共卫生事件应急处理的有关工作。同时，根据实际情况和防控工作的需要，及时调整预警和响应级别，以有效控制事件。

事发地以外的地方各级人民政府卫生行政部门接到事件情况通报后,要及时通知相关医疗卫生机构,做好相关应急准备,并采取必要防控措施,防止事件在本行政区域内发生,并服从上级人民政府卫生行政部门的统一指挥,支援事件发生地区的应急处置工作。

5. 以人为本、科学发展观及应急预案　科学发展观的本质和核心就是以人为本。突发公共卫生事件应急预案体系深刻体现了党中央、国务院"以人为本、科学发展观"的理念和要求,其编制目的明确提出"最大程度地减少人员伤亡和健康危害,保障人民群众身体健康和生命安全,维护社会稳定"。应急预案体系中"以人为本"的理念不仅体现在考虑每一个公众的利益,而且也体现在调动广大人民群众积极参与事件应急处置。

6. 应急预案的科学性及可操作性　应急预案的编制是一个需要综合考量和借鉴国内外各种先进经验做法的过程,是科学严谨的,同时,编制应急预案的目的,在于根据预案能够第一时间做好响应和处置,可操作性也因此是应急预案体系编制的最重要指标。

应急预案的科学性和可操作性还体现在明确要求各级政府要采取定期和不定期相结合的形式,按照应急预案对应急处置队伍进行培训和演练,并且根据形势变化和预案实施过程中发现的问题,及时进行更新、修订及补充。

（四）应急预案体系管理

国务院卫生行政主管部门是国家突发公共卫生事件应急预案体系的管理机构,职责中也包括了具体负责国家突发公共卫生事件应急预案体系的建立、各项预案的制定、更新和修订;地方各级人民政府卫生行政主管部门是各地突发公共卫生事件应急预案的管理机构,负责本地突发公共卫生事件应急预案的制定、更新和修订。国家突发公共卫生事件应急预案体系中的专项预案和部门预案需由国务院批准后颁布和实施,各单项预案需交相关部委审定后发布和实施;各级人民政府批准实施本地突发公共卫生事件应急预案。

国务院和地方各级人民政府卫生行政主管部门负责应急预案实施的培训工作,并根据突发公共卫生事件形势的变化和实施中发现的问题,及时向本级人民政府提出更新、修订和补充的建议。

二、卫生应急预案体系建设的目的、作用和意义

近年来,新发和输入性传染病的威胁,伴随着全球交往的不断强化,始终受到持续性的关注。传染性非典型肺炎、人感染高致病性禽流感、黄热病、新型冠状病毒感染等重大突发公共卫生事件,始终在持续检验着我国公共卫生应急预案体系的完整性和有效性。

在 20 世纪 90 年代,卫生部曾制定了鼠疫、霍乱和地震等突发事件的应急预案,但受当时实际情况的限制,这些预案内容大多属于技术层面,更像某类事件医疗卫生救援工作的技术指南,而且不同单项预案均各自独立,有很大的局限性。2003 年我国发生 SARS 流行后,党和政府全方位启动了应急预案体系建设。2003 年 11 月,国务院成立了应急预

案工作小组,统一部署了应急预案编制任务。2005 年 1 月,国务院常务会议讨论、通过了《国家突发公共卫生事件总体应急预案》。2005 年的 5 至 6 月,25 件专项应急预案、80 件部门预案及各省的省级总体应急预案也相继发布。卫生部门也有计划、有系统地开展了卫生应急预案的编制工作,所有预案均按照国务院的预案编制指南进行,并且从全局出发,确定了突发公共卫生事件应急预案体系框架,使各项预案形成了一个有机联系的整体。通过十几年的努力,预案体系的建设经历了从无到有、从部分到较为全面、从注重数量到注重质量的发展过程。2019 年新型冠状病毒感染疫情以来,国家充分吸收防控积累的宝贵经验,切实弥补暴露出的短板和不足,积极推动《突发公共卫生事件应对法》的制定工作。随着对突发公共卫生事件内在规律认识的不断提升,在制定单项预案过程中更重视其针对性和实用性,归纳共性、突出特性,使预案体系建设不断完善。

突发公共卫生事件应急预案体系的构建是我国应急工作的一个里程碑,预案既包括应急处理技术层面的内容,又解决了应急处理运行机制的问题,具有行政法规的效力,使我国突发公共卫生事件的应急工作进入了一个崭新的阶段。

三、《国家突发公共事件总体应急预案》《国家突发公共卫生事件应急预案》和《国家突发公共事件医疗卫生救援应急预案》基本内容与解读

(一)《国家突发公共事件总体应急预案》及相关解读

2005 年 1 月 26 日,国务院第 79 次常务会议通过了《国家突发公共事件总体应急预案》,《国家突发公共事件总体应急预案》在 2006 年 1 月 8 日发布并实施。《国家突发公共事件总体应急预案》明确提出了应对各类突发公共事件的 6 条工作原则:以人为本,减少危害;居安思危,预防为主;统一领导,分级负责;依法规范,加强管理;快速反应,协同应对;依靠科技,提高素质。总体预案是全国应急预案体系的总纲,明确了各类突发公共事件分级分类和预案框架体系,规定了国务院应对特别重大突发公共事件的组织体系、工作机制等内容,是指导预防和处置各类突发公共事件的规范性文件。

1. 预案编制的意义和目的 编制突发公共事件应急预案,完善应急机制、体制和法制,对于提高政府预防和处置突发公共事件的能力,全面履行政府职能,构建社会主义和谐社会具有十分重要的意义。

基于此,总体预案开宗明义,编制目的是"提高政府保障公共安全和处置突发公共事件的能力,最大程度地预防和减少突发公共事件及其造成的损害,保障公众的生命财产安全,维护国家安全和社会稳定,促进经济社会全面协调、可持续发展"。

预案的编制,是在认真总结我国历史经验和借鉴国外有益做法的基础上,经过集思广益、科学民主化的决策过程,按照依法行政的要求,并注重结合实践而形成的。应该说,预

案的编制凝聚了几代人的经验，既是对客观规律的理性总结，也是一项制度创新。

2. 突发公共事件的分类分级　突发公共事件主要分自然灾害、事故灾难、公共卫生事件、社会安全事件四类；按照其性质、严重程度、可控性和影响范围等因素分成四级，特别重大的是Ⅰ级，重大的是Ⅱ级，较大的是Ⅲ级，一般的是Ⅳ级。

具体来看，自然灾害主要包括水旱灾害、气象灾害、地震灾害、地质灾害、海洋灾害、生物灾害和森林草原火灾等；事故灾难主要包括工矿商贸等企业的各类安全事故、交通运输事故、公共设施和设备事故、环境污染和生态破坏事件等；公共卫生事件主要包括传染病疫情、群体性不明原因疾病、食品安全和职业危害、动物疫情以及其他严重影响公众健康和生命安全的事件；社会安全事件主要包括恐怖袭击事件、经济安全事件、涉外突发事件等。

3. 预警标识：四级预警"红、橙、黄、蓝"　"防患于未然"是总体预案的一个基本要求。在总体预案中我们可以看到，"预测和预警"被明确规定为一项重要内容。

怎么处理应对"可能发生的突发公共事件"？ 总体预案要求，各地区、各部门要完善预测预警机制，建立预测预警系统，开展风险分析，做到早发现、早报告、早处置。在这个基础上，根据预测分析结果进行预警。

在总体预案中，依据突发公共事件可能造成的危害程度、紧急程度和发展态势，把预警级别分为四级，特别严重的是Ⅰ级，严重的是Ⅱ级，较重的是Ⅲ级，一般的是Ⅳ级，依次用红色、橙色、黄色和蓝色表示。

预警信息的主要内容应该具体、明确，要向公众讲清楚突发公共事件的类别、预警级别、起始时间、可能影响范围、警示事项、应采取的措施和发布机关等。

为了使更多的人"接收"到预警信息，从而能够及早做好相关的应对、准备工作，预警信息的发布、调整和解除要通过广播、电视、报刊、通信、信息网络、警报器、宣传车或组织人员逐户通知等方式进行。对老、幼、病、残、孕等特殊人群以及学校等特殊场所和警报盲区，要视具体情形采取有针对性的公告方式。

4. 发生Ⅰ级或Ⅱ级突发公共事件应在4小时内报告国务院　基于对突发公共事件危害性的认识，总体预案对信息报告的第一要求就是：快。

要做到"快"，总体预案强调，特别重大或者重大突发公共事件发生后，省级人民政府、国务院有关部门要在4小时内向国务院报告，同时通报有关地区和部门。应急处置过程中，要及时续报有关情况。

在报告的同时，事发地的省级人民政府或者国务院有关部门必须做到"双管齐下"，根据职责和规定的权限启动相关应急预案，及时、有效地进行处置，控制事态。

对于在境外发生的涉及中国公民和机构的突发事件，总体预案要求，我驻外使领馆、国务院有关部门和有关地方人民政府要采取措施控制事态发展，组织应急救援。

5. 突发公共事件消息须第一时间向社会发布　发生突发公共事件后，及时准确地向公众发布事件信息,是负责任的重要表现。对于公众了解事件真相,避免误信谣传,从而稳定人心,调动公众积极投身抗灾救灾,具有重要意义。

总体预案要求,突发公共事件的信息发布应当及时、准确、客观、全面。要在事件发生的第一时间向社会发布简要信息,随后发布初步核实情况、政府应对措施和公众防范措施等,并根据事件处置情况做好后续发布工作。

信息发布要积极主动,准确把握,避免猜测性、歪曲性的报道。政策规定可以公布的,要在第一时间内向社会公布。诸如授权发布、散发新闻稿、组织报道、接受记者采访、举行新闻发布会等发布形式都可以视具体情况灵活采用。保证在整个事件处置过程中,始终有权威、准确、正面的舆论引导公众。

6. 要做好受灾群众基本生活保障工作　发生突发公共事件,尤其是自然灾害,人民群众的生活必然会受到影响。考虑到这些,总体预案强调,要做好受灾群众的基本生活保障工作。

怎么算是做好“基本生活保障”?　总体预案明确,就是要确保灾区群众有饭吃、有水喝、有衣穿、有住处、有病能得到及时医治。

要做到这些,相关的保障措施必须跟上,比如:卫生部门要组建医疗应急专业技术队伍,根据需要及时赴现场开展医疗救治、疾病预防控制、及时为受灾地区提供药品、器械等卫生和医疗设备;应急交通工具要优先安排、优先调度、优先放行,确保运输安全畅通。

7. 国务院是突发公共事件应急管理工作最高行政领导机构　总体预案明确,在党中央的领导下,国务院是突发公共事件应急管理工作的最高行政领导机构。在国务院总理领导下,由国务院常务会议和国家相关突发公共事件应急指挥机构负责突发公共事件的应急管理工作;必要时,派出国务院工作组指导有关工作;国务院办公厅设国务院应急管理办公室,履行值守应急、信息汇总和综合协调职责,发挥运转枢纽作用;国务院有关部门依据有关法律、行政法规和各自职责,负责相关类别突发公共事件的应急管理工作;地方各级人民政府是本行政区域突发公共事件应急管理工作的行政领导机构。同时,根据实际需要聘请有关专家组成专家组,为应急管理提供决策建议。这样就形成了“统一指挥、分级负责、协调有序、运转高效”的应急联动体系,可以使日常预防和应急处置有机结合,常态和非常态有机结合,从而减少运行环节,降低行政成本,提高快速反应能力。

8. 迟报、谎报、瞒报和漏报要追究责任　对于迟报、谎报、瞒报和漏报突发公共事件重要情况,或者应急管理工作中有其他失职、渎职行为的,总体预案明确规定:要依法对有关责任人给予行政处分;构成犯罪的,依法追究刑事责任。

这是一个原则性的规定。根据总体预案,突发公共事件应急处置工作实行责任追究制。

有惩就有奖,如果应急管理工作做得好,就会受到褒奖。总体预案规定,“对突发公共事件应急管理工作中做出突出贡献的先进集体和个人要给予表彰和奖励”。

9. **应急预案框架体系共分六个层次,分别明确责任归属** 总体预案按照不同的责任主体,把全国突发公共事件应急预案体系设计为六个层次。其中,总体预案是管总的,是全国应急预案体系的总纲,适用于跨省级行政区域,或超出事发地省级人民政府处置能力的,或者需要由国务院负责处置的特别重大突发公共事件的应对工作;专项应急预案主要是国务院及其有关部门为应对某一类型或某几类型突发公共事件而制定的应急预案,由主管部门牵头会同相关部门组织实施;部门应急预案由制定部门负责实施;地方应急预案指的是省市(地)、县及其基层政权组织的应急预案,明确各地政府是处置发生在当地突发公共事件的责任主体;企事业单位应急预案则确立了企事业单位是其内部发生的突发事件的责任主体。

除此之外,举办大型会展和文化体育等重大活动,主办单位也应当制定应急预案并报同级人民政府有关部门备案。

10. **确定六大工作原则** 总体预案确定了应对突发公共事件的六大工作原则:以人为本,减少危害;居安思危,预防为主;统一领导,分级负责;依法规范,加强管理;快速反应,协同应对;依靠科技,提高素质。

把保障公众健康和生命财产安全作为首要任务,最大程度地减少突发公共事件及其造成的人员伤亡和危害——这体现了现代行政理念对人民政府"切实履行政府的社会管理和公共服务职能"的根本要求。

就绝大多数情况而言,突发公共事件的现场都在基层。第一时间、第一现场的基层干部、群众怎样应对突发事件,对于控制事态、抢险救援、战胜灾难有着至关重要的作用。他们不慌不乱、镇静有序,按预案自救、互救,就可大大减少人民生命财产损失。

基于这个认识,总体预案特别要求:充分动员和发挥乡镇、社区、企事业单位、社会团体和志愿者队伍的作用,依靠公众力量,形成统一指挥、反应灵敏、功能齐全、协调有序、运转高效的应急管理机制。

在此基础上,还要加强宣传和培训教育工作,提高公众自救、互救能力,增强公众的忧患意识和社会责任意识,努力形成全民动员、预防为主、全社会防灾救灾的良好局面。

(二)《国家突发公共卫生事件应急预案》及相关解读

《国家突发公共卫生事件应急预案》是依据《中华人民共和国传染病防治法》制定的方案,分为总则,应急组织体系及职责,突发公共卫生事件的监测、预警与报告,突发公共卫生事件的应急反应和终止,善后处理,突发公共卫生事件应急处置的保障,预案管理与更新和附则八个部分。

1. **总则** 编制目的是基于有效预防、及时控制和消除突发公共卫生事件及其危害,指导和规范各类突发公共卫生事件的应急处理工作,最大程度地减少突发公共卫生事件对公众健康造成的危害,保障公众身心健康与生命安全。

本预案适用于突然发生,造成或者可能造成社会公众身心健康严重损害的重大传染病、群体性不明原因疾病、重大食物和职业中毒以及因自然灾害、事故灾难或社会安全等事件引起的严重影响公众身心健康的公共卫生事件的应急处理工作。其他突发公共事件中涉及的应急医疗救援工作,另行制定有关预案。

工作原则包括:预防为主,常备不懈;统一领导,分级负责;依法规范,措施果断;依靠科学,加强合作。

2. 应急组织体系及职责　国家卫生健康委员会依照职责,在国务院统一领导下,负责组织、协调全国突发公共卫生事件应急处理工作,并根据突发公共卫生事件应急处理工作的实际需要,提出成立全国突发公共卫生事件应急指挥部。地方各级人民政府卫生行政部门依照职责和本预案的规定,在本级人民政府统一领导下,负责组织、协调本行政区域内突发公共卫生事件应急处理工作,并根据突发公共卫生事件应急处理工作的实际需要,向本级人民政府提出成立地方突发公共卫生事件应急指挥部的建议。各级人民政府根据本级人民政府卫生行政部门的建议和实际工作需要,决定是否成立国家和地方应急指挥部。地方各级人民政府及有关部门和单位要按照属地管理的原则,切实做好本行政区域内突发公共卫生事件应急处理工作。

国务院卫生行政部门设立专门部门,负责全国突发公共卫生事件应急处理的日常管理工作。各省、自治区、直辖市人民政府卫生行政部门及军队、武警系统要参照国务院卫生行政部门突发公共卫生事件日常管理机构的设置及职责,结合各自实际情况,指定突发公共卫生事件的日常管理机构,负责本行政区域或本系统内突发公共卫生事件应急的协调、管理工作。各市(地)级、县级卫生行政部门要指定机构负责本行政区域内突发公共卫生事件应急的日常管理工作。

医疗机构、疾病预防控制机构、卫生监督机构、出入境检验检疫机构是突发公共卫生事件应急处理的专业技术机构。应急处理专业技术机构要结合本单位职责开展专业技术人员处理突发公共卫生事件能力培训,提高快速应对能力和技术水平,在发生突发公共卫生事件时,要服从卫生行政部门的统一指挥和安排,开展应急处理工作。

3. 突发公共卫生事件的监测、预警与报告　国家建立统一的突发公共卫生事件监测、预警与报告网络体系。各级医疗、疾病预防控制、卫生监督和出入境检疫机构负责开展突发公共卫生事件的日常监测工作。省级人民政府卫生行政部门要按照国家统一规定和要求,结合实际,组织开展重点传染病和突发公共卫生事件的主动监测。国务院卫生行政部门和地方各级人民政府卫生行政部门要加强对监测工作的管理和监督,保证监测质量。

预案规定,各级人民政府卫生行政部门根据医疗机构、疾病预防控制机构、卫生监督机构提供的监测信息,按照公共卫生事件的发生、发展规律和特点,及时分析其对公众身心健康的危害程度、可能的发展趋势,及时做出预警。

预案对报告人进行了定义,规定县级以上各级人民政府卫生行政部门指定的突发公共卫生事件监测机构、各级各类医疗卫生机构、卫生行政部门、县级以上地方人民政府和检验检疫机构、食品药品监督管理机构、环境保护监测机构、教育机构等有关单位为突发公共卫生事件的责任报告单位。执行职务的各级各类医疗卫生机构的医疗卫生人员、个体开业医生为突发公共卫生事件的责任报告人。

同时,在规定责任报告人的基础上,预案还规定,任何单位和个人都有权向国务院卫生行政部门和地方各级人民政府及其有关部门报告突发公共卫生事件及其隐患,也有权向上级政府部门举报不履行或者不按照规定履行突发公共卫生事件应急处理职责的部门、单位及个人。

4. 突发公共卫生事件的应急反应和终止　发生突发公共卫生事件时,事发地的县级、市(地)级、省级人民政府及其有关部门按照分级响应的原则,做出相应级别应急反应。同时,要遵循突发公共卫生事件发生发展的客观规律,结合实际情况和预防控制工作的需要,及时调整预警和反应级别,以有效控制事件,减少危害和影响。要根据不同类别突发公共卫生事件的性质和特点,注重分析事件的发展趋势,对事态和影响不断扩大的事件,应及时升级预警和反应级别;对范围局限、不会进一步扩散的事件,应相应降低反应级别,及时撤销预警。

预案对各级人民政府、卫生行政部门、医疗机构、疾病预防控制机构、卫生监督机构、出入境检验检疫机构以及非事件发生地区的应急反应措施进行了具体规定,有利于各相关单位部门明确工作职责,齐心协力开展处置工作。

突发公共卫生事件应急反应的终止需符合以下条件:突发公共卫生事件隐患或相关危险因素消除,或末例传染病病例发生后经过最长潜伏期无新的病例出现。特别重大突发公共卫生事件由国务院卫生行政部门组织有关专家进行分析论证,提出终止应急反应的建议,报国务院或全国突发公共卫生事件应急指挥部批准后实施。特别重大以下突发公共卫生事件由地方各级人民政府卫生行政部门组织专家进行分析论证,提出终止应急反应的建议,报本级人民政府批准后实施,并向上一级人民政府卫生行政部门报告。

5. 善后处理　预案规定,突发公共卫生事件结束后,各级卫生行政部门应在本级人民政府的领导下,组织有关人员对突发公共卫生事件的处理情况进行评估。评估内容主要包括事件概况、现场调查处理概况、患者救治情况、所采取措施的效果评价、应急处理过程中存在的问题和取得的经验及改进建议。评估报告上报本级人民政府和上一级人民政府卫生行政部门。

预案对奖励、责任处罚、抚恤和补助、征用物资、劳务的补偿等方面进行了具体规定。

6. 突发公共卫生事件应急处置的保障　突发公共卫生事件应急处理应坚持预防为主,平战结合,国务院有关部门、地方各级人民政府和卫生行政部门应加强突发公共卫生事件的组织建设,组织开展突发公共卫生事件的监测和预警工作,加强突发公共卫生事件应急处理队伍建设和技术研究,建立健全国家统一的突发公共卫生事件预防控制体系,保证突发公共卫生事件应急处理工作的顺利开展。

保障包括：技术保障,物资、经费保障,通信与交通保障,法律保障,社会公众的宣传教育。

7. 预案管理与更新 根据突发公共卫生事件的形势变化和实施中发现的问题及时进行更新、修订和补充。国务院有关部门根据需要和本预案的规定,制定本部门职责范围内的具体工作预案。县级以上地方人民政府根据《突发公共卫生事件应急条例》的规定,参照本预案并结合本地区实际情况,组织制定本地区突发公共卫生事件应急预案。

(三)《国家突发公共事件医疗卫生救援应急预案》及相关解读

为保障自然灾害、事故灾难、公共卫生、社会安全事件等突发公共事件发生后,各项医疗卫生救援工作迅速、高效、有序地进行,提高卫生部门应对各类突发公共事件的应急反应能力和医疗卫生救援水平,最大程度地减少人员伤亡和健康危害,保障人民群众身体健康和生命安全,维护社会稳定,2006 年 2 月 28 日,国务院卫生行政部门组织制定并报国务院审批发布了《国家突发公共事件医疗卫生救援应急预案》。

1. 适用范围 本预案适用于突发公共事件所导致的人员伤亡、健康危害的医疗卫生救援工作。突发公共卫生事件应急工作按照《国家突发公共卫生事件应急预案》的有关规定执行。

2. 工作原则 统一领导,分级负责;属地管理,明确职责;依靠科学,依法规范;反应及时,措施果断;整合资源,信息共享;平战结合,常备不懈;加强协作,公众参与。

3. 医疗卫生救援的事件分级 预案根据突发公共事件导致人员伤亡和健康危害情况将医疗卫生救援事件分为特别重大(Ⅰ级)、重大(Ⅱ级)、较大(Ⅲ级)和一般(Ⅳ级)四级。分别由国家、省、市、县进行响应与处置。

4. 医疗卫生救援组织体系 各级卫生行政部门要在同级人民政府或突发公共事件应急指挥机构的统一领导、指挥下,与有关部门密切配合、协调一致,共同应对突发公共事件,做好突发公共事件的医疗卫生救援工作。

医疗卫生救援组织机构包括：各级卫生行政部门成立的医疗卫生救援领导小组、专家组和医疗卫生救援机构[指各级各类医疗机构,包括医疗急救中心(站)、综合医院、专科医院、化学中毒和核辐射事故应急医疗救治专业机构、疾病预防控制机构和卫生监督机构]、现场医疗卫生救援指挥部。预案对各救援机构的职责进行了说明。

5. 医疗卫生救援应急响应和终止 预案对四级响应的启动和行动都进行了规定。如在满足Ⅰ级响应启动条件后,国务院卫生行政部门应立即启动医疗卫生救援领导小组工作,组织专家对伤病员及救治情况进行综合评估,组织和协调医疗卫生救援机构开展现场医疗卫生救援,指导和协调落实医疗救治等措施,并根据需要及时派出专家和专业队伍支援地方,及时向国务院和国家相关突发公共事件应急指挥机构报告和反馈有关处理情况。凡属启动国家总体应急预案和专项应急预案的响应,医疗卫生救援领导小组按相关规定启动工作。事件发生地的省(区、市)人民政府卫生行政部门在国务院卫生行政部门的指挥下,结合本行政区域的实际情况,组织、协调开展突发公共事件的医疗卫生救援。

现场医疗卫生救援及指挥方面,预案规定,医疗卫生救援应急队伍在接到救援指令后要及时赶赴现场,并根据现场情况全力开展医疗卫生救援工作。在实施医疗卫生救援的过程中,既要积极开展救治,又要注重自我防护,确保安全。为了及时准确掌握现场情况,做好现场医疗卫生救援指挥工作,使医疗卫生救援工作紧张有序地进行,预案要求有关卫生行政部门应在事发现场设置现场医疗卫生救援指挥部,主要或分管领导同志要亲临现场,靠前指挥,减少中间环节,提高决策效率,加快抢救进程。现场医疗卫生救援指挥部要接受突发公共事件现场处置指挥机构的领导,加强与现场各救援部门的沟通与协调。

突发公共事件发生后,有关卫生行政部门要根据情况组织疾病预防控制和卫生监督等有关专业机构和人员,开展卫生学调查和评价、卫生执法监督,采取有效的预防控制措施,防止各类突发公共事件造成的次生或衍生突发公共卫生事件的发生,确保大灾之后无大疫。

突发公共事件现场医疗卫生救援工作完成,伤病员在医疗机构得到救治,经本级人民政府或同级突发公共事件应急指挥机构批准,或经同级卫生行政部门批准,医疗卫生救援领导小组可宣布医疗卫生救援应急响应终止,并将医疗卫生救援应急响应终止的信息报告上级卫生行政部门。

6. **医疗卫生救援的保障** 突发公共事件应急医疗卫生救援机构和队伍的建设,是国家突发公共卫生事件预防控制体系建设的重要组成部分,各级卫生行政部门应遵循"平战结合、常备不懈"的原则,加强突发公共事件医疗卫生救援工作的组织和队伍建设,组建医疗卫生救援应急队伍,制订各种医疗卫生救援应急技术方案,保证突发公共事件医疗卫生救援工作的顺利开展。

预案从信息系统、急救机构、化学中毒与核辐射医疗救治机构、医疗卫生救援应急队伍、物资储备、医疗卫生救援经费、医疗卫生救援的交通运输保障等方面,对医疗卫生救援的保障中涉及的相关工作内容进行了详细界定。

7. **医疗卫生救援的公众参与** 各级卫生行政部门要做好突发公共事件医疗卫生救援知识普及的组织工作;中央和地方广播、电视、报刊、互联网等媒体要扩大对社会公众的宣传教育;各部门、企事业单位、社会团体要加强对所属人员的宣传教育;各医疗卫生机构要做好宣传资料的提供和师资培训工作。在广泛普及医疗卫生救援知识的基础上逐步组建以公安干警、企事业单位安全员和卫生员为骨干的群众性救助网络,经过培训和演练提高其自救、互救能力。

四、国外卫生应急预案建设与管理情况

当前,在全球化的应急管理防控体系中,美国突发事件监测预警能力和应急协调水平为世界公认,全方位与立体化的突发公共卫生事件的应急管理模式更是首屈一指。美国

经过近百年的疾病预防控制体系建设,逐步完善公共卫生网络化管理模式,多层次与综合性的突发公共卫生事件应对机制成熟运转。美国应急管理体系(EM)是集风险管理、灾害管理、危险要素管理三位一体的综合管理体系。它的特点是强调以预防为主,防治结合的管理理念;目标是追求最大限度减少危害造成的损失。从 20 世纪 70 年代开始,美国以《国家安全法》《全国紧急状态法》等公共危机管理核心法律体系为依据,逐步建立并不断完善国家危机应对系统。法律规范依托于组织机构予以实施,包括《全国紧急状态法》《公共卫生服务突发事件反应指南》《突发事件后的公共卫生服务指南》《国家灾难医疗反应系统》系列纲领、《联邦反应计划》等,形成了专门的联邦应急法律体系。除此之外,公共卫生领域基本法,州、县等地方性法律、法规互相补充完善,构成了系统的突发公共卫生事件应急法律法规体系。

加拿大的突发公共卫生事件应急管理机制是国家安全应急机制的重要组成环节,突发公共卫生事件应急行政管理框架总体上分为三个层级:第一,联邦政府国防部下设应急管理局作为公共卫生事件的日常管理机构,主要负责日常卫生应急协调指挥工作、卫生应急准备和动员工作。第二,省(地区)下设卫生应急组织,负责本辖区的整体公共卫生应急和组织工作。第三,在地方由卫生应急运营中心负责现场的资源调配和应急管理,按照联邦政府和省(地区)的准备机制的预设内容和卫生保障计划进行直接运营操作。值得注意的是,为了避免职能交叉和权责不清,更好地授权地方处理突发卫生事件,按照加拿大的相关法律和规范,联邦政府国防部下设的应急管理局没有权利进行直接领导以下两级的突发事件的处理,只有省(地区)和地方提出支援申请和要求时才能参与其中管理。

日本的卫生应急预案体系主要由相关工作指南、实施要点和行动计划组成。厚生劳动省在健康危机管理基本指南的基础上,针对危机类型的不同分别制定了《药品等健康危机管理实施要点》《传染病健康危机管理实施要点》《饮用水健康危机管理实施要点》以及《食物中毒健康危机管理实施要点》。同时,地方厚生(支)局、国立传染病研究所、国立食品药品卫生研究所和国立保健医疗科学院等各类组织机构,也都结合自身实际分别制定了各自的健康危机管理实施要点。这些实施要点针对性和时效性很强,为日本卫生应急管理的开展提供了重要的行动指南。在工作指南和实施要点基础上,日本还针对重大突发公共卫生事件,专门制定政府行动计划,进一步对政府在危机不同阶段所需采取的具体行动予以明确。比如,为更好应对新型流感,日本政府制定了《应对新型流感行动计划》。行动计划将流感疫情按发生发展进程分为五个阶段,分别是发生之前、国外发生期、国内发生初期、国内蔓延期、平稳期,并详细规定了每个阶段的判定标准、政府应对体制,以及开展疫情监测与收集、信息发布与共享、防止流感发生和蔓延、实施医疗救治以及确保国民经济生活稳定等各项政策措施。每项措施规定十分细致具体,并均明确了责任部门,可以说实用性、可操作性非常强。该行动指南在新型流感应急准备和应急处置过程中发挥了十分重要的指导作用。

第八章
应急作业中心

一、背景

2003年，美国疾病预防控制中心设立了负责应急准备与处置的专门部门，并不断加强其建设，建立了涵盖计划与评估、培训演练、风险沟通、储备管理、应急协调等完整功能单元，配备了专门的人员队伍，人员数量由成立时的20余人发展至目前的900多人，形成了强大的应急能力梯队。建立了功能相对完备的应急作业中心EOC（Emergencies Operations Center，EOC），作为开展日常应急值守和应急指挥协调的集中办公场所。应对突发事件时，按照相关预案要求，分级启动应急响应，保证了应急响应的全面、有序、科学、高效。随后欧盟疾控中心、英国卫生防护组织等许多发达国家公共卫生机构也建立了各自的EOC，并充分利用EOC开展应急值守、视频会商、培训演练、应急协调、调查处置、风险沟通等卫生应急相关工作。

世界卫生组织在《国际卫生条例（2005）》（IHR）中要求缔约国根据卫生应急能力标准加强核心能力建设，并定期组织评估各国的卫生应急能力达标情况。世界卫生组织建立了应急作业中心网络（EOC-NET），并在EOC-NET基础上，不断倡导并规范各国建立应急作业中心（EOC），并着手开展培训和演练工作。此外，世界卫生组织也在不断推动现有的全球暴发预警和响应网络（Globe Outbreak Alert and Response Network，GOARN）建设，扩展合作伙伴，开发在线培训工具和课程。基于多边和双边的国际合作也推动了新发传染病在培训、演练等应急准备和应急处置等方面的进步。

近年来，我国公共卫生应急事业发展迅速，在有力有序应对各类突发事件的基础上，不断探索新型卫生应急工作模式。此外，新型冠状病毒感染疫情防控、援非埃博拉抗疫、援尼抗震等一系列全球瞩目的国际应急行动的成功实施，也充分体现出我国公共卫生应急响应体系发展不仅仅只满足国内事件的应对，已逐步参与到国际公共卫生问题的处置中。新时代我国卫生应急体系建设将进入全新的发展阶段，重点将聚焦卫生应急体系和能力建设。而卫生应急作业中心的建设是卫生应急体系建设的重要组成部分，也是具体承担卫生应急任务的主体。《突发急性传染病防治"十三五"规划（2016—2020）》中明确提出了国家级和省级疾控机构卫生应急作业中心建设的硬性指标。截至"十三五"中期，中国疾病预防控制中心和13个省级疾病预防控制中心已在初步探索卫生应急作业中心的建设工作。

二、概念及类型

（一）概念

美国疾病预防控制中心认为EOC主要是一个物理场所，它能够收集、分析和展示信息，并能够合理和充分利用有效资源，指挥协调应急作业等行动。EOC的存在是为事件应急管理而协调信息和资源，收集、分析和展示事件信息能够为高层决策提供帮助，同时，EOC能够优先寻找关键资源，促进风险沟通、专业合作等。

结合世界卫生组织和其他国家关于EOC的建设经验和理解，我国认为EOC是指为了更为科学和有效地整合资源完成事件应对而建立的，能够为参与应急响应的人员提供集中办公，协调信息与资源，制定应急响应策略的场所。它可以是固定的物理空间，或临时使用的场所，也可以是通过信息化手段构建的虚拟空间。在EOC开展的主要工作包括：

1. 监测与风险评估　通过收集疾控系统内（如突发公共卫生事件信息管理系统等）、系统外（如部门间通报、媒体报道等）突发事件相关信息，持续开展监测与风险评估，以尽早发现异常信息和事件的苗头，提出预警建议。

2. 信息分析与展示　及时收集事件、专家及队伍、装备物资等信息，通过统计分析和可视化展示，实现展示汇报、业务监控等应用需求，为应急作业活动的协调与管理提供支持。

3. 指挥与协调　启动应急响应后，依据事件应急作业管理办法，组建事件应对架构，协调各项资源，指挥调配应急力量投入应急作业活动中。

4. 业务应用功能　EOC作为应急作业活动的场所，通过信息展示及远程音、视频会议等方式，可开展研讨会商、远程会议、培训及演练等活动。

（二）类型

EOC的建设类型应结合实际需求予以综合考虑。结合EOC的定位、场所、人力资源、风险评估、启动流程和信息管理等建设需求和功能元素可将EOC分为A、B、C三类（表2）。A类实现的是基础功能，建设与运行所需资源相对较少，可作为市、县两级疾控机构的基本建设参考；B类实现的功能较为完善，可作为省级疾控机构的基本建设参考；C类实现的功能最为复杂，在建设与运行过程所需要的资源也最多。

表 2　EOC 的建设类型

项　目	A	B	C
定位	具备应对单起突发事件的能力	具备同时应对多起突发事件的能力;具备辖区内多地域或跨省域协同应急响应能力;可参与部分国际突发事件的应对	具备同时应对多起重大的突发事件的能力;具备跨省区域协同应急响应能力;建立相关机制,主动关注并参与国际突发事件应对
场所	根据需要配置 EOC 场所,可为专用或临时场所	EOC 专用场所;具备核心功能区和备用区;应急响应期间有专职值守,其他时间可依靠本单位常规值守	EOC 专用场所;具备核心功能区、辅助功能区和备用区;7×24 小时值守
人力资源	有 EOC 主任和 IT 支持人员;启动 EOC 后配备相应的应急作业人员	有 EOC 主任、专兼职 EOC 工作人员(值守、综合管理、后勤保障等管理人员)及 IT 支持人员,可根据需要扩充人员	有专职 EOC 主任,有满足需要的专职 EOC 工作人员(值守、综合管理、IT 支持和后勤保障人员)
风险评估	有年度和月度风险评估制度	有年度、月度、每周风险评估制度,并根据需要可开展每日疫情会商	有年度、月度、每周及每日会商风险评估制度
启动流程	制定 EOC 启动流程;在规定时间内启动 EOC 响应;每年至少开展 1 次关于启动流程的应急演练	制定 EOC 启动流程;在 2 小时内启动 EOC 响应;每年至少开展 1~2 次关于启动流程的应急演练	制定 EOC 启动流程;7×24 小时待命,随时启动 EOC 响应;每年至少开展 2~3 次关于启动流程的应急演练
信息管理	现有的突发公共卫生事件监测系统运转正常;按要求完成监测信息的收集和分析;记录应急响应相关活动日志;具备电话、传真、网络等基本通信手段	主动获取相关风险信息,并及时开展风险分析和研判;对相关信息进行系统集成,或建设应急作业信息管理系统;具备视频和电话会议功能;具备基于 GIS 的基本态势展示和分析功能	态势分析展示系统,挖掘和分析收集的事件相关信息及数据,主动获取相关风险信息,并及时开展风险分析和研判;建设功能完善的应急作业信息管理系统;具备更丰富的通信手段、更详尽的分析功能、GIS 支持功能以及辅助决策功能

三、核心要素

应急作业中心的核心要素包括:运行和管理机制、基础设施、信息及通信设备、信息系统及数据标准,以及人力资源。

1. 运行和管理机制　包括应急作业中心的日常管理和运维机制、应急作业各类活动开展流程、各类应急作业计划的制定、事件应对机制、评估机制、信息系统使用和操作规范程序、人员奖惩及补助机制等。

2. 基础设施　应急作业中心可以是专门建造或临时征用的多用途场所,是能够为应急作业各项活动提供安全和舒适的办公空间。

3. 信息及通信设施　信息及通信设施是应急作业中心内部之间或与外部联系的必要设施。除了基本的电话、传真、电脑和互联网外,应结合当前先进的信息通信技术为应急作业中心配备相关设备。

4. 信息系统和数据标准　应急作业中心的高效运转需要各种信息系统的辅助。信息系统的使用目标是使应急作业活动中所需的各类数据更易获得,且质量更高、更及时、更有用。此外,为了数据的交换和共享,需要建立统一的数据标准来完成数据的衔接。

5. 人力资源　应急作业中心的工作人员及参与应急作业的人员应受过专业的培训,具备相关能力。

四、管理与运行

（一）日常管理

EOC 的建设及应急作业活动的开展需要单位内其他相关部门给予配合和支持,制定与应急活动相适应的人力资源、财务、物资等保障机制和制度。在应急响应状态下,按照"应急优先"的原则来保障应急作业活动。

EOC 需持续提高参与应急作业的人员能力,并要有其他专业技术人员的支持,包括对其各类设施设备的运维管理等,以确保各种应急作业活动的顺利开展。针对应急作业活动的需要,通过培训和演练来提高参与应急作业活动人员的能力。

1. 培训　应急作业中心的培训旨在熟悉应急作业中心的作业环境和工作流程,提高应急作业的相关知识、技能。应急作业中心所有可能参与应急作业的人员需要经过系统培训以确保有足够的能力和熟练程度履行相应岗位的工作职责。应急作业中心人员培训内容主要包括应急作业中心应急管理系统的培训,应急作业中心相应工作组岗位培训和应急事件专业知识、技能与实践培训。

应急作业中心培训对象主要包括可能参与应急作业的各类人员,可以分不同的专业、岗位、级别来开展培训。培训方法可以采用包括面对面集体授课、网上授课、参观、见习、实习等多种形式。

2. 演练　EOC 相关演练主要是为了检验应急行动计划和流程,以及相关培训的效果。其内容通常会涉及应急作业活动的组织与管理、应急行动计划的制定、应急作业流程、应急风险沟通的能力、策略和有效性、信息沟通、团队合作、应急决策、信息管理系统的使用,以及资源利用的有效性等。

（二）应急作业

1. 监测与风险评估　EOC 主要通过多种渠道及时追踪异常事件的进展,以及国内外各方应对动态,保持态势感知,并根据需要对相关信息进行专题风险评估,研判事件发展趋势,为启动应急响应提供辅助决策支持。

2. 应急响应启动 应急响应启动即意味着应急作业活动从常态进入应急状态。各单位应依据往年事件应对情况制定应急响应启动和终止的条件及程序,建立适当的标准化应急响应组织管理构架和指挥协调机制,界定应急响应分级,有效开展应急作业活动。参考《中国疾病预防控制中心卫生应急作业管理办法(2016版)》,依据事件应对所需要协调和动员的人力及相关资源建议响应级别分为三级(表3),一级响应为最高级别,三级响应为最低级别。响应级别随着事件的严重性、范围和复杂性的变化而调整。

表3 不同应急响应级别的主要特征(以中国疾病预防控制中心应急作业管理办法为例)

特 征	三 级	二 级	一 级
应急作业最高决策者	中心相关业务分管主任	中心主任	中心应急作业领导小组
应急作业主管人选	业务部门负责人	应急部门或其他业务部门负责人,或中心相关业务分管主任	中心分管应急业务副主任,或中心主任及其他副主任
工作组设置	根据需要设置工作组	成立核心应急作业工作组	成立所有应急作业工作组,且可根据需要扩展
应急作业中心	不启动	启动	启动
启动条件	(1) 相关业务部门按要求需持续性承担工作任务、提供技术支持或参与现场工作的事件,经评估后认为需要启动三级响应的;或 (2) 相关业务部门经风险评估认为需要进一步开展技术准备和应急处置等响应工作的	(1) 辖区内发生突发公共卫生事件且需要中心多个部门承担工作任务、提供技术支持或参与现场工作的;或 (2) 卫生健康行政部门启动联防联控机制予以应对的突发事件,原则上辖区疾控机构也应启动相应级别的应急响应;或 (3) 其他超出单个业务部门应对能力,需从中心层面协调更多单位内外部资源予以应对的	(1) 辖区内发生重大及其以上级别的突发公共卫生事件,且需要单位内多个部门承担工作任务,或其他单位协助提供技术支持或参与现场工作的;或 (2) 卫生健康行政部门启动自然灾害事件的一级响应的;或 (3) 其他需要动员全单位力量进行持续应对的
启动流程	业务部门评估后认为符合启动条件→中心业务分管主任同意→业务部门负责人宣布	相关业务部门向应急部门提出启动建议→应急部门报中心主任同意→应急部门宣布	应急部门与相关业务部门共同研判→中心主任办公会讨论通过→应急部门宣布

在启动EOC的同时,本单位应调整原有工作计划,动员人力、优先安排应对工作。

参与应急响应的人员应该是为应急响应过程提供技术支持的人员,应具备较强的专业知识和团队合作意识,一旦参与应急响应集中办公,能够最短时间内融入应急作业活动。参加应急响应的人员,原则上不再承担原岗位工作,以全力保证应急作业活动的高效开展。

为提高应急作业的效率,在应急响应启动后应依据实际应对需要建立指挥结构。一般由应急作业主管、副主管及应急管理单元、专业技术单元和现场工作单元等组成(图5)。其中,依据实际应对需求,应急管理单元又可以分为计划协调、保障支持等功能组;专业技术单元可以分为专业技术组或更为具体的态势监测组、风险沟通组、流行病学组、实验室检测组等;现场工作单元可以是现场工作组(队伍)构成。根据应急响应工作需要,还可另外单独设立对外联络组、信息技术支持组、科学研究组和专家咨询组等。在实际应急作业过程中,可视具体情况对工作组进行调整或扩展,或在不同工作组下再分为若干小组或岗位。

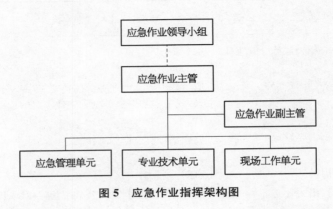

图 5　应急作业指挥架构图

此外,在启动一级响应时还应成立应急作业领导小组,由单位主要领导任组长,中心领导班子成员及核心业务处所负责人为组成人员。主要负责任命应急作业主管(副主管)、相应应急响应级别的调整、批准总体应急行动计划、批准经费预算和评估报告及改进计划等重大事项。

3. 会商与协调　EOC为应急作业活动提供了场所、相关设备及服务,通过信息展示和音、视频会议系统来辅助决策支持。各工作组可以利用EOC来完成专题会商、远程研讨、信息追踪及可视化展示等。也可以通过EOC来协调相关资源的配置、应急行动计划管理、应急作业评估的管理、人员派遣、工作协办、资料收集汇总及为应急活动提供辅助决策等。

4. 应急行动计划　应急行动计划是在应急作业活动前,根据事件进展、风险评估结果及相关资源等情况,依据现有应急预案或相关技术方案,对事件所需开展的应急作业活动制定的合理行动规划。

应急行动计划应有明确的作业目标和周期,及应急作业活动每个环节的具体任务。按照时间跨度,可分别制定短期和长期计划。每起事件的应对都应有独立的应急行动计划。

应急行动计划主要内容一般包括事件的概况、定级和评估结果、调整响应级别的条件、当前作业周期的应急作业目标及参与应急作业活动的各组职责、需要开展应急作业活动及其时限和流程概述、人员和物资配备情况、内部沟通流程、应急作业活动重要时间节点，以及其他重要附件等，还要注明对计划实施条件的外部支持情况。

5. **评估**　评估主要是针对应急行动计划的有效性，及应急作业活动的全过程开展，目的是总结经验，及时发现问题，纠正偏差。通常包括以下两种。

（1）应急作业过程评估：应急作业过程的评估目的是明确应急作业活动的开展是否有效。主要针对目标的设定是否符合事件处置需要，应急行动计划的执行是否有偏差，各类资源的调配和使用是否合理等，以及根据评估结果提出进一步改进和完善的计划，确保应急作业活动最终能够达到预期目标。

此类评估通常以应急响应例会及各种研讨会等形式开展，并持续性贯穿应急作业整个过程。评估周期可以是每周、每月或根据实际需要。评估前可以依据评估的目的制定好评估表格，也可以仅记录能够作为评估依据的重点信息，汇总、整理，最终确定评估结论。

（2）事后评估：每次实际启动响应或培训演练后均应进行事后评估，重点是为了发现本次活动中的亮点和不足，没有达到预期目标的原因及改进的措施。通常在一次应急作业活动结束后，且参与者印象深刻时进行开放性研讨。讨论记录的内容都将为最终的事后评估报告（含具体改进措施）提供素材，评估报告（包括改进措施和建议）最终会分发给所有应急作业参与者。

五、前景展望

近年来，新发传染病、不明原因疾病、群体性中毒等不断出现，自然灾害、事故灾难频繁发生，生物恐怖的威胁依然存在，突发事件呈现出频率高、规模大、影响广泛、损失严重等特点，对人民群众健康造成严重损害。在此背景下，中国公共卫生应急工作面临诸多挑战。

如何紧扣卫生应急体系建设目标和发展重点，发挥疾控机构的优势，凸显应急指挥协调、资源高效利用与整合，辅助行政指挥决策等功能，提高卫生应急质量和效率是新时期疾控机构卫生应急作业体系构建过程需要考虑的重点。

随着"一带一路"倡议的推进和"构建人类命运共同体"目标的提出，以及国家安全和发展的需要，我国将承担较以往更加繁重的义务与责任，要面对的除了国内各类突发事件的处置，赴境外参与全球公共卫生事件的应急处置也会逐渐成为新常态。打造符合新时期需要的反应迅速、运转高效、技术设施完善、保障有力，并能够长时间连续运转的卫生应急作业中心将是今后努力的方向。

如何有效利用互联网＋、大数据等技术为卫生应急指挥和辅助决策服务，实现系统内从上至下的各级机构信息互联互通,系统外与环保、卫生检疫、气象等多部门协作与信息共享,满足卫生应急值守、综合监测、评估预警、指挥协调、应急响应、资源管理、应急评价、在线培训、模拟演练等应急活动的需求是亟待解决的问题。

（一）完善卫生应急作业机制,提升应急作业能力

我国突发事件的卫生应急管理正由传统经验式管理向智能化、高效化、科学化、规范化决策迈进。丰富应急作业中心信息展示环境,提升应急作业中心信息化管理水平和辅助决策能力,制定和实施配套的各项应急作业管理制度,建立卫生应急作业计划和全过程评估与改进制度,制定规范化的 EOC 建设指南,动态评估卫生应急作业活动,完善中心人员调用、派遣与奖惩机制等,未来卫生应急作业领域需要予以重点关注。

（二）探索突发事件的卫生应急作业管理融合机制

本次新型冠状病毒感染疫情的防控过程给予了我们很多启示,突发事件发生后,各个机构均会依照自身的工作制度和预案临时组建起应急指挥和作业架构,但此架构很难外延,尤其与系统外的相关机构合作则更容易导致信息共享难、多机构"各自为战"和重复工作等问题。鉴于突发事件的特性,要求在事件应对处置过程中有机整合资源和信息,整个卫生应急管理的机制不能再单一化和碎片化。所以,建立适用于突发事件卫生应急作业融合管理机制十分必要。要发挥疾控中心的专业优势,将卫生应急有序高效的要求与卫生应急统一领导、综合协调、分类管理的应急管理体制无缝链接,进一步强化现有国家、省、市、县四级疾控机构的内部事件应对机制的融合,与环保、气象、卫生检疫、军队等外部机构卫生应急指挥机制对接,探索卫生应急信息共享、联络沟通、共同决策、统一指挥的工作运行模式。

第九章
卫生应急队伍管理

一、应急队伍组建原则

按照"统一指挥、纪律严明,反应迅速、处置高效,平战结合、布局合理,立足国内、面向国际"的原则,根据地域和突发事件等特点,统筹建设和管理卫生应急队伍。

二、应急队伍

（一）应急队伍主要职责

（1）贯彻落实突发事件应对法等法律法规,严格执行国家和地方人民政府及其相关部门有关突发事件预防与应急救援的规定;承担辖区应急救援指挥机构指派的应急救援任务;承担辖区突发事件应急处置。

（2）全面掌握救援工作所涉及的各种应急预案和处置方案,熟悉所担负任务应急物资储备等情况,熟练掌握应急知识、救援技能和使用装备,组织和参加业务训练,定期进行演练。

（3）积极做好应急准备,维护和保养好应急装备、设备,及时补充更新救援器材和物资,确保其性能良好,满足应急救援需要。

（4）突发事件发生后,根据本级突发事件应急指挥领导机构和专项指挥机构的指令,迅速集结、快速反应,密切配合、协同作战,安全有序、科学有效地处置突发事件。

（5）处置突发事件后,应急队伍负责人应组织开展应急救援实战评估,总结经验教训,提高应急处置能力和水平。

（二）卫生应急队员享有的权利

（1）享有执行卫生应急任务的知情权。

（2）享受执行卫生应急任务的加班、高风险、特殊地区等国家规定的各项福利待遇的权利。

（3）享受接受卫生应急专业培训和演练的权利。

（4）享受优先获取卫生应急相关工作资料的权利。

（5）享有卫生应急工作建议权。

（三）应急队伍分类

（1）专业应急队伍：《国家卫生应急队伍管理办法（试行）》规定，国家卫生应急队伍主要分为紧急医学救援类、突发急性传染病防控类、突发中毒事件处置类、核和辐射突发事件卫生应急类。

参照国家卫生健康委员会国家卫生应急队伍的设置，根据当地应急工作实际需要，省级疾控机构组建突发急性传染病防控和突发中毒处置卫生应急队伍，根据实际需要和能力水平组建核和辐射突发事件卫生应急队；根据所在地区重大灾害应对工作需要，从各类应急队伍抽取人员组成自然灾害卫生应急队伍；同时培养具备参加国际突发事件应急工作能力的专业人员，必要时根据国家需要参加境外卫生应急响应工作。地市和县区级疾控机构应建立突发事件卫生应急队伍，满足处置急性传染病、中毒、自然灾害等突发事件工作的需要。

各级各类应急队伍应根据专业特点，遵循"谁建队、谁管理，统一指挥、分类管理，平战结合、协调运行"的原则，分别由各级部门负责建设管理。

（2）专家应急队伍：是指由相关行业领域具备较高专业技术水平和决策咨询能力以及丰富实践经验的专家人才组成的应急队伍。各地应组建与本地区经济社会发展特点和突发事件防范应对工作相适应的应急专家组。专家应急队伍可由卫生行政部门负责日常管理、服务和协调。

（3）志愿者应急队伍：是指由共青团、红十字会、青年志愿者协会以及其他组织建立的各种志愿者参加的应急救援队伍。

（四）应急队伍构成

按照整体谋划、系统重塑、全面提升的要求，建立完善以疾病预防控制机构为核心、医疗机构为支撑、社区卫生服务中心为依托的卫生应急队伍体系建设，健全医防协同、疾控机构与社区联动工作机制。

卫生应急队伍主要由卫生应急管理人员、医疗卫生专业人员和技术保障人员构成。应急管理和医疗卫生专业人员每队 20 人左右，设队长 1 名，副队长 2 名，每支队伍配 10 名左右的后备人员。应急队伍高级职称、中初级职称的比例为 1：4，并具备 3 年以上工作经验。

（1）突发急性传染病防控类队伍：工作领域由传染病学、流行病学、病原微生物学、临床医学、卫生应急管理等专业人员组成。根据每次事件的初步判断、事件规模以及复杂性，选定相应专业和数量的人员组建现场应急队伍。

（2）突发中毒事件处置类队伍：工作领域由食品卫生、职业卫生、环境卫生、学校卫生、临床医学、卫生应急管理等方面的专业人员组成。根据每次事件的初步判断、事件规模以及复杂性,选定相应专业和数量的人员组建现场应急队伍。

(3)核和辐射损伤处置类队伍:工作领域由放射医学、辐射防护、辐射检测、临床医学、卫生应急管理等方面的专业人员组成。根据每次事件的初步判断、事件规模以及复杂性,选定相应专业和数量的人员组建现场应急队伍。

(五)应急队员遴选

(1)遴选程序:按照本人自愿申请,所在单位推荐,建设单位审定,报卫生行政部门备案的程序进行。

(2)遴选条件:① 热爱卫生应急事业,忠实履行职责和义务,具有奉献、敬业、团队合作精神。② 身体健康,年龄原则上不超过 50 岁。③ 熟练掌握相关专业知识和技能。④ 接受过卫生应急培训或参与过突发事件卫生应急处置工作者优先考虑。

三、应急队伍的管理

(一)管理原则

(1)各部门、单位对应急队员实行备案制度,每年更新卫生应急人员和专家库备案信息审核、备案。队员原则上 3 年进行一次调整,符合条件的可继续留任。因健康、出国(1年以上)或其他原因不能履行其职责和义务者,经核准终止任用,并及时备案。

(2)中心应当按照《全国疾病预防控制机构卫生应急工作规范》等相关要求,根据市卫生健康委员会统一安排,每年制订、下发卫生应急队伍年度培训和演练计划,并开展相关活动。

(3)各级疾病预防控制中心参照《卫生应急队伍装备参考目录(试行)》《上海市区级疾病预防控制中心建设标准》(沪卫疾控〔2020〕31 号)的要求,对卫生应急队伍所需设施设备统一进行装备,按人均配备一套单兵装备,并制定相应的管理制度。

(4)队员要 24 小时保持通讯畅通,并提供紧急联系人的联系方式作为备用,当联系方式变更时,应及时报告卫生应急管理人员,以保证卫生应急队伍数据库的信息准确和传递畅通。

(二)奖励与处罚

(1)卫生应急队员现场工作表现突出者,根据国家或部门相关规定予以嘉奖和表彰。对卫生应急队伍或队员所在单位完成卫生应急任务出色的给予相应表彰。

(2)卫生应急队员或其所在单位,在卫生应急行动中,不服从调派者、不认真履职、违反相关制度和纪律者,经核实后报卫生行政部门审核确认,对队员予以除名,并对其所在单位予以通报批评。如因失职等原因造成突发事件危害扩大,产生严重后果的,依法追究相关单位和当事人责任。

四、卫生应急值守

（一）办事机构

（1）疾控中心应急办公室负责卫生应急值守工作的日常管理，组织、协调和联络与值守工作有关的具体事务和工作。负责提供人员、设备配置和其他后勤方面的保障。

（2）业务科室提供业务支持和技术指导。

（二）应急值守人员

（1）实行 24 小时不间断电话值守工作制度，应急队员按照单位统一发布的值班安排履行值班职责。

（2）应急队员换岗时应"面对面"进行交接。

（3）调查处置实行"首接负责制"。值班人员接到疫情处置任务后，按照相关预案要求在规定时间启动响应。到达现场后要及时反馈相关信息至当日值班带班领导。现场调查结束后根据相关预案要求撰写、提交专业调查报告。

（三）请假制度

值守人员因故需请假的，需提前 3 日以上向值班当日带班领导进行请假，并与替班队员做好工作交接。

第十章
卫生应急培训

一、概念

（一）培训目的

（1）增强卫生应急意识，使卫生应急人员建立依法、科学应对突发事件的观念。

（2）充实卫生应急知识，提高卫生应急处置能力，使卫生应急人员掌握卫生应急处置的基本理论、基本方法和基本技能，具有将卫生应急方法和技能应用于处置各类突发事件的能力。

（二）培训对象

（1）各级卫生行政部门的分管领导和从事卫生应急管理工作的人员。

（2）疾病预防控制、卫生监督、医疗救治机构等单位分管卫生应急工作的负责人及从事卫生应急管理和应急处置工作的人员。

（三）培训内容

根据新时期卫生应急培训工作需求，结合近年来新型冠状病毒感染疫情等突发公共卫生事件应对工作实践，对卫生应急管理、突发急性传染病防控、紧急医学救援、突发急性中毒事件处置、核和辐射突发事件应急、卫生应急准备等内容进行系列培训。包括卫生应急工作概述与相关理论、卫生应急工作中的方法与技能、各类突发事件卫生应急处置等，强调卫生应急的基本理论、基本方法和基本技能。

二、特点

（一）具有较强的针对性与实用性

卫生应急培训主要针对疾病预防控制机构卫生应急专业队伍，明确应急工作流程，熟悉卫生应急管理的参与主体及职责，了解自己和团队在应急工作中的位置。

（二）具有较强的灵活性（培训模式、培训期限）

合理选择培训形式和方法，满足不同人员需要。目前的培训主要采取以会代训的方式，培训形式和教学方法比较单一，时间分散且效果不好。应以短期集中培训形式为主，提供多渠道、多方位的培训形式和教学方法，满足不同人员的培训需要。适当增加案例分析和参与式教学的比重，如小组讨论、模拟演练等。有条件的地区可采用进修的培训形式。工作任务较重的基层部门可采用线上教学和下发工作指南的教学方法，同时加强视频课件、多媒体、电子图书等类型教材的开发和利用，使培训的内容更具有多元性与实用性。

（三）教学与实践相结合

培训包括卫生应急准备工作和卫生应急响应工作中的基本方法与技能，需要教学和实践相结合。不仅要提高其卫生应急理论水平和业务水平，还要重视教学技能的培训，重点是基本教学理论和方法技能的培养。

（四）体系化培训

（1）组织体系：各级卫生行政部门和医疗卫生机构根据《上海市加强公共卫生体系建设三年行动计划（2020—2022年）》规定的行动目标和主要任务，参照本书有关教学内容和要求，制订具体实施计划和方案，有计划、有步骤推进各项培训措施落到实处。

（2）课程体系：以需求为导向，制定培训大纲和培训计划。卫生应急是公共卫生学、管理学、社会学、信息学等多学科交叉的一门新兴学科，也是新时期、新形势和新任务下公共卫生与预防医学学科的重要组成部分。根据人员培训需求，组织编写卫生应急管理、突发急性传染病防控、紧急医学救援、突发急性中毒事件处置、核和辐射突发事件应急、卫生应急准备等系列培训大纲，并据此制定培训计划，提高培训工作的针对性和系统性。各区应当结合本区突发事件发生的特点和规律，组织编写应急预案库、事件处置案例库、处置流程、技术方案等辅助培训教材，提高卫生应急培训效果。

（3）师资队伍管理与建设体系：依托具备相应条件的医疗卫生机构和大中专院校，重视师资的培训需求。卫生应急专业队伍往往具有业务骨干和师资力量的双重身份，对于这一类人群的培训，不仅要提高其卫生应急理论水平和业务水平，还要重视教学技能的培训，重点是基本教学理论和方法技能的培养。上级单位业务骨干承担着对各级卫生应急工作岗位进行技术指导和业务培训的职能，许多人员作为师资参与了对下级工作人员的培训，但其本身存在的培训需求往往不被重视。因此必须加强对上级单位人员的培训力度，保持其理论和技术的领先地位。

（4）效果评估体系：卫生应急人员在卫生应急事件的处理过程中发挥着至关重要的作用，实施卫生应急培训工作是提高卫生应急人员能力的有效途径，对卫生应急培训效果评估是进一步做好卫生应急培训工作的重要内容。培训效果评估是依据组织工作目标和需求，运用科学的理论、方法和程序，从培训项目中收集信息和数据，以确定培训价值和质量的过程。它不但可以保证卫生应急的培训质量，还可以将培训信息及时反馈，促使组织者对内容和形式进行调整和改进。

根据每次培训班的特点确定培训效果评估方式。集中培训的考核分理论考试和操作考试两种形式。进修培训考核采取理论考试与专项调查报告相结合的方式。操作考试可采用桌面推演、案例讨论、分析总结等方式。专项调查报告根据进修专业选择题目，由带教导师评分等。

（5）支持体系：卫生应急培训体系主要由指挥机构、日常管理和工作机构、专家咨询机构及专业技术机构组成。

三、培训基本方法

（一）课堂演讲即传统授课

课堂演讲一直是广受采用的主要培训方法。课堂演讲是在授课者指导下，以学员活动为主的教学方法和形式，授课者应精心设计，认真组织实施。它有以下优点：

（1）有利于扩大培养人才面，使学员在较短时间内学到人们长期积累的丰富的知识，是一种比较经济、有效的教学方式。

（2）有利于发挥授课者的作用。授课者总是有目的、有计划、有组织地对全班学员进行教学，它保证了每个学员在授课者直接指导下进行学习。

（3）有利于发挥集体的作用，同学之间可以相互激励、相互学习；同时，学员能接受不同授课者的教导，这些授课者在思想上、业务上、经验上、风格上都有自己的特点，促使学员能够全面学习和发展。

虽然课堂演讲有以上的优点，但不能否认这种方法也有其局限性。尤其在现代，因为以下一些缺点，课堂演讲受到许多批评和指责：

（1）课堂演讲本质上是一种单向性的思想传递方式，这是课堂演讲最主要的缺点。学员对这种"单放机"式的讲课，唯一可行的选择要么是仔细倾听，要么是置之不理或逃避。如果在教学过程中过量地使用课堂演讲，就会助长学习的被动性。

（2）课堂演讲不能使学员直接体验知识和技能。讲授仅仅是一种语言媒介，只能促使学员想象和思考，无法给学员提供最直接的感性认识，这样有时会给学员理解知识、应用知识造成困难。

（3）课堂演讲的记忆效果相对不佳。由于讲授缺乏感性直观，没有学员经验的直接参与，故很容易忘记讲授内容。而且，随着讲课时间的延长，记忆效果呈下降趋势。

（4）课堂演讲难以贯彻因材施教原则。采用统一资料、统一要求、统一方法来授课，不能充分照顾学员的个别差异。

（二）操作示范

操作示范法是卫生应急培训的通用方法，一般由专业人员主持，由技术能手担任培训人员,以现场向受训人员简单地讲授操作理论与技术规范,然后进行标准化的操作示范表演。利用演示方法把所要学的技术、程序、技巧、事实、概念或规则等呈现给学员。学员则反复模仿实习,经过一段时间的训练,使操作逐渐熟练直至符合规范的程序与要求,达到运用自如的程度。培训人员在现场作指导,随时纠正操作中的错误表现。这种方法有时显得单调而枯燥,因此培训人员可以结合其他培训方法与之交替进行,以增强培训效果。操作示范法是职前实务训练中被广泛采用的一种方法,适用于较机械性的工种。

（三）专题培训

专题培训是对员工就某个专项课题进行的培训。随着工作要求的逐步提高,有必要对员工进行有计划的单项训练,以扩大员工的知识面,进一步提高员工的专业素质。专题培训的方式和内容可以是灵活多样的,包括:

（1）业务竞赛：可以是知识性的,也可以是操作性的。业务竞赛是激发员工自觉学习、训练和交流的好方法。

（2）专题讲座：可根据工作需要,选一个主题,由本部门员工或聘请其他专业人员来讲授或示范,如接听电话的技巧、处理客人投诉的方法、督导人员管理技巧等。

（3）系列教程：如通过举办初、中、高级英语学习班,来满足不同员工学习英语的需求,提高员工的外语水平。

（四）多媒体视听

多媒体教学是指在教学过程中,根据教学目标和教学对象的特点,通过教学设计,合理选择和运用现代教学媒体,并与传统教学手段有机组合,共同参与教学全过程,以多种媒体信息作用于学员,形成合理的教学过程结构,达到最优化的教学效果。

多媒体计算机辅助教学是指利用多媒体计算机,综合处理和控制符号、语言、文字、声音、图形、图像、影像等多种媒体信息,把多媒体的各个要素按教学要求,进行有机组合并通过屏幕或投影机投影显示出来,同时按需要加上声音的配合,以及使用者与计算机之间的人机交互操作,完成教学或训练过程。

所以,多媒体教学通常指的是计算机多媒体教学,是通过计算机实现的多种媒体组合,具有交互性、集成性、可控性等特点,它只是多种媒体中的一种。它利用计算机技术、网络技术、通信技术以及科学规范的管理对学习、教学、科研、管理和生活服务有关的所有信息资源进行整合、集成和全面的数字化,以构成统一的用户管理、统一的资源管理和统一的权限控制。侧重于学员可随时通过 WiFi 接入互联网,方便获取学习资源,培训人员可利用无线网络随时随地查看学员的学习情况、完成备课及进行科研工作。其核心在于无纸化教学的实施及校园内无线网络的延伸。

（五）案例讨论

案例教学是一种开放式、互动式的新型教学方式。通常案例教学要经过事先周密的策划和准备,要使用特定的案例并指导学员提前阅读,要组织开展讨论或争论,形成反复的互动与交流,并且案例教学一般要结合一定理论,通过各种信息、知识、经验、观点的碰撞来达到启示理论和启迪思维的目的。在案例教学中,所使用的案例既不是编出来讲道理的故事,也不是写出来阐明事实的事例,而是为了达成明确的教学目的,基于一定的事实而编写的故事,它在用于课堂讨论和分析之后会使学员有所收获,从而提高学员分析问题和解决问题的能力。

案例教学的培训班不宜过大,人数太多会影响讨论的效果;教学过程中要充分利用板书、软板、投影、幻灯机、活动挂布等各种辅助设施;培训人员和学员最好站在同一个平台且能在教室内自由移动,以消除隔膜。教室的形状最好是四方形或半圆形,无台阶,可容纳 30～40 人;可以在教室内的周边布置板书、软板、挂布、投影等设施。讲台最好摆放在中心位置,课桌围绕讲台呈发散状分布,注意分组排列。

案例讨论有时需要分组。分组的规则是随机分组;注意人数和男女比例,通常以 6～8 人为宜;可定期调整分组以利于沟通;组长应通过组内民主选举产生,分组讨论应由组长协调组织;要充分发挥各个讨论组的积极性,讨论结束后应及时安排各组展示或报告小组讨论的情况,并简要评述。案例分析有以下特点:

(1)鼓励学员独立思考:传统的教学只告诉学员怎么去做,而且其内容在实践中可能不实用,且非常乏味无趣,在一定程度上损害了学员的积极性和学习效果。但案例教学没人会告诉你应该怎么办,而是要自己去思考、去创造,使得枯燥乏味变得生动活泼,而且案例教学的稍后阶段,每位学员都要就自己和他人的方案发表见解。通过这种经验的交流,一是可取长补短,促进人际交流能力的提高,二是起到一种激励的效果。一两次技不如人还情有可原,长期落后者,必有奋发向上、超越他人的内动力,从而积极进取、刻苦学习。

(2)引导学员变注重知识为注重能力:现在的管理者都知道知识不等于能力,知识应该转化为能力。管理的本身是重实践、重效益的,学员一味地通过学习书本的死知识而忽视实际能力的培养,不仅对自身的发展有着巨大的障碍,其所在的企业也不会直接受益。案例教学正是为此而生、为此而发展的。

(3)重视双向交流:传统的教学方法是老师讲、学员听,听没听、听懂多少,要到最后测试时才知道,而且学到的都是死知识。在案例教学中,学员拿到案例后,先要进行消化,然后查阅各种他认为必要的理论知识。这无形中加深了对知识的理解,而且是主动进行的。捕捉这些理论知识后,学员还要经过缜密的思考,提出解决问题的方案,这一步应视为能力上的升华。同时学员的答案随时由培训人员给予引导,这也促使培训人员加深思考,根据不同学员的不同理解补充新的教学内容。双向的教学形式对培训人员也提出了更高的要求。

(六)桌面推演

桌面演练过程控制:在讨论桌面演练中,演练活动主要是围绕对所提出问题进行讨论。由总策划以口头或书面形式,部署引入一个或若干个问题。参演人员根据应急预案及有关规定,讨论应采取的行动。

参与演练活动的各类人员的总称,主要分为以下几类。

演练领导小组:负责演练活动组织领导的临时性机构,一般包括组长、副组长、成员。

演练总指挥:负责演练实施过程的指挥控制,一般由演练领导小组组长或上级领导担任。

副总指挥:协助演练总指挥对演练实施过程进行控制。

总策划:负责组织演练准备与演练实施各项活动,在演练实施过程中在演练总指挥的授权下对演练过程进行控制。

副总策划:是总策划的助手,协助总策划开展工作。

文案人员:指负责演练计划和方案设计等文案工作的人员。

评估人员:指负责观察和记录演练进展情况,对演练进行评估的专家或专业人员。

控制人员:指根据演练方案和现场情况,通过发布控制消息和指令,引导和控制应急演练进程的人员。

参演人员:指在应急演练活动中承担具体演练任务,需针对模拟事件场景做出应急响应行动的人员。

模拟人员:指演练过程中扮演、代替某些应急响应机构和服务部门,或模拟事件受害者的人员。

后勤保障人员:指在演练过程中提供安全警戒、物资装备、生活用品等后勤保障工作的人员。

观摩人员:指观摩演练过程中的其他各类人员。

(七)应急演练

应急演练主要为检验应急计划的有效性、应急准备的完善性、应急响应能力的适应性和应急人员的协同性而进行的一种模拟应急响应的实践活动。可以分为单项演习、综合演习以及场内、场外应急组织合作进行的联合演习。

(八)带教实践

带教实践是用来加深理论授课内容的理解,补充课堂理论授课过程中没有讲授的内容,强化基本理论和基本知识的理解和运用。带教实践通过教学结合实践,让学员由理性认识转化为感性认识,注重公共卫生应急思维的培养。

合理选择培训形式和方法,满足不同人员需要。目前的培训主要采取以会代训的方式,培训形式和教学方法比较单一,时间分散且效果不好。应以短期集中培训形式为主,提供多渠道、多方位的培训形式和教学方法,满足不同人员的培训需要。适当增加案例分析和参与式教学的比重,如小组讨论、模拟演练等。有条件的地区可采用进修的培训形式。工作任务较重的基层部门可采用光盘教学和下发工作指南的教学方法。随着信息技术的进步,今后还可以尝试开展网上教学,争取使培训的内容更具有多元性与实用性。

第十一章
卫生应急演练

一、卫生应急演练的概念

国家疾病预防控制中心发布的《卫生应急演练技术指南》中给出如下定义：卫生应急演练是将卫生应急人员置身于模拟的突发事件场景之中，要求他们依据各自职责，按照真实事件发生时应履行的职能而采取行动的一种实践性活动，用以评价医疗卫生机构履行应急预案或实施方案所赋予的一个或多个应急职能的能力。

二、卫生应急演练的分类和特点

（一）卫生应急演练分类

1. 国外分类　世界卫生组织 2009 年颁布的《应急演练开发》（*Emergency Exercise Development*）中借鉴和沿用了世界权威应急管理机构美国联邦应急管理署（Federal Emergency Management Agency，FEMA）的演练分类方法，将演练类型分为方向性研讨会、操练、桌面操练、功能演练与全面演练五大类。

美国以国土安全演练与评估项目（homeland security exercise and evaluation program，HSEEP）、国家应急演练项目（national exercise program，NEP）为代表。讨论型演练（discuss-based exercises）包括小型研讨会（seminar）、专题讨论会（workshop）、桌面演练（table-top exercise，TTX）、情景模拟游戏（game）四种类型。实操型演练（operations-based exercise）包括操练（drill）、功能演练（functional exercise）和全面演练（full-scale exercise）三种类型。

2. 国内分类　我国国务院发布的《突发事件应急演练指南》分别从组织形式、演练内容、演练目的与作用三方面对应急演练做出更为细致的划分（图 6）。

（二）卫生应急演练特点

卫生应急管理者最为熟悉的五种演练形式分别为主题研讨（主题讨论会、专题讨论

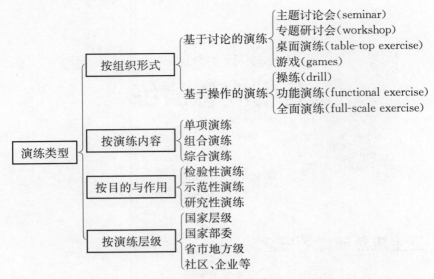

图6 卫生应急演练分类

会)、操练、桌面演练、功能演练和全面演练。

1. **主题研讨** 应用范围广泛,可实现多种目的,聚集起来讨论一个话题或问题: ① 向现有成员介绍新的信息(比如新的卫生应急预案、实施方案或资源)。② 向新成员介绍现有的信息(新的卫生应急技术人员或应急管理人员需要了解和熟悉的现有应急实施方案或在应急指挥中心的职责)。③ 介绍演练规划或为下一个更为复杂的演练做准备。④ 在更复杂演练开始前对参演人员进行动员。

2. **操练** 常用于测试应急相关的某项操作,练习和保持现有技能,也常用于对新装备使用或新的操作规程进行培训。操练是在突发事件现场、固定场所(办公室、实验室等)或应急指挥中心发生的常规应急工作或有组织的培训,其有效性在于专注于整个应急管理体系中单一的、相对局限的部分。

3. **桌面演练** 主要解决"需要做什么、谁来做"的问题,即专注于受练人员基于各自的角色和职责如何去制定计划,组织实施和协调开展;较少涉及"具体怎么做"的问题,尽可能少地涉及实施层面的具体操作(这些应着重在操练中解决),更切忌因操作的技术细节等而占用桌面演练过多的时间。缺点包括:场景模拟方面的要求较少,缺乏真实感且没有时限性的压力,因此不能测试应急管理系统的真实能力,更无法测试系统的过载能力;不涉及具体操作层面的问题,仅能对方案、程序和人员能力进行表面的测试。其优点主要为时间、经费和资源的消耗适中。

4. **功能演练** 重点关注的是机构或组织在模拟事件发生前、发生中以及发生后的各个阶段,其决策、角色和职责、程序方面的协调性、完整性和相互配合情况。该型演练可在无高消耗和安全风险的情况下,测试和全方位演练基本一样的职能和响应,适合于评价和考验应急管理系统的整体表现,例如,① 应急管理系统的指挥和控制功能。② 整个应急决策过程。③ 应急预案、实施方案、规程和个体的角色职责。④ 机构组织间的沟通和信息分享。⑤ 应急人员和应急资源的配置。⑥ 应急状况下应对资源的总体充足程度。⑦ 应急人员个体的表现。

5. **全面演练** 对应急职能的最终测试。因为这种演练花费时间和经费较大,所以常用于最高优先等级的危害及相关职能的演练。全方位演练的用途包括:① 检验总体协调性,不仅仅是管理和决策人员与协调人员之间的协调,还包括现场力量的协调;同时,也能测试各机构和组织之间的协调。② 真实地评价应急管理系统同时履行多项职能的能力。③ 能够精确了解资源和人员能力现状,发现缺陷和不足。④ 极大地扩展演练规划整体的知名度和直观性。⑤ 如策划得好,可吸引公众和媒体注意并增加信任度。

为便于读者应用和更好理解,五种演练方式各方面特点比较如表 4。

表 4 演练方式特点比较

类 型		基于讨论的演练		基于操作的演练		
		主题研讨	桌面演练	操练	功能演练	全面演练
形式		无压力,形式多样,开放性讨论	以提问或描述事件信息方式展开讨论	仿真现场配套设备	较复杂,追求逼真	模拟真实现场,多部门、机构参与
控制人员		主持人	主持人	管理者、监督人员、部门领导、设计者	控制人员	控制人员(一人或多人)
评估人员			✓		✓	✓
模拟人员					✓	✓
安全人员						✓
受练人员	管理和决策	✓	✓		✓	✓
	辅助决策	✓	✓		✓	✓
	协调人员	✓	✓	✓	✓	✓
	实施人员	✓		✓	✓	✓
	现场应急人员	✓		✓		✓
设施		会议室	大型会议室	机构、现场、应急指挥中心	应急指挥中心	仿真设计应急指挥中心
时间		1~2 小时	1~4 小时或更长	0.5~2 小时	3~8 小时或更长	2 小时到 1 日或更长

类　型	基于讨论的演练		基于操作的演练		
	主题研讨	桌面演练	操练	功能演练	全面演练
准备	简单准备2周	1个月	易于设计1个月	较复杂,准备时间大于半年	需投入大量人力、物力1年到1年半
优点	简单易行,准备时间和经济支出少	比较深入地讨论	演练内容少且集中,反馈及时模拟实际情况	模拟资源的实际调配,快速解决问题	内容全面,综合评估和提高机构间合作
缺点	容易忽略细节问题,不能验证应急任务的时效性	相对缓慢的问题解决过程	行动单一	环境压力较大	耗费资源、时间、人力

三、卫生应急演练的目的、作用

（一）卫生应急演练目的

开展卫生应急演练的主要目的是培训卫生应急队伍和人员,同时检验卫生应急预案、实施方案和程序,进而提升整个应急管理系统。因此,卫生应急演练虽可以达到诸多具体目的,但总体可概括为以下两个层面。

1. 培训人员　参与演练的人员能够通过演练,实践各自的应急职能和角色,获得更多经验。从这个角度讲,演练也可看作是一种特殊方式的培训,因此国际上通常将培训和演练同时考虑列入工作计划并实施。

2. 完善和提升系统　完善应急预案和方案,提升医疗卫生机构的应急管理系统。

以上所述演练的目的不仅仅是通过演练的实施过程,更重要的是通过演练后的评估以及依据评估建议所采取的改进行动等环节来实现。因此,只有当演练真正促使了预案或方案的提高和完善,才能发挥其全部作用。

（二）卫生应急演练作用

日益频发的各种突发公共卫生事件促使世界各国越来越重视卫生应急体系建设以及卫生应急制度和机制的不断完善等各项工作。可以说作为检验国家卫生应急准备情况和卫生应急处置能力的重要手段之一,卫生应急演练具有极重要的作用和现实意义。

1. 持续提升卫生应急能力　卫生应急能力是指卫生部门、人员等在面对突发公共卫生事件时的反应能力和应对能力。卫生应急演练由于其系统性、模拟性和仿真性,为卫生应急人员提供了良好的培训和教育平台,有助于各地区、各层级、各领域的卫生应急人员完整地体验、把握基本应急知识和实践操作技能，发现自身盲点和误区，提升熟练程度和技术水平；在演练活动中积累知识和经验，提高应急反应能力和心理素质，做到反应迅速、决策果断、处置有效；进一步提高队伍的协同反应水平和实践能力，明确各自的岗位与职责，提高整体素质。但卫生应急能力的提升并不是一朝一夕可以完全解决的问题，而是需要在不断加强演练难度、深度、高度的基础上，给予参与者以持续的能力检验和培训过程，从而建立一支应急能力持续提升、功夫到家的卫生应急队伍。

2. 修订和完善预案　卫生应急演练具有发现预案和程序缺陷、提高各级预案之间协调性的重要作用。应急预案作为应急管理工作的方向标和指南针，是关系到突发事件整体应急成效和最终结果的关键环节。但预案编制一般为事前编制，虽然在整体性、原则性和方向性上面有较好的把握，但在具体的操作环节和流程上难免会出现思虑不周、协调不到位等问题。应急演练是检验预案的实用性、适用性、可靠性和系统性最直接也最有效的方法。通过演练验证应急预案中可能出现的应对各种紧急情况的适应性，找出应急、准备工作中存在的潜在问题并予以修订和完善，如应急功能的设置、特殊风险的管理、标准操作程序确立等；并由原则性向操作性转换，如在组织体制安排、沟通协调机制、现场指挥调度等实际操作方面给予更为细致和明确的定义；同时，加强预案的针对性、提高各级预案的协调性，从而使预案的应用性更强，做到有备无患。

3. 完善应急准备　通过卫生应急演练，可以预先估算针对某一卫生事件或行动所需的应急人员，相关配套设备、检验试剂、防护用品等的种类、数量、型号，以及交通、通讯的协调和要求等，从而采取适宜对策措施，增加投入和准备，合理分配卫生应急资源，弥补不足。

4. 促进部门协调和职责履行　多头管理、职能交叉、分工不清一直是影响应急处置效率和效果的重要原因之一。通过有效的演练活动确保所有卫生应急组织都熟悉并能够履行他们的职责，改善各应急机构、部门、人员之间的协调性和衔接性，增强应急的联合行动能力，形成应急合力，提高应对突发公共卫生事件的综合处置水平。

5. 提高公众应急意识　成功、平稳、有序地应对突发公共卫生事件，离不开完善的社会机制和成熟的民众心态间的相互协调作用。通过卫生应急演练可有效提高公众的应急意识和自救能力，同时促进公众、媒体对卫生应急预案的理解，争取他们对（重大）突发公共卫生事件应急工作的支持。

四、卫生应急演练的组织实施

（一）应急演练规划

应急演练规划管理是从国家和省级层面上对应演练进行规划，确定应急准备工作中优先工作重点，确定演练目标，并对演练时间、资源等方面的长期、连续性管理。

卫生应急演练作为卫生应急准备中的一项重要工作,应注重计划性和连续性,避免为了完成任务而无序地开展彼此间缺乏联系的演练活动,浪费资源。因此,在开始具体的演练活动之前,需制定演练规划,即一个经过细致设计和论证,含有多种演练类型和多次演练活动,用以满足特定需求和达到明确目的的关于演练工作的长期性和系统性的工作计划。

（二）组织机构

1. 卫生行政部门　应急值守、信息汇总与上报、应急指挥中心启动、应急指挥、部门协调、现场指挥部立、信息发布、风险沟通与媒体应对、预案的启动与终止、资源调配、防控措施决策与部署等。

2. 疾控机构　应急值守、监测预警、风险评估、信息报告、人员的紧急派出、应急物资与装备的调用、个人防护、现场流行病学调查、标本采集及保存与转运、现场快速检测、实验室检测与鉴定、现场防控措施制定、实施与评估、健康教育、风险沟通与媒体应对等。

3. 医疗机构　院前急救：紧急调度、急救人员与装备配置、紧急出动、检伤分类、个人防护、现场急救、终末洗消、信息报告等。临床救治：预检分诊、隔离处置（传染病）、事件（疫情）报告、规范诊治、院内专家会诊、治疗方案制定和实施、院内感染控制、配合流调和采样、医院内部的协调配合等。

（三）运作流程

1. 国内运作流程

（1）演练准备：演练的设计应力求尽可能将所有的设计人员动员起来,按照真实事件发生的状况去进行思考和行动。因此设计工作不仅耗时耗人,也直接决定演练后续步骤的成败。演练设计通常被认为是整个演练的最初工作,但其实在此之前,也需要开展相关准备工作,奠定成功完成演练设计的基础。演练设计的准备工作应包括以下内容,它们同时也是整个演练准备工作的一部分。

（2）演练设计：演练,特别是桌面演练、功能性演练和全方位演练,可以按照8个通用步骤进行设计,分别是需求评估、确定演练要素、编写演练目的、明确演练目标、设计背景故事、撰写主要事件和细节事件、列出预期的行动、准备事件进展信息。

（3）演练实施：演练的实施过程是整个演练工作中最重要的环节之一,在此提出对所有类型演练通用的指导性建议,以利于演练的成功实施。

（4）演练评估：评估演练目标是否实现以及实现的程度是演练的重要组成部分。演练目标包括卫生应急预案和方案中需要改进的方面、应急管理系统需要加强的地方、人员培训的重点和资源缺乏情况等。

（5）改进追踪：对改进建议落实情况的追踪是最容易被忽视的演练程序。一个缺乏评估和改进建议的演练不是一个完整的演练。同样,不对改进建议进行追踪以促进应急管理工作完善的演练也不能完全发挥功效。

2. 国外运作流程

（1）总体规划：由演练规划团队（planning team）组织制定演练对象应急能力评估、演练战略规划、重点能力排序、年度培训与演练计划。演练对象应急能力评估是"基于能力的规划过程"（capabilities-based planning），被定义为"在经济适用的重要性与合理的决策范围内，尽量建造一种能适应尽可能多的不确定风险与威胁的能力水平的过程"。

（2）方案设计：涉及具体目标设定、演练脚本设计、应急演练评估指引（exercise evaluation guide，EEG）的选择和演练前培训。

（3）实施和评估：包括演练脚本注入、目标能力列表（target capabilities list，TCL）表现评估和演练总结报告编写。其中，演练实施过程包括以下三个方面。

场地布置：演练规划团队必须在演练前实地考察和布置演练场，实战型演练场地布置须考虑会合地点、救援路线、救援指挥区域、演练区域安全和保密等。

演练前介绍：讨论型演练设有演练情景的多媒体展示，实操型演练可在发放演练文件时简单介绍演练安排、参演人员及必要的指导和管理服务信息。

管理（指导）、现场评估和记录：在讨论型演练中，管理者饰演导师的角色维持讨论。在实操型演练中，管理者要管理好设备和人员，及时给参与者通告信息并指挥其行动。

（四）演练、评估、预案的衔接

1. 科学合理的预案是演练成功的前提 突发事件现场伤员数量多，时间紧迫，医务人员相对不足，急救秩序混乱，医务人员配合不力，这些都将直接影响救治效果。在突发公共卫生事件处置时，可能面临的病例人数可能远超车祸等常见群死群伤事件的规模。面对突发事件不仅需要良好的医学知识基础，还需要现场的组织指挥协调等工作。组织指挥工作是突发事件现场处置的关键，怎样组织就需要科学完善、切实可行的应急预案，科学规范有序的预案是演练成功的前提，完备的演练方案是成功的基础。

2. 贴近实战、平战结合是演练的关键 演练实际就是训练方式的一种变革，是一种新的组织训练方式，为了使其更加符合突发公共卫生事件处置的实际要求，演练应从实际出发，采取模拟情景回放，贴近实战构设演练条件，各种情况要考虑周全。

3. 总结评估是对演练的补充修正 总结评估是演练至关重要的环节，是对演练的最后客观评价，是全面评价演练是否达到预期目的、应急准备是否充足、处置流程是否科学合理的重要步骤，也是总结经验教训、撰写学术论文、修订完善预案的重要环节。尤其在实战演练时总结点评能够起到补充修正的作用，不能过于随便和简短，应集思广益，让参加演练及观摩的人员从不同的角度、层次进行总结，考核专家组现场做出重点点评，最后详细总结反馈，指出优点与不足，提出合理化建议，便于总结经验教训，撰写学术论文，修订完善预案方案。

五、卫生应急演练国家工作规范要求

根据《全国疾病预防控制机构卫生应急工作规范（试行）》，各级人民政府卫生行政部门要按照"统一规划、分类实施、分级负责、突出重点、适应需求"的原则，以检验预案、锻炼队伍、发现问题、整体提高为目的，根据本地区实际情况和工作需要，结合应急预案，采取定期和不定期相结合的形式，统一组织安排本地区突发公共卫生事件应急处理的演练，以检验卫生应急准备、协调和应急处置等相应能力，并对演练结果进行总结和评估。

各级人民政府卫生行政部门尤其要重视对卫生应急队伍的培训和演练，要有计划、有目的地开展这项工作，切实提高卫生应急队伍现场应急处置的能力，不断适应卫生应急工作新的形势和需要，确保卫生应急队伍能够快速到达现场、全面有效开展应急处置工作。

第十二章
卫生应急物资保障

一、卫生应急物资保障概述

（一）卫生应急物资的概念与分类

卫生应急物资是指应对自然灾害、事故灾难、公共卫生和社会安全等突发事件时，卫生应急处置过程中所需要的物资（包含装备），主要是药品、疫苗、医疗器械及相关辅助设备等，它属于应急物资总体内容之中以专业划分的应急物资范畴。根据卫生应急工作任务和特点，卫生应急物资可分为五大类，分别为医疗救援类、传染病控制类、中毒处置类、核与放射处置类和队伍保障类装备或物资，每个大类还可以细分很多小类。

（二）卫生应急物资保障的概念与内涵

卫生应急物资保障是指以提供应对突发事件发生时所需要的物资（包含装备）为目的，以追求保障效益最大化和灾害损失最小化为目标的特种保障活动。按照突发公共卫生事件所发生的领域划分，卫生应急物资保障可以分为突发自然灾害卫生应急物资保障，突发社会危害卫生应急物资保障，以及突发疫情卫生应急物资保障三类。根据突发事件发生的地域范围和其相应的保障登记，卫生应急物资保障可以分为局域级（单一的市或其以下区域）、区域级（2个以上市级区域）、国家级和国际级卫生应急物资保障四类。根据引起突发事件的原因分为自然灾害卫生应急物资保障、技术灾害卫生应急物资保障和人为灾害卫生应急物资保障三类。

二、卫生应急物资储备概述

（一）概念

卫生应急物资储备是各级人民政府和有关部门针对各类突发公共卫生事件和突发公共卫生事件卫生应急行动，用于医疗救援和传染病控制、中毒处置、核与放射损伤处置心理干预等工作需要，根据不同事件特点、规模和大小，为保障应急处置和恢复重建工作的

103

物资及时供给所采取的一种主动的储存物资行动。

卫生应急储备的物资具有以下作用：一是具有救生作用；二是具有缓解作用；三是具有防病作用。

（二）工作内容

（1）按照卫生行政部门的统一部署，根据"预防为主、有备无患"的工作原则，结合所承担的应急任务，开展本单位的物资储备，并建立科学、有效的应急物资储备和运行机制，满足本单位卫生应急工作需要。

（2）协助各级卫生行政部门制订本地区卫生应急物资储备方案和储备计划，配合卫生行政部门做好本地区物资储备与管理。

（三）工作要求

（1）按照相关预案和卫生行政部门的要求、结合突发事件的级别和所承担的应急任务，本着"自用自储"的原则制定本单位的常用应急物资储备计划。同时，持续开展需求评估，根据需求评估结果适时调整物资储备计划，确保储备物资满足实际应急工作需要。

（2）制订应急物资的采购、验收、保管、领用、补充、更新、安全等管理制度。落实管理人员岗位责任制，确保应急物资的规范管理。

（3）根据本地应急物资的生产、市场供应、储备条件和应急需求实际，决定实物、资金、计划和信息四种储备形式的比例。

（4）按照填平补齐的原则，做好储备物资的更新和轮储，保证储备物资的动态平衡。

（5）做好储备物资入库、调拨、状态和调整的信息管理。

（6）定期对储备仓库负责人、安全管理人员进行规范的安全知识培训，确保储备仓库和物资的安全。

（四）工作流程

疾控机构可按照流程（图7）开展物资储备工作。

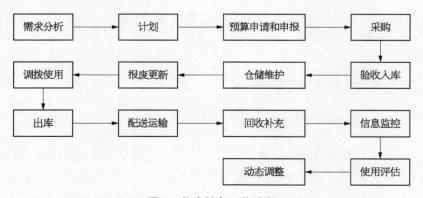

图7　物资储备工作流程

三、卫生应急队伍装备

（一）概念

应急装备是指为卫生应急救援队伍应对突发事件而配备的,用于医疗救援、传染病控制、中毒处置、核与辐射事故处置等工作的各类设备、器械、车辆等。

（二）装备配备原则

卫生应急队伍装备建设应当结合当地实际,服从和服务于所承担的卫生应急任务,并遵循以下原则。

（1）平战结合的原则:根据国家、省、市、县不同级别卫生应急队伍和应对各类突发公共事件卫生应急的实际需要,在最大限度地利用日常已有医疗卫生资源的基础上,从卫生应急的实战出发,填平补齐,确保卫生应急队伍现场处置工作需要,为有效开展卫生应急工作提供保障。

（2）分类配置的原则:根据所承担卫生应急任务的需要,县级以上卫生应急队伍要按照医疗救援、传染病控制、中毒处置和核与放射处置应急救援等不同类别队伍的任务和规模,结合地方实际情况进行分类配置。

（3）最大保障的原则:依据卫生应急队伍承担的任务,立足于满足自我保障和卫生应急队伍处置的需要,确定装备品种和数量。

（4）系统配套的原则:卫生应急队伍装备配备,实行工作装备与保障装备相互匹配、携行装备与运行装备有机结合,整体提高队伍处置突发公共卫生事件的能力。

（5）模块组配的原则:根据应急队伍功能和任务的多样性,区分作业单元,实行各类装备的模块化组合,尽可能做到箱囊化。

（三）我国卫生应急装备的分类

主要按照以下分类:按照使用状态,分为训练装备、救援行动装备和备用装备。按照专业性质分类,分为医疗救援类、传染病控制类、中毒处置、核和放射损失处置类、队伍保障类五类装备。按照适用性,分为常规卫生应急救援装备、非常规卫生应急救援装备和卫生应急救援保障装备。按照具体功能,分为预测装备、个体防护装备、医疗救护装备、现场处置装备、通讯和交通保障装备以及应急技术装备等类别。

1. 按照专业性质分类

（1）医疗救援类装备（含药品）:医疗救援类装备（含药品）分为救治装备与药品两部分。包括携行装备、急救装备、特诊装备、消毒供应装备、检验装备、五官科装备、防疫防护装备、机动卫生装备和其他装备。其中,医疗箱组为装备和药材的包装体,具有防水、抗震、可空投和模块组合功能;组合式帐篷医疗单元集水、电、气、冷、暖、通讯为一体,是开展医疗救治工作的平台。装备配备能满足 40 名医护技人员,展开 30 张床位、2 张手术台,开展应急救治工作(7~10日)的需要,可保障200~300人次/24小时伤病员通过量。

常用药品:根据药物学分类,结合实际选择了部分临床常用药品共18类197种。应急救援时应根据实际情况选择携带的品种及数量。尽量采购塑料瓶或袋装注射剂(特别是大容量注射剂)和小规格、铝铂包装的口服药剂。

(2)传染病控制装备:包括个体防护装备、现场工作人员预防性药物、现场样本采集、保存装备、现场快速鉴定、检测装备和试剂、现场消杀装备和药品。其中,装备数量除有特殊说明外,均为能满足15人传染病处置队伍处理一次事件的最大需要量。病原微生物检测车配备设备包括生物安全柜、酶标仪、洗板机、多功能显微镜、倒置显微镜、二氧化碳培养箱、PCR仪、荧光实时定量PCR仪、便携式高压锅、高速冷冻离心机、普通冰箱、废物收容袋、全自动洗手污水处理装置等。

(3)中毒处置类装备:包括个体防护装备、现场样本采集、保存装备、现场快速鉴定、检测装备和其他装备。其中,装备数量除有特殊说明外,均为能满足15人中毒处置队伍处理一次事件的最大需要量。

(4)核和放射损伤处置类装备:包括现场辐射测量设备、个人防护用具、辐射应急药箱、放射性去污箱、局部去污洗消设备、生物样品采集装备和其他设备。其中,装备数量除有特殊说明外,均为能满足6人应急处置队伍处理一次事件的最大需要量。

(5)队伍保障装备:包括个人携行装备、后勤保障装备、通信办公装备和徽章标志。

个人携行装备包括服装类、生活携行类,可根据不同地域、气候特征等要素进行筛选。生活携行类还可以根据需要将个人日常生活用品、小工具、身份识别和救生用品装入个人背囊、腰包随身携行,满足临时保障所需。

后勤保障装备包括宿营类、供电照明类、炊具类、食品类、工具设备类等。要求能满足卫生应急队伍在不依托当地保障情况下,实现自我保障。在执行应急救援任务时,可根据实际,运行所需装备。其中各类帐篷采用新式网架结构式,具有展开、撤收快,体积小,运输方便等特点;同时充分考虑了在自我保障条件下,水、电、暖、食品营养和工具设备等供应保障问题。

通信办公装备包括通信设备类、办公设备类等。其中通信设备主要采用了目前技术成熟、应用广泛、使用费用较低的移动电话、移动传真、卫星电话和海事卫星工作站,能基本实现在不同区域开展救援工作时与指挥中心的语音、文电以及图像实时传输。办公设备能满足在国内外救援工作中各类公文、会议、仪式等办公所需。指挥车辆考虑装载通信指挥平台,确保与指挥中心的联系。

徽章标志包括由卫生部门统一制作的印有卫生标识的卫生应急队旗、臂章,以及针对不同救援行动临时制作相关标识。相关标志主要用于救援队物资、住地和赈灾物品的标识。

2. 按照适用性分类　分为常规卫生应急救援装备、非常规卫生应急救援装备和卫生应急救援保障装备。

常规卫生应急救援装备主要是针对灾害性突发事件如地震、海啸、倒塌、水灾、旱灾、雪灾等开展医学救援的医疗卫生装备。根据装备使用性质分类，可分为急救装备、手术装备、特诊装备、消毒供应装备、检验装备、防疫装备、运送装备等。根据装备载体形式分类，可分为卫生背囊、帐篷医院、车辆医院和方舱医院。

非常规卫生应急救援装备主要是用于核生化污染发生时或存在潜在威胁时保护人员或伤员健康的一系列装备的总称，主要包括现场检测、洗消、防护和救治等装备。现场检测装备是指救援机构在救援活动前或救援过程中进行核生化侦察、检验的一系列装备，主要用于机构展开区域的污染、疫情，水质、食品的污染物检测、探测。洗消装备特指救援机构使用的用于商业和伤员及其附带物品淋浴、清洗和消毒的一系列装备，包括伤员洗消或消毒设施等。防护装备指用于人员或伤员卫生防护用的装备和器材，如伤员洗消或消毒设施等。救治装备是指核生化污染条件下或受污染后对伤员实施救治所用的卫生装备，如防护盒、三防急救箱、自动注射器及其具有防护功能的各类救治器材。

卫生应急救援保障装备是用于救援机构、救援人员或伤病员日常生活保障的一系列装备的总称，主要包括通讯与办公装备、生活保障装备和个人生活用品。通讯与办公装备主要供救援机构和人员在野外条件下通信联络、指挥决策和办理文书。生活保障装备主要用于救援人员及伤病员的基本生活保障，包括食品、电、水等的供应。个人生活用品主要包括两类，即服装和携行类生活用品。

3. 移动防疫中心　车辆平台为核心的装备组合虽然有高机动性和快速部署能力，但同时存在现场办公区域受限、检测通量较小，以及空运、铁路运输等长距离部署的限制。以满足空运、铁路运输为前提，开展帐篷防疫中心为核心的装备物资建设。核心装备包括高等级负压移动实验室及配套现场快检、便携测序、全自动 PCR 等试验设备；配套大小型工作、物资、保障帐篷及可快速部署的办公、安防设施。移动防疫中心能够满足整建制队伍在较长的作业时间内开展疫情处置、重大活动保障的保障需求。

（四）装备管理

（1）卫生应急队伍装备的管理要实行"三定"制度：定主管领导、定保管人员、定使用人员。卫生行政部门、管理部门和使用部门，应当各司其职、各负其责、分工合作、密切配合，共同做好应急装备的配备、仓储、使用和维护等管理工作。

（2）卫生行政部门或卫生应急日常管理机构负责制定应急装备管理办法和制度，制定应急装备建设规划和年度计划；组织编制应急队伍装备目录、装备标准和配置方案；负责应急装备标准和规范的制定；负责应急装备的统一调配；配合相关部门做好应急装备经费预算和采购工作。

（3）卫生行政部门指定有关疾病预防控制机构或医疗机构作为应急装备日常管理单

位,负责应急装备的调拨、仓储、培训、技术管理及维护保养工作,办理使用手续;监督检查应急装备使用管理;负责组织有关专家验收应急装备。

(4)卫生应急队伍负责应急装备在卫生应急救援行动时的使用和保管,要熟悉其调用程序,妥善保管装备物资,在应急工作结束后及时将相关物品交回管理单位入库;配合应急装备日常管理单位对其进行定期维护保养。

第十三章
突发公共卫生事件报告管理

一、信息报告的要求、方法

（一）基本原则

突发公共卫生事件相关信息报告管理遵循"依法报告、统一规范、属地管理、准确及时、分级分类"的原则。

（二）报告方式、时限及程序

获得突发公共卫生事件相关信息的责任报告单位和责任报告人，应在 2 小时内以电话或传真等方式向属地卫生行政部门指定的专业机构报告，具备网络直报条件的同时进行网络直报，直报的信息由指定的专业机构审核后进入国家数据库。不具备网络直报条件的责任报告单位和责任报告人，应采用最快的通讯方式将《突发公共卫生事件相关信息报告卡》送属地卫生行政部门指定的专业机构，接到《突发公共卫生事件相关信息报告卡》的专业机构，应对信息进行审核，确定真实性，2 小时内进行网络直报，同时以电话或传真等方式报告同级卫生行政部门。接到突发公共卫生事件相关信息报告的卫生行政部门应当尽快组织有关专家进行现场调查，如确认为实际发生突发公共卫生事件，应根据不同的级别，及时组织采取相应的措施，并在 2 小时内向本级人民政府报告，同时向上一级人民政府卫生行政部门报告。如尚未达到突发公共卫生事件标准的，由专业防治机构密切跟踪事态发展，随时报告事态变化情况。

（三）报告范围

突发公共卫生事件相关信息报告范围，包括可能构成或已发生的突发公共卫生事件相关信息，其报告标准不完全等同于《国家突发公共卫生事件应急预案》的判定标准。突发公共卫生事件的确认、分级由卫生行政部门组织实施。

1. 传染病

（1）鼠疫：发现 1 例及以上鼠疫病例。

（2）霍乱：发现 1 例及以上霍乱病例。

（3）传染性非典型肺炎：发现1例及以上传染性非典型肺炎病例患者或疑似患者。

（4）人感染高致病性禽流感：发现1例及以上人感染高致病性禽流感病例。

（5）炭疽：发生1例及以上肺炭疽病例；或1周内，同一学校、幼儿园、自然村寨、社区、建筑工地等集体单位发生3例及以上皮肤炭疽或肠炭疽病例；或1例及以上职业性炭疽病例。

（6）甲肝/戊肝：1周内，同一学校、幼儿园、自然村寨、社区、建筑工地等集体单位发生5例及以上甲肝/戊肝病例。

（7）伤寒（副伤寒）：1周内，同一学校、幼儿园、自然村寨、社区、建筑工地等集体单位发生5例及以上伤寒（副伤寒）病例，或出现2例及以上死亡。

（8）细菌性和阿米巴性痢疾：3日内，同一学校、幼儿园、自然村寨、社区、建筑工地等集体单位发生10例及以上细菌性和阿米巴性痢疾病例，或出现2例及以上死亡。

（9）麻疹：1周内，同一学校、幼儿园、自然村寨、社区、建筑工地等集体单位发生10例及以上麻疹病例。

（10）风疹：1周内，同一学校、幼儿园、自然村寨、社区等集体单位发生10例及以上风疹病例。

（11）流行性脑脊髓膜炎：3日内，同一学校、幼儿园、自然村寨、社区、建筑工地等集体单位发生3例及以上流脑病例，或者有2例及以上死亡。

（12）登革热：1周内，一个县（市、区）发生5例及以上登革热病例，或首次发现病例。

（13）流行性出血热：1周内，同一自然村寨、社区、建筑工地、学校等集体单位发生5例（高发地区10例）及以上流行性出血热病例，或死亡1例及以上。

（14）钩端螺旋体病：1周内，同一自然村寨、建筑工地等集体单位发生5例及以上钩端螺旋体病病例，或死亡1例及以上。

（15）流行性乙型脑炎：1周内，同一乡镇、街道等发生5例及以上流行性乙型脑炎病例，或死亡1例及以上。

（16）疟疾：以行政村为单位，1个月内，发现5例（高发地区10例）及以上当地感染的病例；或在近3年内无当地感染病例报告的乡镇，以行政村为单位，1个月内发现5例及以上当地感染的病例；在恶性疟流行地区，以乡（镇）为单位，1个月内发现2例及以上恶性疟死亡病例；在非恶性疟流行地区，出现输入性恶性疟继发感染病例。

（17）血吸虫病：在未控制地区，以行政村为单位，2周内发生急性血吸虫病病例10例及以上，或在同一感染地点1周内连续发生急性血吸虫病病例5例及以上；在传播控制地区，以行政村为单位，2周内发生急性血吸虫病5例及以上，或在同一感染地点1周内连续发生急性血吸虫病病例3例及以上；在传播阻断地区或非流行区，发现当地感染的患者、病牛或感染性钉螺。

（18）流行性感冒：1周内，在同一学校、幼儿园或其他集体单位发生30例及以上流行性感冒样病例,或 5 例及以上因流行性感冒样症状住院病例,或发生 1 例及以上流行性感冒样病例死亡。

(19) 流行性腮腺炎:1 周内,同一学校、幼儿园等集体单位中发生 10 例及以上流行性腮腺炎病例。

(20) 感染性腹泻(除霍乱、痢疾、伤寒和副伤寒以外):1 周内,同一学校、幼儿园、自然村寨、社区、建筑工地等集体单位中发生 20 例及以上感染性腹泻病例,或死亡 1 例及以上。

(21) 猩红热:1 周内,同一学校、幼儿园等集体单位中,发生 10 例及以上猩红热病例。

(22) 水痘:1 周内,同一学校、幼儿园等集体单位中,发生 10 例及以上水痘病例。

(23) 输血性乙肝、丙肝、HV 感染:医疗机构、采供血机构发生 3 例及以上输血性乙肝、丙肝病例或疑似病例或 HV 感染。

(24) 新发或再发传染病:发现本县(区)从未发生过的传染病或发生本县近 5 年从未报告的或国家宣布已消灭的传染病。

(25) 不明原因肺炎:发现不明原因肺炎病例。

2. 食物中毒

(1) 一次食物中毒人数 30 人及以上,或死亡 1 人及以上。

(2) 学校、幼儿园、建筑工地等集体单位发生食物中毒,一次中毒人数 5 人及以上,或死亡 1 人及以上。

(3) 地区性或全国性重要活动期间发生食物中毒,一次中毒人数 5 人及以上,或死亡 1 人及以上。

3. 职业中毒 发生急性职业中毒 10 人及以上,或死亡 1 人及以上。

4. 其他中毒 出现食物中毒、职业中毒以外的急性中毒病例 3 例及以上。

5. 环境因素事件 发生环境因素改变所致的急性病例 3 例及以上。

6. 意外辐射照射事件 出现意外辐射照射人员 1 例及以上。

7. 传染病菌、毒种丢失 发生鼠疫、炭疽、传染性非典型肺炎、艾滋病、霍乱、脊髓灰质炎等菌毒种丢失事件。

8. 预防接种和预防服药群体性不良反应

(1) 群体性预防接种反应:一个预防接种单位一次预防接种活动中出现群体性疑似异常反应,或发生死亡。

(2) 群体预防性服药反应:一个预防服药点一次预防服药活动中出现不良反应(或心因性反应)10 例及以上,或死亡 1 例及以上。

9. 医源性感染事件 医源性、实验室和医院感染暴发。

10. 群体性不明原因疾病 2 周内,一个医疗机构或同一自然村寨社区、建筑工地、学校等集体单位发生有相同临床症状的不明原因疾病 3 例及以上。

11. 其他 各级人民政府卫生行政部门认定的其他突发公共卫生事件。

二、信息报告系统的使用

（一）事件管理

信息报告主要内容包括事件名称、事件类别、发生时间、地点、涉及的地域范围、人数、主要症状与体征、可能的原因、已经采取的措施、事件的发展趋势、下步工作计划等。具体内容见《突发公共卫生事件相关信息报告卡》。

（二）监测信息反馈

1. 事件发生、发展、控制过程信息　事件发生、发展、控制过程信息分为初次报告、进程报告、结案报告。

（1）初次报告：报告内容包括事件名称、初步判定的事件类别和性质、发生地点、时间、患者数、死亡人数、主要的临床症状、可能原因、已采取的措施、报告单位、报告人员及通讯方式等。

（2）进程报告：报告事件的发展与变化、处置进程、事件的诊断和原因或可能因素、势态评估、控制措施等内容。同时，对初次报告的《突发公共卫生事件相关信息报告卡》进行补充和修正。重大及特别重大突发公共卫生事件至少按日进行进程报告。

（3）结案报告：事件结束后，应进行结案信息报告。达到《国家突发公共卫生事件应急预案》分级标准的突发公共卫生事件结束后，由相应级别卫生行政部门组织评估，在确认事件终止后 2 周内，对事件的发生和处理情况进行总结，分析其原因和影响因素，并提出今后对类似事件的防范和处置建议。

2. 突发公共卫生事件相关信息分析

（1）各级卫生行政部门指定的专业机构，应根据卫生行政部门要求，建立突发公共卫生事件分析制度，每日对网络报告的突发公共卫生事件进行动态监控，定期进行分析、汇总，并根据需要随时做出专题分析报告。

（2）各级卫生行政部门指定的专业机构对突发公共卫生事件分析结果要以定期简报或专题报告等形式向上级卫生行政部门指定的专业机构和同级卫生行政部门报告，并及时向下一级卫生行政部门和相同业务的专业机构反馈。

三、各类突发公共卫生事件的分级标准

根据突发公共卫生事件性质、危害程度、涉及范围，突发公共卫生事件划分为特别重大（Ⅰ级）、重大（Ⅱ级）、较大（Ⅲ级）和一般（Ⅳ级）四级。

（一）特别重大突发公共卫生事件（Ⅰ级）

（1）肺鼠疫、肺炭疽在大、中城市发生并有扩散趋势，或肺鼠疫、肺炭疽疫情波及 2 个

以上的省份,并有进一步扩散趋势。

(2) 发生传染性非典型肺炎、人感染高致病性禽流感病例,并有扩散趋势。

(3) 涉及多个省份的群体性不明原因疾病,并有扩散趋势。

(4) 发生新传染病或我国尚未发现的传染病发生或传入,并有扩散趋势,或发现我国已消灭的传染病重新流行。

(5) 发生烈性病菌株、毒株、致病因子等丢失事件。

(6) 周边以及与我国通航的国家和地区发生特大传染病疫情,并出现输入性病例,严重危及我国公共卫生安全的事件。

(7) 国务院卫生行政部门认定的其他特别重大突发公共卫生事件。

(二) 重大突发公共卫生事件(Ⅱ级)

(1) 一个县区,一个平均潜伏期内(6 日)发生≥5 例肺鼠疫、肺炭疽病例;或相关联的疫情波及 2 个以上的县区。

(2) 发生传染性非典型肺炎、人感染高致病性禽流感疑似病例。

(3) 腺鼠疫发生流行,全市范围内,一个平均潜伏期内多点连续发病≥20 例,或流行范围波及其他市。

(4) 霍乱在全市范围内流行,1 周内发病≥30 例,或波及 2 个以上区县,有扩散趋势。

(5) 乙类、丙类传染病波及 2 个以上县区,1 周内发病水平超过前 5 年同期平均发病水平 2 倍以上。

(6) 我国尚未发现的传染病发生或传入,尚未造成扩散。

(7) 发生群体性不明原因疾病,波及 2 个以上区县。

(8) 发生重大医源性感染事件。

(9) 预防接种或群体预防性服药出现人员死亡。

(10) 一次食物中毒人数≥100 人,并出现死亡病例,或出现≥10 例死亡病例。

(11) 一次发生急性职业中毒≥50 人,或死亡≥5 人。

(12) 境内外隐匿运输、邮寄烈性生物病原体、生物毒素造成我境内人员感染或死亡。

(13) 省级以上人民政府卫生行政部门认定的其他重大突发公共卫生事件。

(三) 较大突发公共卫生事件(Ⅲ级)

(1) 发生腺鼠疫流行,一个平均潜伏期内连续发病 10～19 例,或波及 2 个以上街道、乡镇。

(2) 霍乱在一个县区内发生,1 周内发病 10～29 例,或波及 2 个以上街道、乡镇,或在本市及本县中心区域首次发生。

(3) 1 周内在一个县区内,乙、丙类传染病发病水平超过前 5 年同期平均发病水平 1 倍以上。

(4) 在一个县区内发现群体性不明原因疾病。

（5）预防接种或群体预防性服药出现群体心因性反应或不良反应。

（6）区县级以上人民政府卫生行政部门认定的其他较大突发公共卫生事件。

（四）一般突发公共卫生事件（Ⅳ级）

（1）一个街道、乡镇发生腺鼠疫流行，一个平均潜伏期内病例数未超过10例。

（2）一个街道、乡镇发生霍乱流行，1周内发病10例以下。

（3）一次食物中毒人数30～99人，未出现死亡病例。

（4）区级以上人民政府卫生行政部门认定的其他一般突发公共卫生事件。

第十四章
风险评估理论与应用

一、风险评估的概念

（一）风险的定义

风险指某一事件发生的概率和其后果的组合，通常仅应用于有可能会产生负面结果的情况。在描述风险时，常用"频率"一词而不是用"概率"一词。有关可能性的程度可以用不同等级来表示：极不可能、不太可能、可能、很可能、几乎确定。对后果或影响严重程度可以用不同等级来表示：极低、低、中等、高、极高。

（二）风险评估相关的概念、内涵、意义、常用场景

1. 概念　根据我国《GB/T23694－2009/ISO/IEC Guide73：2002 风险管理术语》，风险评估是包括风险识别、风险分析和风险评价的全部过程，是系统地运用相关信息来确认风险的来源，并对风险进行估计，将估计后的风险与给定的风险准则对比，来决定风险严重性的过程。

（1）公共卫生风险评估：指利用风险评估的理论和方法，对疾病或事件的公共卫生风险进行识别、分析和评价，确定其公共卫生风险等级，提出风险管理建议，指导公共卫生风险的管理与控制。

（2）风险管理：通过评估风险级别，决定哪些风险需要处置以及如何处置的过程，包括风险评估、风险应对、评价及风险沟通等内容。

2. 内涵　风险评估提供了一种结构性的过程用于识别目标，分析各类不确定因素的影响，并从后果和可能性两个方面来进行风险分析，然后确定进一步需要采取的措施。风险评估工作试图回答以下基本问题：① 会发生什么以及为什么（通过风险识别）？发生的可能性有多大？发生的后果是什么？② 是否存在一些可以减轻风险后果或者降低风险可能性的因素？③ 风险等级是否可容忍或可接受？④ 是否要求进一步的应对和处理？

3. 意义　公共卫生风险评估旨在为有效的风险应对提供基于证据的信息和分析。

风险评估的主要作用和意义包括：① 及时识别卫生风险因素。② 为卫生应急决策者提供相关信息。③ 为风险沟通提供依据。④ 指导卫生应急开展准备工作。

4. 应用场景　公共卫生风险评估在卫生应急管理中常应用于以下几种情形。

（1）突发公共卫生事件：传染病事件、突发中毒事件、核与辐射事件等。此类事件风险评估的目的主要是及时发现并确认需要应对的重要公共卫生事件；及时和恰当提出应对措施，为决策者提供相关信息；使风险沟通更通畅、有效。

（2）自然灾害事件：气象灾害、地震灾害、地质灾害、海洋灾害、森林火灾、重大生物灾害等。此类事件风险评估的目的主要是确定灾后防病工作资源投放重点，更有效开展灾后防病工作。

（3）大型集会活动：社交集会、大型体育赛事、文艺演出、展览展销等。此类事件风险评估的目的主要是确定保障活动关键环节，做好应急准备。

（三）风险评估过程

通过风险评估，决策者及有关各方可以更深刻地理解那些可能影响组织目标实现的风险，以及现有风险控制措施的充分性和有效性，为确定最合适的风险应对方法奠定基础。

风险评估是由风险识别、风险分析和风险评价构成的一个完整过程，风险评估活动内嵌于风险管理过程中，与其他风险管理活动紧密融合并互相推动（图8）。考虑到不同类型的风险差异较大，因此风险评估通常涉及多学科方法的综合应用。风险评估活动的开展形式，不仅依赖于风险管理过程的背景，还取决于所使用的风险评估技术与方法。

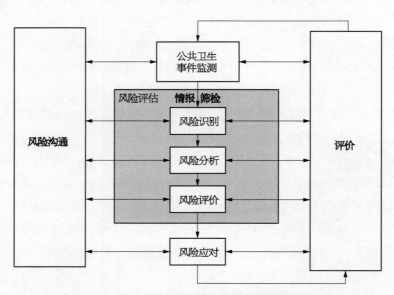

图8　公共卫生风险评估的基本过程

（四）风险评估的应用领域

目前中国疾病预防控制中心开展的风险评估工作中，主要是情报筛检评估、快速风险评估和深入风险评估三种形式。

情报筛检评估是通过既定的研判标准，利用风险评估方法，对获得的所有公共卫生事件信息过滤筛选出需要关注或应对的事件。其重点就是监测部门时刻保持警戒状态，及时识别重要公共卫生事件，为进一步开展风险评估工作提供线索，对需要紧急应对的事件提出防控建议。

快速风险评估，通常指在某一具有潜在公共卫生风险事件发生早期，利用有限的事件相关信息和目前已有的科学证据，采用简便易行的评估方法对事件发生的可能性及其后果进行快速研判，为进一步采取风险管理措施提供依据的系统过程。快速风险评估的结果将决定是否需要做出应对、应对级别、关键控制措施的设定和选择，以及是否涉及其他部门和事件的进一步管理。通常采用专家会商法进行定性评估。

深入风险评估，是指针对未来一段时间内特定健康威胁所开展的专题风险评估，用来确定以应急准备为重点的风险管理重点，为卫生管理策略提供依据。该类评估一般采用结构化的评估方法，需要提前设计严密、合理的评估框架，并对相关信息进行详尽的收集。

二、风险评估的应用

（一）日常风险评估

各地疾控机构对辖区内常规收集的各类突发公共卫生事件及相关信息分析结果，应综合考虑事件的公共卫生影响，地域扩散的可能性及信息可靠程度开展初步、快速的评估，识别潜在的突发公共卫生事件或突发事件公共卫生威胁，并提出风险管理建议。

根据当地实际需要，确定评估频次，省级疾控机构应当至少每月开展一次日常风险评估，市、县级根据当地工作安排适时开展。

（二）专题风险评估（传染病、自然灾害、大型活动）

专题风险评估主要针对国内外重要突发公共卫生事件、大型活动、自然灾害和事故灾难等，开展全面、深入的专项公共卫生风险评估。具体情形包括：日常风险评估中发现的可能导致重大突发公共卫生事件的风险，国内发生的可能对本辖区造成危害的突发公共卫生事件，国外发生的可能对我国造成公共卫生风险和危害的突发事件，可能引发公共卫生危害的其他突发事件，大型活动等其他需要进行专题评估的情形。各级疾控机构应当根据需要，开展职责范围内的专题风险评估。

三、风险评估的实施

在风险评估工作中，一般遵循日常准备、组建团队、确定风险问题、风险分析、提出建议等过程。

（一）日常准备

（1）根据相关法律法规和规范的要求，制定本单位的风险评估工作方案，明确不同部门的职责，保障风险评估工作顺利进行。

（2）建立不同专业领域的专家库，并及时更新。

（3）建立与其他风险评估部门（如农业、教育、食品药品监督等部门）的联络沟通机制，并确保在风险评估工作需要时，这些沟通机制可以随时发挥作用。

（4）确保风险评估工作机构的工作人员能够进行快速的文献检索，并有快速提取最佳证据的能力。

（5）针对常见突发公共事件，应准备好基于最新循证的知识库，并及时更新。该知识库至少要包括对突发事件的基本认识及其有效的应对措施。

（二）组建团队

负责风险评估工作的部门，日常应对各种风险监测系统和其他部门通报的信息进行初步的情报筛检评估，以发现可能需要进一步开展专题风险评估的事件，或者建议立即采取必要的行动。为完成上述任务，这个团队成员至少具备以下四种能力：① 监测数据并分析的能力。② 快速文献检索和质量评价的能力。③ 对常见事件的识别能力。④ 对常见事件的紧急应对能力。在碰到特殊的专业技术问题难以判断的时候，可以通过电话等最快的形式，咨询相关领域专家或请相关专家临时参与评估。

（三）确定风险问题

风险评估团队应提出主要的风险问题，以助于界定收集评估所需信息，确保能在规定时间内完成对重要风险的评估，而那些不太重要的风险问题留待后续解决。明确优先要评估的风险问题，可通过文献综述、监测数据分析、现场流行病学调查和专家团队来实现。

风险问题一般包括以下要素：时间范围、地区范围、人们暴露于某种事件或疾病的公共卫生风险。一般常见："××时间范围内××事件/疾病在××地区的公共卫生风险"。具体实例如：2013年夏秋季我国发生登革热暴发的风险，2014年8月西非埃博拉出血热输入我国的风险，中国2010年上海世界博览会期间需优先应对的公共卫生风险。

（四）评估流程

1. 风险识别　是根据需要评估的风险问题，发现和描述与风险发生可能性和后果有关的因素（如病原体、有毒有害物质、放射或其他物理条件）、事件及其原因和潜在后果的过程。风险识别的过程中也可能涉及历史数据、文献综述、理论分析、专家意见和利益相关方的需求。

具体而言,如对于一个疾病相关事件,其风险识别内容包括:① 目前事件起因、经过和现况,发生地的地理、气候、人口、经济、政治、文化等可能与该事件相关的背景因素。② 病因是什么? 对该病的基本认识是什么? 其有效的防治措施是什么? ③ 事件进一步恶化后可能导致怎样的后果(公众健康损害,经济、政治和社会的影响),存在哪些诱发因素(可能导致不利事件发生的原因、薄弱环节、管理问题等)? ④ 目前有哪些降低事件发生可能性或减轻后果措施的证据(文献综述、专家意见、调查或实验等)? ⑤ 各利益相关方有什么特殊反应或需求? ⑥ 现在拥有什么样的防控资源,还可以动员多少资源?

2. 风险分析　是基于风险识别的结果,对事件发生的可能性和后果的严重性进行分析,同时分析降低事件发生可能性或减轻其后果关键环节,相应的有效策略和措施;另外还要分析其中存在的不确定性。

(1) 可能性分析:在可能性分析过程中,通常主要依据风险识别中获取的资料,分析并推测事件发生的可能性。分析时应充分利用风险识别中所获取的全部信息。如果用定性评估方法,事件发生可能性一般用"几乎肯定、很可能、可能、不太可能、极不可能"进行描述。如果用定量分析事件的发生概率,其与定性分析结果相对应等级如表 5 所示。

表 5　事件发生可能性定义示例

等　级	可能性具体描述
几乎肯定	事件几乎肯定能发生,例如发生概率≥95%
很可能	事件很可能发生,例如发生概率 70%～94%
可能	事件可能发生,例如发生概率 30%～69%
不太可能	事件不太可能发生,例如发生概率 5%～29%
极不可能	事件极不可能发生,例如发生概率<5%

(2) 后果分析:风险事件可能会产生一系列不同严重程度的影响,包括不同人群的健康损害(发病、重症、死亡),干扰正常社会秩序、造成经济损失等。同一事件在不同时间、不同地区和不同背景情形下发生,如某传染病类突发事件发生时某地正在举办大型活动或刚刚经历过重大自然灾害等,其造成的后果也会大不相同;在特定的舆论影响下,同一事件对社会秩序、经济发展的影响亦可能发生变化。因此进行后果分析时,要考虑事件发生的时间、地点、自然和社会背景。

后果分析通常需要考虑以下方面:① 公众的健康损害。② 对正常社会秩序的影响。③ 是否采取紧急的应对措施。④ 应对该事件所需资源的大小。

突发事件造成的公共卫生风险后果多样,通常难以定量描述,因此多以"极高、高、中等、低、极低"进行定性描述(表 6)。

表 6　事件发生后果严重性定义示例

等　级	后　果
极低	对波及人群的影响有限 对正常生产、生活几乎没有影响 常规响应足以应对,无需采取应急控制措施 需投入的额外费用极少
低	对少部分人群或高危人群有轻微的影响 对正常生产、生活的影响有限 需要采取少量的应急控制措施,需要消耗少量资源 需投入少量额外费用
中等	对较多的人群或高危人群产生一定程度的影响 对正常生产、生活产生一定程度的破坏 需要一些应急控制措施,需消耗一定量的资源 需投入一定的额外费用
高	对少部分人群或高危人群产生严重影响 对正常生产、生活造成严重的破坏 需强有力的应急控制措施,需消耗大量资源 需投入的额外费用明显增加
极高	对大规模人群或高危人群产生极严重的影响 对正常生产、生活造成极严重的破坏 需强有力的应急控制措施,需消耗大量资源 需投入大量的额外费用

　　不确定分析:风险分析过程中,会因为数据或资料不充分,或者事件发生的自然环境或社会环境发生变化,使评估者在分析事件发生的可能性或后果严重程度时,不可能准确测量,因此尚存在一定程度的不确定性。在最终风险评估报告中,应当向决策者报告这些方面的不确定性,以帮助更好地决策,同时也为下一步减少不确定性证据的收集工作开展提供方向。为此开展进一步的调查、研究,或者建立相应的监测系统等,以供后续风险评估作为参考。

　　3. 风险评价　是根据风险分析的结果与确定的风险评价准则进行归纳,综合确定风险水平的等级,以判断特定的风险是否可接受或需要采取措施处置。在进行风险评价时,需要考虑各利益相关方的需求,结合人群心理、社会和文化背景进行综合评价。由于突发事件公共卫生风险后果很严重,因此风险评价时通常采取"预防性原则"和"不后悔原则",即在证据不够充分时,通常会将风险等级评价为上限值水平。

　　提出风险管理建议时,首先根据风险等级水平来决定是否需要应对。一般而言,风险等级为低或中等水平时,无需特别采取应对措施;而风险水平为高或极高水平时,需要进行风险应对(表 7)。

表7 风险水平与相应控制措施示例

风险水平	控 制 措 施
低	通过常规预防控制项目和规范进行管理（如通过常规检测系统进行跟踪）
中等	需要采取特定的监测和防控措施（如加强监测、强化免疫）
高	需要采取应急响应：建立应急指挥组织架构；需要采取一系列应急控制措施，某些措施可能会对正常生产、生活产生显著影响
极高	需要立即启动高级别的应急响应（如在几小时内建立应急指挥组织架构），控制措施的实施极可能会对正常生产、生活带来严重的影响

在提出具体风险管理措施时，主要针对以下方面：① 风险分析过程中发现的影响事件发生可能性的关键环节。② 风险分析过程中发现的影响事件后果严重程度的关键环节。③ 提出影响风险分析关键数据缺失的进一步调查或研究方向。

四、风险评估的方法

（一）风险评估方法概述

目前国际、国内成熟的风险评估方法很多。一般是以传统的统计和分析方法为基础，对相关因素进行定性、定量分析，用风险评估方法对事件发生的可能性及产生后果进行风险分值的量化表达，确定风险程度，并对降低风险提出决策建议。

风险评估是一个多环节、多因素，并可能往复循环的过程。任何风险方法都不能一步解决我们的所有问题，往往需要在不同因素、不同阶段、不同目的评估过程中，充分考虑时效性和效度的基础上选择不同的方法。另外任何风险评估目标都是由一个或多个相关因素组成的，针对每个相关因素进行评估时所选择的方法也不尽相同。

一般来说，合适的风险评估方法具备以下特征：① 适应相关情况或评估部门的需要。② 得出的结果加深人们对风险性质及风险应对策略的认识。③ 可追溯、可重复及可验证。

（二）几种典型的风险评估方法

开展风险评估工作，必须选择一个合适的方法体系，既要有较高的可信度，又要保证评估指标尽可能地量化以支持评估方法的应用。风险评估的方法按照定性和定量的原则可分为三大类：定量的风险评估方法、定性的风险评估方法、定性与定量相结合的综合评估方法。

定量评估方法是指运用数量指标来对风险进行评估。典型的定量分析方法有因子分析法、聚类分析法、故障树法、决策树法、马尔可夫分析法、蒙特卡罗模拟分析法、贝叶斯统计法等。

定性评估方法是最广泛使用的风险评估方法。该方法通常更多关注事件所带来的损失，而容易忽略事件发生的概率。定性的评估方法主要依据研究者的知识、经验、历史教训、政策走向及特殊事例等非量化资料对系统风险状况做出判断的过程。典型的定性分析方法有头脑风暴法、结构化或半结构化访谈、德尔菲法、情景分析法等。

定性与定量相结合的综合评价方法融合了定性、定量的风险评估方法的优点，广泛地应用于复杂的风险评估中。常用的有层次分析法、模糊综合评价方法、基于 D-S 证据理论的风险评估方法、概率风险评估方法（PRA）等。目前公共卫生风险评估的几种常用方法如下。

1. 专家会商法　专家会商法是指通过专家集体讨论的形式进行评估。会商前将评估背景资料提供给参与评估的专家，会商时根据所评估的内容及相关证据，结合自身的知识和经验进行充分讨论，提出风险评估的相关意见和建议。专家人数根据评估议题的范围而定，可在 3～30 人不等。实施中应防止专家过少造成评估结果的偏倚性，但人数也不是越多越好，专家须有代表性，例如传染病涉及的领域有流行病学专家、临床医学专家、病原微生物专家等。专家会商法常用于日常风险评估，当风险评估中有较多的不确定因素或受时间限制时，专家会商法也是突发公共卫生事件风险评估的首选方法。会商组织实施相对简单、快速，而且不同的专家可以充分交换意见，评估时考虑的内容可能会更加全面。但是在会商过程中，容易受到少数"权威"专家的影响，参与评估的专家不同，结果可能也会有所不同。

2. 德尔菲法　德尔菲法（Delphi method）是按照确定的风险评估逻辑框架，采用专家独立发表意见的方式，使用统一问卷，将各位专家第一次的评估意见汇总列表，再分发回各位专家让其综合其他专家的意见进行修改，重复进行多轮次，直到每个专家不再修改自己的意见或各位专家的意见基本趋于一致为止。专家人数一般在 10～20 人。逐轮收集意见并向专家反馈信息是德尔菲法的主要环节，实施过程中应尽量采用匿名方式，以保证专家发表意见的独立性。另外，对专家的选择也是基于其对风险因素的了解程度。

德尔菲法已被运用在构建社区卫生服务风险评价指标体系，餐饮安全风险评估指标体系以及评价指标权重，以便进行风险评估，另外也用于农场食品安全的风险评估，通过多轮咨询专家的意见，得出可靠的评估结果。由此可见，德尔菲法在《风险评估管理办法》之前就在公共卫生领域应用广泛。它的优点是专家意见相对独立，涉及专业领域较广泛，受时空限制小，结论较可靠。但评估准备过程较复杂，评估周期长，耗费人力、物力大。

3. 风险矩阵法　风险矩阵法是由有经验的专家对确定的风险因素发生的可能性和后果的严重性进行量化评分，将评分结果列入二维矩阵表中（表 8）进行计算，最终得出风险等级。专家人数一般在 10～20 人。实施过程中对风险因素相对确定，并且参与的专家对其非常了解，有一定的权威性和代表性。风险矩阵法在突发公共卫生事件中已有应用，特别是运用在国际大型综合体育活动中，如 2008 年北京奥运会，利用风险矩阵法对其间各类公共卫生事件(传染病、食品安全、化学中毒事件等)发生的可能性和后果的严重性进行风险分级,为风险控制决策提供指导性建议;也可对临床用药中的不良反应进行分级,以有效控制用药风险。风险矩阵法将风险量化,可同时对多种风险进行系统评估,比较不同风险等级,方便依据等级提前进行风险控制。尽管如此,还是要求被评估的风险因素相对确定且参与评估的专家对其了解程度较高。

表8　风险评估矩阵分类表

事故(事件)发生可能性	事故(事件)发生后果严重性				
	极高(5)	高(4)	中等(3)	低(2)	极低(1)
极高	10	9	8	7	6
高	9	8	7	6	5
中等	8	7	6	5	4
低	7	6	5	4	3
极低	6	5	4	3	2

注:风险分值范围2~10,其中,低风险2~4,中等风险为5~6,高风险7~8,极高风险9~10。

4. 分析流程图法　分析流程图法是根据逻辑推断原理,综合层次分析法、故障树方法、决策树模型等方法,将可能出现的问题、可能性大小、产生的后果、相关的解决方案等通过形象的结构图形展示出来,直观表达相关主要因素,对各个环节的决策相关问题进行定量或定性表达。参与评估的专家人数无明确的限定。评估目标可以是特定危险因素,也可以是特定事件。先确定最直接的影响因素,再到影响直接因素的间接因素,如此层层递进,画出逻辑流程图,再对每层进行定性定量分析,确定风险等级。如在高致病性禽流感发生风险评估模型建立中的运用,使得2008年我国各省份禽流感疫情发生情况的风险评估结果准确性提高;在进口特殊膳食用食品风险评估指标体系研究中的应用。分析流程图法逻辑性强,考虑问题全面,可以预先形成逻辑框架,适合于快速评估,便于达成统一评估意见。但是也存在不足,就是有时层级过多,确定最终风险等级时计算复杂。

第十五章
现场调查与救援中的个人防护

一、概述

疾控机构人员在参与传染病等突发事件调查处置的过程中,经常有可能接触到现场环境中存在的各种有害因子,或暴露于不同病原体的威胁之下,需要采取相应的防护措施以保障现场工作人员的安全和健康。

《中华人民共和国突发事件应对法》第二十七条中规定,有关单位应当为专业应急救援人员配备必要的防护装备和器材,减少应急救援人员的人身风险。《突发公共卫生事件应急条例》规定,参加救援的工作人员应采取有效的个体防护措施,任何个人和组织都不能违反防护规律,擅自或强令他人(或机构)在没有适当个体防护的情况下进入现场工作,所有从事现场工作的人员必须经过系统的个体防护培训和定期演练,临时动员参加应急处置的人员也应受到合格的个人防护培训并配置适当的个人防护装备后,方可进入现场参与应急救援,如没有适当防护,任何救援人员都不应暴露于能够或可能危害健康的环境中,没有正确个人防护的救援工作只能加大事件的危害和事件处理的复杂性,甚至引起严重后果。

个人防护是指为了保护突发公共卫生事件处置现场工作人员免受化学、生物与放射性污染危害而采取的措施,以防范现场环境中有害物质对人体健康的影响,包括防护规程的制定、防护装置的选择和使用等。

疾控机构人员和卫生应急队员在参加传染病突发事件调查处置时,如遇以下情形时应考虑采取个人防护措施:① 接触传染病病例、疑似病例以及病例的相关污染物。② 采集、保存和运输病例的相关标本。③ 接触可疑的媒介生物。④ 遭遇生物恐怖袭击。⑤ 不明原因疾病,尤其是怀疑为严重的呼吸道传染疾病。

二、个人防护的原则与要求

标准预防(standard precaution),是指认为患者的血液、体液、分泌物、排泄物均具有传染性,需进行隔离,不论是否有明显的血迹、污染,是否接触非完整的皮肤与黏膜,接触上述物质者,必须采取预防措施。标准预防是针对医疗机构人员采取的一组预防感染措施,包括手卫生,根据预期可能的暴露选用手套、防护服(隔离衣)、口罩、护目镜或防护面屏以及安全注射。也包括穿戴合适的防护用品处理患者所在环境中污染的物品与医疗器械。疾控机构工作人员在现场参加调查处置时,也应在遵循标准预防原则的基础上,根据疾病的病原体种类和传播途径,结合现场的实际情况,采取合适的预防和防护措施。

（一）接触传播的防护

接触传播是最常见、最主要的医源性感染传播的方式,包括直接接触与间接接触。直接接触指与被感染者或者带菌者的身体部位有直接接触,比如为患者测量体温、查体等。间接接触指身体接触到被污染的物件,如床单、衣物、器械和敷料等。通过接触传播的病原体有单纯疱疹、疥疮、链球菌类以及已产生耐药性的肠道菌群等。

防护要求：① 在现场接触患者及其血液、体液、分泌物、排泄物等物质,或接触有可能被病原体污染的物体表面时应戴手套。② 手套在接触了高浓度病原体的物品后必须更换。③ 离开污染现场之前必须脱去手套,并用抗菌肥皂洗手或进行手消毒。④ 在脱去手套后不要再接触任何可能带有病原体的物件的表面。以上预防措施同样也适用于接触那些携带具有流行病学意义病原体的无症状者。

以下的情况要加穿隔离衣：与患者或者可能被污染的物品有大面积接触时,与大便失禁、腹泻、有造瘘口、有辅料不能控制的引流或伤口有渗出的患者接触时。

（二）空气传播的防护

空气传播指一些直径小于 5 μm 的病原体(如结核杆菌、炭疽杆菌和军团菌等)可飘浮在空气中,在易感者吸入了含病原体的空气时发生感染。接触经空气传播的疾病(如肺结核等)病例时,在标准预防的基础上,还需采用空气传播的防护。进入确诊或可疑传染病患者房间或在现场接触时,应戴帽子、医用防护口罩;进行可能产生喷溅的诊疗操作时,应戴护目镜或防护面罩,穿戴防护服。

在与传染性非典型肺炎、人感染 H7N9 流感患者接触时,相关工作人员应经过专门的培训,掌握正确的防护技术后,方可进行操作。相关人员应严格按照防护规定着装,并按照相关的防护用品穿脱程序进行。为患者进行吸痰、气管切开、气管插管等操作时,可能被患者的分泌物及体内物质喷溅,因此在进行这些诊疗护理前,应戴防护面罩或全面型呼吸防护器。

另外,穿脱防护用品时要注意如下事项：① 医用防护口罩持续使用一般不要超过6～8 小时,遇污染或潮湿应及时进行更换。② 接触多个已经确诊的同类传染病患者时,防护服可连续使用。③ 接触不同疑似患者时,要及时更换防护服。④ 防护服被患者血液、体液、污物污染时应及时更换。⑤ 戴医用防护口罩或全面型呼吸防护器应进行面部密合性试验。

（三）飞沫传播的防护

飞沫传播指当患者或者带菌者咳嗽、打喷嚏、交谈，或对患者进行支气管镜检查及呼吸道吸痰时，病原体（如传染性非典型肺炎、新型冠状病毒感染、流行性感冒、链球菌肺炎、流行性腮腺炎和百日咳等的病原体）通过飞沫溅到易感者的结膜、鼻腔或口腔。飞沫直径一般大于 5 μm，常常不会溅出 1 m 以外。防止飞沫传播感染应在标准防护的基础上，还要附加以下预防措施：与患者近距离（1 m）以内接触，应戴帽子、医用防护口罩；进行可能产生喷溅的诊疗操作时，应戴护目镜或防护面罩，穿防护服；当接触患者及其血液、体液、分泌物、排泄物等物质时应戴手套。

（四）虫媒传播的防护

在常见病媒生物中，对现场工作人员有较大威胁的是蚊类、蚤类、白蛉类、螨类等吸血昆虫，蜱类、螨类等吸血节肢动物以及啮齿类，这些生物可以传播多种疾病，如鼠疫、肾综合征出血热、疟疾、流行性乙型脑炎、登革热/登革出血热等。此外，被某些生物叮刺吸血还可引起过敏性皮炎。

1. 蚊类的个人防护方法和用品　驱避剂是最常用的个人防护用品，目前市场上常见的有含有避蚊胺（DEET）的驱避剂如蚊不叮，外出时使用驱避剂可以避免蚊虫、螨、蚤、白蛉等的叮咬。

第一，在现场工作室或帐篷使用药物处理的蚊帐，以减少蚊虫等的侵害。可以用 20～40 mg. a. i. /m² 顺式氯氰菊酯、2 mg. a. i. /m² 氯氟氰菊酯、30～50 mg. a. i. /m² 氟氯氰菊酯、10～15 mg. a. i. /m² 溴氰菊酯等浸泡蚊帐。第二，在纱窗上使用含有拟除虫菊酯的涂抹剂，可以阻止有害生物的进入。第三，在现场采集动物样品时，应使用蚊香、电热蚊香片（液）等驱蚊灭蚊，或使用杀虫剂如含有拟除虫菊酯的气雾剂、悬浮剂、可湿性粉剂、微乳剂等进行空间喷洒或滞留喷洒，以减少有害生物对现场工作人员的攻击机会。第四，穿较宽松的浅色长衫、长裤，避免穿凉鞋，以减少皮肤外露。第五，在有大量蚊虫等飞虫活动的空间，应使用驱避剂或杀虫剂处理过的防蚊纱罩，以保护现场工作人员的头部和颈部。

2. 蚤类、蜱螨类的个人防护　在与啮齿类、家养或野生哺乳动物、鸟类接触或样品采集时，应把捕获的小型动物放置在鼠布袋中，用乙醚麻醉使体外寄生虫致死后，再进行操作，并在操作现场地面使用含有高效氯氰菊酯、氟氯氰菊酯或溴氰菊酯等致死作用的杀虫气雾剂或滞留喷洒剂，以杀死病媒生物。

在孳生地及活动场所附近开展工作，将驱避剂涂抹于皮肤的暴露部位，或外衣上。工作人员在开展蚤、蜱、螨传播疾病相关的现场工作时，应穿防护服、防蚤袜，以有效防止媒介生物的攻击。

在鼠疫等疫情处理时，工作人员应避开蚤、蜱、螨的活动区，不能在獭洞、鼠洞等鼠类活动频繁的区域坐、卧或长期停留，不能在没有防护时接近自毙鼠，以免受到感染病原的蚤类叮咬。

（五）暴露于血液和体液后的紧急措施

现场工作人员因针刺、割伤、咬伤，或者血液/体液溅到黏膜，或者破损的皮肤暴露于血液/体液后，应立即用肥皂和清水冲洗暴露部位15分钟，如果喷溅到眼睛或黏膜，要用清水冲洗15分钟。受伤者应该马上向自己的上级报告，并寻求进一步的治疗。相应治疗应该在1～2小时内开始。被针头刺伤后，应按照规定的检测指南及时进行艾滋病、乙肝表面抗体和丙肝抗体检测。

（六）分级防护原则

在传染性非典型肺炎、新型冠状病毒感染、人感染H7N9流感、埃博拉出血热、中东呼吸综合征等高致病性呼吸道传染病、突发原因不明的呼吸道传染病应急处置中，疾控人员接触对象包括密切接触者、留观、疑似和确诊病例，在进行调查处置时，根据调查处置对象不同，疾控人员应根据病原体暴露风险不同，佩戴个人防护装备。

1. 一级防护

（1）适用范围：① 对疑似病例或确诊病例的无症状密切接触者或密接的密接进行医学观察和流行病学调查的人员。② 呼吸道发热门（急）诊的医务人员。

（2）防护要求：① 穿工作服、隔离衣、戴工作帽、医用外科口罩（每4小时更换1次或感潮湿时更换，有污染时随时更换）、一次性手套。② 每次实施防治处理后，应立即进行手清洗和消毒。

2. 二级防护

（1）适用范围：① 适用于对无症状的密切接触者或密接的密接进行样本采集的人员，进入隔离留观室、隔离病房或隔离病区的医务人员，接触从患者身上采集的标本、处理其分泌物、排泄物、使用过的物品和死亡患者尸体的工作人员，转运患者的医务人员和司机。② 对出现症状的密切接触者或密接的密接、无症状感染者、疑似病例或确诊病例进行流行病学调查的人员。③ 在疫源地内进行终末消毒的人员。

（2）防护要求：① 穿工作服，戴一次性帽子、KN95/N95及以上颗粒物防护口罩或医用防护口罩、护目镜或防护面屏，外罩一件医用防护服，戴一次性手套，穿一次性鞋套。② 注意呼吸道及黏膜防护。③ 每次实施防治处理后应立即进行手清洗和消毒，方法同一级防护。

3. 三级防护

（1）适用范围：对出现症状的密切接触者或密接的密接、疑似病例、确诊病例和无症状感染者进行样本采集、对疑似病例或确诊病例实施近距离治疗操作如气管内插管、雾化治疗、诱发痰液的检查、支气管镜、呼吸道痰液抽吸、气管切口的护理、胸腔物理治疗、鼻咽部抽吸、面罩正压通气（如BiPAP和CPAP）、高频震荡通气、复苏操作、死后肺组织活检等的医务人员。

（2）防护要求：除按二级防护要求外，应当加戴防护面罩（头罩），或将医用防护口罩、护目镜换为全面型呼吸防护器（符合 N95 或 FFP2 级及以上级别的滤料）。

三、个人防护装备的种类和使用

个人防护装备（personal protective equipment，PPE）一般包括头面部及呼吸防护，包括：一次性使用无纺布帽子、医用防护口罩、医用外科口罩、防护型呼吸全面罩、动力送风装置、护目镜、一次性防护面屏等；躯干防护，包括：隔离衣、医用防护服、C 级防护服、防水围裙等；手部防护，包括：乳胶手套和丁腈手套；脚部防护，包括：普通生物防护鞋套、高帮生物防护鞋套（tyvek 级）、防护鞋/雨靴等。

（一）防护服

防护服一般包括上衣、裤、帽，既可以是连体式，也可是分体式结构。防护服设计应结构合理，便于穿脱，结合部位紧密，能有效阻断有害物的侵入。

在传染性疾病的控制过程中，穿着防护服的目的是为从事疾病控制、卫生监督及临床急救的现场工作人员接触潜在感染性的现场环境、患者的血液、体液、分泌物、排泄物等时提供阻隔防护，也包括对鼠、节肢动物以及一些寄生虫与吸血动物的防护，在传染病疫区，救援人员要尽量避免接触污染物品和污染环境，必要时可实施免疫接种、预防性用药。

防护服的设计除应满足穿着舒适、对颗粒物有一定的隔离效率的要求外，还应符合防水性、透湿量、抗静电性、阻燃性等方面的要求。现场使用的防护服应符合中华人民共和国国家标准 GB19082《医用一次性防护服技术要求》的要求。

在突发不明原因事件发生的初期，如危害因素不明或其浓度、存在方式不详，应按照类似事件最严重性质的要求进行防护。防护服应为衣裤连体，具有高效的液体阻隔（防化学物）性能，过滤效率高、防静电性能好等。此类防护服使用后应先封存，等待事件性质明确后再按相应类别的要求进行处理。

下列情况应穿戴防护服：接触甲类或按甲类传染病管理的传染病患者时，接触经空气传播或飞沫传播的传染病患者时，可能受到患者血液、体液、分泌物、排泄物喷溅时。

（二）眼、面防护罩

眼、面防护装置都具有防高速粒子冲击和撞击的功能，并根据不同使用要求，分别具有防液体喷溅，防有害光线（如强的可见光、红外线、紫外线、激光等）或防尘等功效，对存在刺激性、腐蚀性气体、蒸气的环境，应选择全面罩，因单纯使用眼罩并不能达到气密的要求。如突发事件现场存在气割等产生的有害光线时，工作人员应配备相应功能的防护眼镜。全面型呼吸防护器对眼睛有一定保护作用，眼罩对放射性尘埃及经空气传播的病原体也有一定的隔绝作用。

工作中可能接触各种危害因素的现场调查处理人员、实验室工作人员、医院传染科医护人员等必须采取眼部防护措施。

下列情况时应使用护目镜或防护面罩：可能发生患者血液、体液、分泌物等喷溅时；近距离接触经飞沫传播的传染病患者时，为呼吸道传染病患者进行气管切开、气管插管等近距离操作，可能发生患者血液、体液、分泌物喷溅时，应使用全面型防护面罩。

（三）手套

手套主要防止病原体通过手来传播疾病和污染环境。防护手套种类繁多，除抗化学物外，还有防切割、电绝缘、防水、防寒、防热辐射及耐火阻燃等功能。一般的防酸碱手套与抗化学物的防护手套并非完全等同，因为不同化学物对手套材质有不同的渗透能力，故应选择具有防护相应类别化学物渗透的手套。在传染病暴发疫情处置现场，最常用的手套是乳胶手套。

在接触患者的血液、体液、分泌物、排泄物、呕吐物及污染物品时，应戴清洁或一次性的手套。

（四）呼吸器

呼吸防护器主要有过滤式呼吸防护器和隔绝式呼吸防护器两种。

过滤式呼吸防护器通过净化部件的吸附、吸收、催化或过滤等作用，除去吸入的环境空气中有害物质，供使用者呼吸。可分为自吸过滤式和送风过滤式两类。我国自吸过滤式呼吸防护器的国家标准分别为 GB2890/2891/2892，应选用符合该标准认证的产品，或采用 NIOSH 或 EN 标准认证的产品。动力送风空气过滤式呼吸防护器（PAPR）一般是靠动力（如电动风机或手动风机）克服部件阻力的。

隔绝式呼吸防护器将使用者的呼吸器官与有害环境空气隔绝，靠本身携带的气源（携气式或自给式，SCBA）或导气管（长管供气式），引入作业区域环境以外的洁净空气供呼吸。

（五）口罩

对多数传染病因子，呼吸防护用符合 GB19083《医用防护口罩技术要求》的口罩就能满足防护要求。纱布口罩可以保护呼吸道免受有害粉尘、气溶胶、微生物及灰尘伤害；医用外科口罩能阻止血液、体液和飞溅物导致的疾病传播，在进行有创操作的过程中，医护人员应戴医用外科口罩；医用防护口罩能阻止直径$<5~\mu m$ 感染因子的空气传播或近距离（$<1~m$）接触经飞沫传播。医用防护口罩的使用包括密合性测试、型号的选择、医学处理和维护。

在一般的调查和诊疗活动时，可佩戴医用外科口罩；接触经空气传播或近距离接触经飞沫传播的呼吸道传染病患者时，应戴医用防护口罩。

四、传染病应急处置个人防护装备储备种类及数量

传染病应急处置消毒与个人防护装备需依据辖区内服务人口以及传染病疫情发生的可能性，根据传染病的传播途径和人员暴露的风险，按模块打包放置，以便于随时取用。

经媒介生物传播的传染病所需杀虫和个人防护(如驱避剂等)未列入其中。

个人防护装备模块按照功能,分为现场调查标准防护模块(investigation standard protection,ISP)、流行病学采样标准防护模块(sampling standard protection,SSP)、消毒现场处置标准防护模块(disinfection standard protection,DSP)、呼吸道传染病防护附加模块(respiratory disease protection,RDP)、高致病性病原体防护附加模块(high-risk pathogens protection,HPP)。每一模块内配备的物资数量应能满足至少两名人员使用。

(一)标准防护模块

适用于经媒介生物传播的传染病,经血液、体液传播的传染病,经接触传播(含肠道)的传染病。

现场调查标准防护模块(ISP)包括:医用外科口罩、隔离衣、乳胶手套或丁腈手套。

流行病学采样标准防护模块(SSP)包括:一次性使用无纺布帽子、医用外科口罩、隔离衣、乳胶手套或丁腈手套。

消毒现场处置标准防护模块(DSP)包括:一次性使用无纺布帽子、医用外科口罩、隔离衣和防水围裙、乳胶手套或丁腈手套、普通生物防护鞋套或防护鞋/雨靴等。

(二)呼吸道传染病防护附加模块

适用于经飞沫传播的传染病、经空气(气溶胶)传播的传染病。呼吸道传染病防护附加模块(RDP)包括:一次性使用无纺布帽子、医用防护口罩(N95)、护目镜(或一次性防护面屏)、医用防护服、普通生物防护鞋套或防护鞋/雨靴等。

(三)高致病性病原体防护附加模块

适用于《人间传染的病原微生物名录》第一类危害程度病原体所致传染病、突发原因不明的传染病。高致病性病原体防护附加模块(HPP)包括:防护型呼吸全面罩、动力送风装置、高帮生物防护鞋套(tyvek级)、防水围裙。

五、防护用品的穿脱程序

(一)穿戴防护用品的顺序

步骤1:戴一次性帽子。

步骤2:戴口罩或全面防护面罩,检查口罩的密封性。

步骤3:戴上护目镜或面具。

步骤4:穿连体防护服(戴上防护服帽子)

步骤5:穿长筒靴或可消毒的保护性脚套。

步骤6:戴上手套,将手套套在防护服袖口外面。

(二)脱掉防护用品的顺序

步骤1:离开隔离室或污染区域。

步骤2：摘掉手套，将里面朝外，放入黄色塑料袋中。

步骤3：洗手。

步骤4：脱掉防护服及鞋套/胶鞋，将里面朝外，放入黄色塑料袋中。

步骤5：洗手。

步骤6：摘下防护眼镜或全面防护面罩。摘掉口罩，先将下面的口罩带摘下，再将上面的口罩带连同口罩一起摘下，注意双手不接触面部。

步骤7：洗手。

步骤8：将手指反掏进帽子，将帽子轻轻摘下，将里面朝外，放入黄色塑料袋中。

步骤9：洗手。

（三）防护用品的穿脱方法及手清洗方法

1. 口罩的佩戴方法

（1）医用外科口罩的佩戴方法

步骤1：将口罩罩住鼻、口及下巴，口罩下方带系于颈后，上方带系于头顶中部。

步骤2：将双手指尖放在鼻夹上，从中间位置开始，用手指向内按压，并逐步向两侧移动，根据鼻梁形状塑造鼻夹。

步骤3：调整系带的松紧度。

（2）医用防护口罩的佩戴方法（图9）

步骤1：一手托住防护口罩，有鼻夹的一面背向外。

步骤2：将防护口罩罩住鼻、口及下巴，鼻夹部位向上紧贴面部。

步骤3：用另一只手将下方系带拉过头顶，放在颈后双耳下。

步骤4：再将上方系带拉至头顶中部。

步骤5：将双手指尖放在金属鼻夹上，从中间位置开始，用手指向内按鼻夹，并分别向两侧移动和按压，根据鼻梁的形状塑造鼻夹。

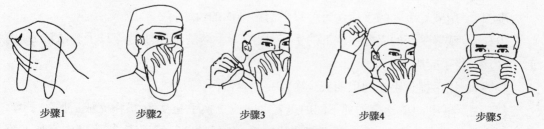

步骤1　　步骤2　　步骤3　　步骤4　　步骤5

图9　医用防护口罩的佩戴方法

（3）注意事项：① 不应一只手捏鼻夹。② 医用外科口罩只能一次性使用。③ 口罩潮湿后，受到患者血液、体液污染后，应及时更换。④ 每次佩戴医用防护口罩进入工作区域之前，应进行密合性检查。检查方法：将双手完全盖住防护口罩，快速的呼气，若鼻夹附近有漏气应调整鼻夹,若漏气位于四周,应调整到不漏气为止。

(4) 摘口罩的方法要点：① 不要接触口罩前面(污染面)。② 先解开下面的系带,再解开上面的系带。③ 用手仅捏住口罩的系带丢至医疗废物容器内。

2. 护目镜或防护面罩的戴摘方法

(1) 戴护目镜或防护面罩的方法：戴上护目镜或防护面罩,要注意调节好视野和舒适度。佩戴前应检查有无破损、有无松懈,如有破损要及时更换。

(2) 摘护目镜或面罩的方法：捏住靠近头部或耳朵的一边摘掉,放入回收或医疗废物容器内。

3. 无菌手套戴脱方法

(1) 戴无菌手套方法(图 10)

步骤 1：打开手套包,一手掀起口袋的开口处。

步骤 2：另一手捏住手套翻折部分(手套内面)取出手套,对准五指戴上。

步骤 3：掀起另一只袋口,以戴着无菌手套的手指插入另一只手套的翻边内面,将手套戴好。

步骤 4：然后将手套的翻转处套在工作衣袖外面。

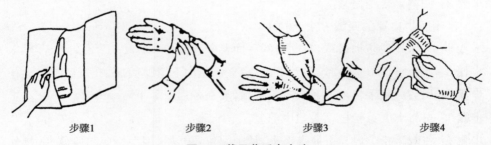

步骤1　　　　　步骤2　　　　　步骤3　　　　　步骤4

图 10　戴无菌手套方法

(2) 脱手套的方法

步骤 1：用戴着手套的手捏住另一只手套污染面的边缘将手套脱下。

步骤 2：戴着手套的手握住脱下的手套,用脱下手套的手捏住另一只手套清洁面(内面)的边缘,将手套脱下。

步骤 3：用手捏住手套的里面丢至医疗废物容器内。

(3) 注意事项：① 诊疗护理不同的患者之间应更换手套。② 操作完成后脱去手套,应按规定程序与方法洗手,戴手套不能替代洗手,必要时进行手消毒。③ 操作时如发现手套破损,应及时更换。④ 戴无菌手套时,应防止手套污染。

4. 手部卫生　当手部有血液或其他体液等可见污染时,应用肥皂或皂液和流动水洗手。手部没有可见污染,宜使用手消毒剂消毒双手代替洗手。手消毒剂一般可以使用醇类速干手消毒剂,当病原体的抵抗力较强,醇类消毒剂达不到消毒要求时应选择其他有效的消毒剂。

（1）在下列情况下应根据以上原则选择洗手或使用速干手消毒剂：① 直接接触每个患者前后，从同一患者身体的污染部位移动到清洁部位时。② 接触患者黏膜、破损皮肤或伤口前后，接触患者的血液、体液、分泌物、排泄物、伤口敷料等之后。③ 免疫功能低下患者的诊疗、护理之前。④ 穿脱隔离衣前后，摘手套后。⑤ 进行无菌操作、处理清洁、无菌物品之前。⑥ 接触患者周围环境及物品后。⑦ 处理药物或配餐前。

（2）洗手方法：在流动水下，使双手充分淋湿。取适量肥皂或者皂液，均匀涂抹至整个手掌、手背、手指和指缝。认真揉搓双手至少 15 秒钟，应注意清洗双手所有皮肤，包括指背、指尖和指缝，具体揉搓步骤如下（图 11）。

步骤 1：掌心相对，手指并拢，相互揉搓。

步骤 2：手心对手背沿指缝相互揉搓，交换进行。

步骤 3：掌心相对，双手交叉指缝相互揉搓。

步骤 4：弯曲手指使关节在另一手掌心旋转揉搓，交换进行。

步骤 5：右手握住左手大拇指旋转揉搓，交换进行。

步骤 6：将五个手指尖并拢放在另一手掌心旋转揉搓，交换进行。再在流动水下彻底冲净双手，擦干，取适量护手液护肤。

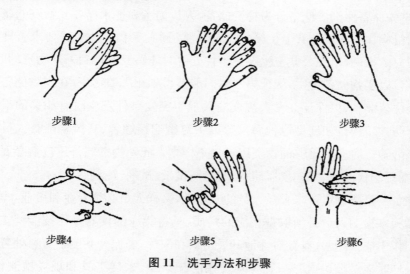

图 11　洗手方法和步骤

（3）使用速干手消毒剂手消毒方法：

步骤 1：取适量的速干手消毒剂于掌心。

步骤 2：严格按照上述洗手方法中揉搓的步骤进行揉搓。

步骤 3：揉搓时保证手消毒剂完全覆盖手部皮肤，直至手部干燥。

第十六章
公共卫生应急现场采样技术
和实验室检测

公共卫生应急事件是危及公共安全的紧急性事件。鉴于公共卫生突发事件具有的突发性、严重性和不确定性，为迅速查明原因，以便能够采取有效措施应对突发事件。在事件处置过程中，首要的任务是需要对病例（含接触者）、事件、事故发生地的环境及相关的媒介生物进行采样、监测，并对采集的样品进行定性或定量分析检测，明确污染物的性质和浓度，为公共卫生事件处置和防止类似事件再次发生提供科学依据。公共卫生现场采样应遵循以下原则。

第一，事先储备原则。储备分为物资储备、人员储备和技术储备。物资储备应根据疾病预防控制机构在本地区公共卫生事件中的分工、预案和相关的工作要求合理、适量、有效地储备相应的物资，以在公共卫生突发事件处置时能够及时得到采样物资即时性保障。物资储备应该以实物储备为主，保证第一时间能够得到相应的物资；在实物储备的同时适量进行物资协议储备，以保证突发大规模公共卫生突发事件发生时有相关的采样物资可以及时用于防控工作。如新型冠状病毒感染中对密切接触者、高风险筛查人员和市民进行大规模核酸筛查时应有足够的物资用于采集样本。此外物资储备还包括必要的仪器设备储备（包括现场检测管、采样仪器储备）和检测试纸、试剂、耗材储备。

人员储备一是要重点要求采样人员的专业性，采样人员必须专业和敬业，牢固树立安全意识。实验室检测人员必须取得相应的资质，具备相应的仪器操作技能。二是相关人员在日常工作中应该经常、有针对性地开展培训和演练，确保公共卫生应急处置采样人员深入现场采样时能够准确、快速、熟练地使用防护装备、采样工具和现场检测仪器设备。三是建议在到达现场前应对事件性质进行快速的风险研判，初步决定如何防护，人员分工，采集何种样品，以及如何采集样品，以保证样品采集能够顺利地完成，防止遗漏和准备不足回头补采情况发生。四是要建立一定的人才和专家队伍储备，专家队伍要由跨学科人员组成，如公共卫生流行病学、基础医学、临床医学、影像学、检验人员、食品卫生管理人员、工厂工艺、工程专家组成。这对多点暴发时，现场调查和采样，现场人员缺乏时人员替补及部分事件采集的样品提供不出检验结果时的事件性质判定有着重要的意义。如食物中毒事件处置未能得到病原学检测阳性结果,可组织专家组对事件性质判定,从而判定是否构成食物中毒事件。应该明确的是现场采样不一定都会得到预期的阳性结果,有些公共卫生应急事件要结合临床诊断和专家综合判定才能得到科学的结论。

技术储备包括现场采样及监测、实验室检测设备和检测能力的储备。根据不同的样本需要不同的微生物和理化检验设备,相关实验室要取得相应的资质,可以出具获得法律认可的技术检测报告。技术储备还包括必要的仪器设备储备和检测试剂、耗材储备等。

第二,安全性原则。没有相应的安全防护不进入现场和场合,应成为公共卫生应急处置中的一条铁律予以执行。由于现场存在危及人员健康和生命安全影响的危险因素,即使是在有防护的前提下也是控制对采样和现场检测人员的最低伤害水平,而非保证绝对安全。因此应绝对避免因无防护或防护不严引起的续发性伤害事件发生。

需要注意的是,我们所要进入的公共卫生突发事件现场是存在潜在危害的危险场合和环境,接触的采样对象是存在着潜在感染的人或物和环境。这些人或物质和环境因素存在着对人体潜在的感染、中毒、辐射损伤等危害。因此进入这一现场和场合做好安全防护是第一要责;为达到这一目的还必须有辅助人员在现场协助开展保护、对外沟通联络,并配合采集样品,同时确保在现场出现意外时能够及时辅助公共卫生应急现场采样人员安全撤出。

第三,采集样品有效性原则。进入现场后,我们需要根据不同的公共卫生应急事件采集不同的标本和样品,采样的方法和要求也存在着较大的差别。而标本和样品的采集是否科学、有效,应遵循五个原则,即采集的样品(标本)是否满足均匀性、完整性、及时性、针对性和代表性。因此样品(标本)的采集直接影响到对公共卫生事件原因和性质的判定、受害剂量、可能造成感染、污染和损害的范围,以及事件的溯源,影响到公共卫生事件是否能够得到有效处置,影响到患者是否能够得到准确、及时、有效的处置和治疗。因此必须按照相关工作流程和标准,准确、合理、合适地采集公共卫生事件处置中的样品(标本)。这在公共卫生事件处置中起到极其重要的作用,也是极其重要的一环。

一、公共卫生突发事件现场采样技术

(一)概述

目前,由疾病预防控制中心承担的公共卫生突发事件主要有以下几类:传染性疾病类公共卫生事件、食品安全和食物中毒事件、危险化学品泄漏和化学中毒事件(按照职能划分部分涉及疾病预防控制部门)、核放射性突发事件(按照职能划分部分涉及疾病预防控制部门),以及生物恐怖事件。不同的公共卫生事件需采集不同的样品,其采集的方法和要求各不相同。

合格的样品采集有以下几个环节构成:① 先期样品的采集准备。② 现场转运。

③ 实验室的检测。④ 结果的分析与判定等环节。每一环节都应当按照规定要求和实验室检验规则完成,否则会降低样品检出的阳性率和结果的科学性、说服力,达不到公共卫生应急处置样品采集的目的,如果作为重要的证据在行政处罚和行政诉讼中还可能丧失证据的有效性。

（二）公共卫生突发事件采样前的准备

公共卫生事件应急处置前期准备有着共性要求,具体需要做出如下准备。

1. 参考资料和工具类图书的准备　为规范处置每起公共卫生突发事件,都需要依照一定的工作标准、工作规范和工作流程作为工作开展依据,这类的标准就是国家（地方/行业）标准、工作方案和预案。除此之外还需要准备一定的专业工具书（教科书）,包括临床类、技术类工具书作为辅助参考资料。这类工具书可以为我们提示事件可能的病因及需要采集的标本、处置方法和样本采集的要求和注意事项,以提高样品采集的准确性、有效性。因此,作为专业人员在平时需要经常性加以学习、了解、掌握,在实际应用时可以作为处置的指南和依据。此外相关资料在现场还可以指导采样人员进行操作和防护,因此列入必备的工具。目前疾病预防控制机构所涉及的绝大多数的公共卫生突发事件已经出台了规范的国家（地方/行业）标准、预案、工作方案,这些都是指导公共卫生突发事件规范处置的标准和规范性文件,部分事件目前尚无国家或地方标准,建议根据实际情况制作工作（作业）指导书,以便于事件处置时有科学和标准的依据。

2. 样品采集、送检表格类的准备　根据所处理的事件不同应选择有固定格式的样品采集及送检表。对于没有固定格式的样品采集、送检表,应在到达现场前初步拟定调查内容,根据调查要求选取相近专业的样品采集、送检表。各类样品采集、送检表应与实验室检测部门相互确认,同时满足现场、实验室检测和实验室质量控制要求。

3. 记录、标识类工具的准备　记号笔（建议试管类标记的采集使用油性笔）、单面胶标签、条形码、记录纸或工作用笔等。

4. 取证、固定证据类设备　照相、摄像设备、录音笔等。

5. 现场文字处理类、信息支持类工具　需配备无线上网功能的笔记本电脑（iPad）、扫码机（器）、打印机、电源线、通信工具（含进入密闭有害空间全防护情况下特殊通信设备如耳麦、喉麦、对讲机）等。

6. 个人防护类用品准备　根据处置事件的不同、严重程度的不同,需要采取不同的防护级别,选择不同的防护装备,保护现场处置人员不受到感染、污染和伤害。

7. 现场采样、监测仪器　现场快速检测仪器、检气管、样品采样、采集设备及试剂、试纸、耗材等。

8. 其他辅助物品　警戒隔离标识及处置人员识别标识。警戒隔离标识用于标志、划定处置区域范围,警示、提醒、防止无关人员进入现场的警戒标志桩和标志带;处置人员识别标识作用除用于现场识别、表明处置人员身份外,还可以在暗视野起到指示作用,因此需要有反光材料印制。

9. 运载用交通工具　应使用能满足处置人员运送相关物资、检测仪器、采样设备装运及样品(含符合生物安全)转运要求的车、船、舟等交通运输工具。

（三）传染性疾病的现场采样技术

传染性疾病按照病原体划分,可以分为细菌性、病毒、衣原体类、立克次体、支原体、螺旋体、真菌类和寄生虫类。按照传播途径划分,可分为呼吸道传染病、肠道传染病、虫媒传染病及人畜共患传染病。总体而言,传染性疾病不同病原体的标本采集,标本种类、采集、保存、运送方法有相似处,但根据病原体不同也存在采集不同的样品(标本),根据样品(标本)的不同,保存、运送要求也不尽相同。因此根据病原学、侵入宿主寄生和攻击靶器官的不同,采取不同的标本以提高样本阳性检出率(如取深咳痰液、支气管灌洗液提高呼吸道病毒的检出率)。

1. 个人防护要求　病毒性标本的采集是有一定危险性的医疗卫生行为,因此采集过程必须遵守严格的操作规程,不同的病毒标本采集需采取不同的防护措施,防止医护人员或公共卫生人员受到感染。因此采集人员必须遵守以下原则：① 根据不同的临床判断采取不同的个人防护性措施。在不能判定疾病危险性情况,特别是不明原因传染病的情况下,采取高等级的个人防护措施,防止操作、送检、检测人员个人感染。② 应采取严格的预防措施,防止被锐器刺伤。③ 采集任何患者或健康人群体液时,由于不知道是否带有病原体,仍需采取标准的防护措施。④ 进样和检验流程都需要遵守严格的实验室流程,实验室人员操作也要严格遵守生物安全制度,做好个人防范。

2. 物品采集包(箱)的准备　装有病毒运输液(VTM)的样品采集管、聚酯纤维拭子、压舌板、痰或黏液吸取管、无菌采样杯或平皿、血液采集管(枸橼酸钠抗凝剂、不抗凝)、1～2 mL血清螺旋管、10～30 mL无菌螺旋管、其他样品管、采血用针具、消毒用品、冰盒(冰袋)、污物袋、记录用笔、样品标记纸或条形码(可采取无线上网设备＋扫码器＋打印机)等,生物安全运输箱。

3. 病毒性疾病需要采集的标本内容　一般情况下需要采集血液、鼻咽分泌液、痰液、粪便(肛拭子)、尿液、疱疹液标本;特殊情况需采集眼结膜、脑脊液、支气管或肺泡灌洗液、呼吸道抽取物、活检组织、尸检组织标本等,这部分样本的采集应由受过专业训练的临床医务人员负责采集,不作为现场常规采样要求。

4. 病毒性传染病标本采集要求　① 应该尽早采集发病初期(急性期)的标本,可以提高检测的阳性率。② 病毒性呼吸道传染病应以鼻咽部洗漱液或深部痰液,肠道病毒应以粪便标本为主,涉及神经系统感染的应采集脑脊液,出现皮肤类症状、体征的可以采集病灶组织,出现病毒血症时可以采取血液组织。③ 标本应该尽快送检,如不能及时送检的标本,应将标本装入有冰排或干冰的容器内送检;活检组织则应保存于50%的甘油缓冲盐水中;鼻咽分泌液、粪便组织应加入青霉素、链霉素或庆大霉素,以免杂菌污染细胞或鸡胚而影响病毒分离。④ 检测特异性抗体标本需要采取急性期与恢复期双份血清,第一份尽可能在发病后立即采取,第二份在发病后 2～3 周采取。

5. 传染病标本具体采集种类、方法 ① 血清标本采集:采集双份血清,尽早采取急性期 7 日以内(或发现时的血清学标本)及恢复期 2～3 周的外周静脉血各 5～6 mL,分离后的血清分装于 3 个塑料螺口血清管中,一份检测,一份备份,一份留存。② 呼吸道标本的采集:上呼吸道标本主要采集咽拭子、鼻拭子、鼻咽抽取物、咽漱液、痰液,下呼吸道标本包括呼吸道提取物、支气管灌洗液、胸腔积液、肺组织活检标本等。

6. 传染病标本采集方法

(1) 鼻拭子采集方法:将拭子放入生理盐水中湿润;采样人员一手轻扶被采集人员的头部,一手执拭子,拭子贴鼻孔进入,沿下鼻道的底部向后缓缓深入,由于鼻道呈弧形,不可用力过猛,以免发生外伤出血;待拭子顶端到达鼻咽腔后壁时,轻轻旋转一周(如遇反射性咳嗽,应停留片刻),然后缓缓取出拭子,将拭子头浸入含 2～3 mL 病毒保存液(也可使用等渗盐溶液、组织培养液或磷酸盐缓冲液)的管中,折断拭杆,使其完全置于管中;旋紧管盖,做好标记,放入塑料袋密封好;若需从两个鼻孔采集,应该分别使用一个拭子。

(2) 咽拭子采集方法:被采集人员先用生理盐水漱口,采样人员将拭子放入无菌生理盐水中湿润(禁止将拭子放入病毒保存液中,避免抗生素引起过敏),由检查者用压舌板辅助,被采集人员头部微仰,嘴张大,暴露出两侧咽扁桃体,将拭子越过舌根,在被采集者两侧咽扁桃体稍微用力来回擦拭至少 3 次,然后再在咽后壁上下擦拭至少 3 次,将拭子头浸入含 2～3 mL 病毒保存液(也可使用等渗盐溶液、组织培养液或磷酸盐缓冲液)的管中,折断拭杆,使其完全置于管中;旋紧管盖,做好标记,放入塑料袋密封好。

(3) 痰液的采集方法:晨痰,咳痰前以无菌生理盐水反复漱口,用力咳出深部痰收集于装有 3 mL 采样液的 50 mL 螺口无菌塑料管中(注意勿将唾液及鼻后分泌物当深部痰液)。当患者咳痰困难时可采用诱导痰,具体采用超声雾化器加入 3% 的 NaCl 溶液 30 mL,雾化吸入后,收集痰液标本。如果痰液未收集于采样液中,可在检测前,加入 2～3 mL 的病毒采样液,或加入痰液等体积的痰消化液,也可以用痰液等体积的含 1 g/L 蛋白酶 K 的磷酸盐缓冲液将痰液液化。

(4) 支气管灌洗液(BALF):将收集器头部从鼻孔或气管插口处插入气管(约 30 cm 深处),注入 5 mL 生理盐水,接通负压,旋转收集器头部并缓慢退出。收集抽取的黏液,并用采样液冲洗收集器 1 次(亦可用小儿导尿管接在 50 mL 注射器上来替代收集)。该操作需在局部麻醉的情况下,采用支气管镜取得,因此该项采样需要在专业医疗机构采集此类标本。

(5) 胸腔积液、肺组织活检标本的采集:局部麻醉后将纤维支气管镜通过口或鼻经过咽部插入右肺中叶或左肺舌段的支管,将其顶端揳入支气管分支开口,经气管活检孔缓缓加入灭菌生理盐水,每次 30～50 mL,总量 100～250 mL。需根据需要在专业医疗机构内完成,此类标本的采集建议在专家组会诊后执行。

(6) 肛拭子标本:蘸等渗盐水,由肛门插入 3～5 cm 处,轻轻旋转拔出,取出粪便(见粪便颜色或黏液)少许,立即放入含有 3～5 mL 病毒保存液的 15 mL 无菌培养试管中,弃去尾部,旋紧管盖送验。

(7) 粪便标本的取得:嘱患者排便于便盆内,用消毒棉签采取粪便的异常部分于蜡纸盒(小塑料杯)或试管内,4℃条件下送检。

(8) 尸体解剖标本:不明原因的死亡病例应尽可能采取所有组织器官标本。或根据临床表现,采集与疾病有关的重点组织标本(肺、心、脑、肝、肾),疑似病毒性疾病标本的取得应在死后 6 小时内取得,病理检查的标本最长不超过 24 小时。这一类标本的取得,需要符合相关的程序和文件要求,并经逝者家属同意下在严格、特定的防护下进行。采取的组织和器官应该在专家组会商的要求下进行,主要用于查明疾病原因。标本的取材固定应有事先的工作计划,标本应多点采取,每点需要采集 3 份以上。

(9) 媒介和动物标本采集:可能造成传染病传播的媒介生物的采集没有具体的采样规定,各专业有其自行的标准。传染性疾病引起的突发事件要求节肢动物采集尽可能肢体完整,采集后分为两部分:一部分 70%乙醇固定留作进一步鉴定;另一部分用于分离、检测,运送可以采取保持一部分湿度直接送检,也可以冷冻保存送检。建议以《中华人民共和国出入境检疫检验行业标准》(SN/T 1876 - 2007)、《医学媒介生物采集、制作及保存规程》标准采集,该标准涉及鼠、蜚蠊、蚤、蚊、蝇、蜱、螺、蛉、螨、虻采样方法采样。

(10) 其他人体标本:如脑脊液、眼结膜拭子、疱疹液、脓液,这部分样本的采集需由医疗机构专业医护人员完成。脑脊液标本:以无菌操作进行腰椎穿刺,取脑脊液 2 份,每份 3 mL。一份做微生物检验,一份做细胞计数和化学分析。眼结膜标本:眼结膜表面用拭子轻柔旋转擦拭后,将拭子头插入采样管中,尾部弃去,旋紧管盖。皮肤表面脓液:以蘸取生理盐水的棉签,擦取皮肤表面的渗出液或轻压痂皮旋转擦取渗出的脓液。

(11) 特殊情况下的环境样品取得:在怀疑禽流感事件处置工作中,需要采取环境标本,如水、饲养禽类及笼具、禽肉或禽类的粪便标本等。参考《农贸(集贸)市场新型冠状病毒环境监测技术规范》(WS/T776 - 2021)推荐的方法。

样品采集前处理:环境样品采样液可用 Hank's 或 Eagle's 等培养液加入以下抗菌药和 0.5%BSA($2×10^6$ IU/L 氨苄青霉素、200 mg/L 链霉素、$2×10^6$ IU/L 多黏菌素 B、250 mg/L 庆大霉素、$0.5×10^6$ IU/L 制霉菌素、60 mg/L 盐酸氧氟沙星、200 mg/L 磺胺甲基异恶唑)。

样品种类、采集方法及处理:水标本,在禽类活动或笼具旁的水沟或水池不同部位共收集水样品 5～10 mL,置于 15 mL 外螺旋盖的无菌塑料管内,水样样品到实验室后应进行分装,如果采集水样品中存在固体等物质,应将样品在无菌条件下反复吹打,以打碎固体物质,置 4℃待其自然沉淀 30 分钟,也可在低温条件下,3 000 rpm 离心 10 分钟,取上清液分装。笼具表面样品,每个笼具采集 1 份样品放在 1 个单独采样管中,用蘸有采样液的带有 2 根或以上聚丙烯纤维头的拭子擦拭笼具表面禽类最常接触的 3～5 个不同部位(包括笼具底部),然后将擦拭过的拭子放入含 5 mL 病毒采样液的 15 mL 无菌塑料采样管中,尾部弃去,也可用多个拭子充分擦拭笼具表面后放到 1 个采样管中。环境样品要在无菌条件下反复吹打收集的溶液,以打碎固体,置 4℃待其自然沉淀 30 分钟,也可在低温条件下,3 000 rpm 离心 10 分钟,取上清分装。宰杀或摆放禽肉案板,擦拭样品,如宰杀或摆放禽肉使用不同案板,可将采集擦拭的样品放到不同采样管中,拭子要擦拭禽肉接触最多的部位。粪便样品,从禽舍或环境中采集新鲜禽类粪便样品 3～5 g,放入含 5 mL 病毒采样液的 15 mL 无菌塑料采样管中。采集的粪便样品要在无菌条件下反复吹打,以打碎黏液和固体物质,低温条件下,置 4℃待其自然沉淀 30 分钟,也可 3 000 rpm 离心 10 分钟,取上清分装。清洗禽类的污水,如有清洗禽类的污水盆或桶,可采集清洗禽类的污水样品。将水槽中水样用无菌的、一次性的玻璃棒或棉签充分混匀后采集 5～10 mL,置于 15 mL 外螺旋盖的管内。水样样品到实验室后应进行分装,方法与采集水样品相同。禽类饮用水,在每个笼具旁的饮水槽采集 1 份饮用水样品,方法与采集清洗禽类的污水样品相同。

　　7. 病毒性传染病标本的保存和转运　要提高标本检测的阳性率,不仅需要采集 1 份合格的标本,也需要合适地保存标本以免因标本保存不当影响实验室的检测,最终因误判导致对疫情处理的误判,甚至导致疫情蔓延。对患者而言,因检测结果误判可能丧失治疗机会,导致严重的后果。由于部分标本的难以重复取得,也需要重视对标本取得后的保存和转运。

　　因运输标本不当,发生泄漏,也有可能导致疫情的扩散,出现严重的后果。因此,标本的保存和运输,也是公共卫生应急处置中的重要一环。病毒性标本通常需要在 −20℃保存,短时运输不具备这种条件的情况下也需要在有冰排或冰袋的条件下运输,以最快的速度送交实验室检验。特别是涉及病毒分离和核酸检测的标本。

　　标本的运送应严格遵守《病原微生物实验室安全管理条例》(国务院 424 号令)、《可感染人类的高致病性病原(毒)种或标本运输管理规定》(中华人民共和国卫生部第 45 号令)、《人间传染的病原微生物名录》等有关规定,严格做到生物安全。

　　人感染禽流感环境样品保存、送检和运输:环境样品可置 4℃存放 2 日,存放超过 2 日需置 −70℃或以下保存。环境样品处理后,将原始样品分为 3 份,1 份用于核酸检测,1 份备用送上级疾控中心,1 份备用送国家流感中心,送检量不少于 1.5 mL。检出阳性后 1 周内将 2 份备用样品送市疾控中心微生物实验室。所有样品要求 −70℃或以下保存。

　　样品放入生物安全运输箱内(或疫苗冷藏包),放入冰排,然后以柔软物质填充,内衬具吸水和缓冲能力材料。同时报送样品登记表,运输要求符合国家生物安全有关规定。

8. **细菌引起的传染性疾病现场采样及转运** 细菌引起的传染性疾病采样与病毒性传染性疾病采样方法有相同之处,但因病原学不同,有以下几点需要引起注意:① 采集物品包:血清学和呼吸道标本的采集可参照病毒性传染病要求准备,根据调查内容的不同可调整为带有培养基的密封试管、空的无菌平皿和装好选择性培养基的培养皿、增菌培养基和装有增菌液的培养瓶、标准诊断血清和鉴别诊断用试剂。② 严格执行无菌操作,尽量避免患者自身的正常菌群、外环境中的杂菌污染标本。③ 采集病变部位标本不得使用消毒剂,必要时只能用无菌生理盐水冲洗表面,干棉球擦干后再取材。④ 从呼吸道、消化道、泌尿生殖道、伤口和体表分离可疑致病菌时,应与特定部位的正常菌群及临床表现检测一并考虑。⑤ 应在疾病早期或使用抗生素前采集标本,否则需要在分离培养时加入药物拮抗剂。⑥ 需选用新鲜标本。不能及时送检的样品,应置于特殊的转运培养基中,低温保存(但怀疑不耐冷的脑膜炎奈瑟菌除外)运送。

衣原体、支原体、立克次氏体、螺旋体的采样根据病原体不同,器材准备、采样要求有所不同,具体可参照《病原生物学检验——其他微生物》(齐小秋主编,卫生部病原生物学检验教材编写组)相关内容进行采样及检验。

(四)食物中毒事件现场采样

食源性疾病是指因摄食活动使各种致病因子进入人体内所引起的、具有感染或中毒性质的一类疾病。本节我们只重点讨论食品的中毒性事件,对于食品感染性事件除防护和检验指标外,采送样原则与中毒性事件相同。造成食物中毒的致病因子主要包括有毒有害微生物、化学物质及放射性物质和动植物本身具有的天然毒素。这些致病因子由于误食、误用或污染了食品从而造成了人体中毒。致病因子污染食品,可能发生在食品生长到食用的任一环节,包括食物的生长、运输、生产、加工、贮存、食用一系列过程中,因此食品的样品(标本)采集要在抵达现场前或抵达现场初步调查后才能通过综合判断确定采集什么样的样品,如食品、环境、环节、食品工具(容器)、生产线样品还是人体生物学标本。特殊食物中毒事件需要查明原因时,还需进行溯源性采样。

1. **个人防护要求**

(1)食物中毒事件处置时建议以传染病一级防护为标准进行防护,当高度怀疑有高致病性微生物或未知污染食品和食品加工环境时,可根据专业人员判断提高相应防护级别,防止污染样品、传播和造成自身感染。

(2)考虑微生物致病因素采样时,应对采样工具和采样人的手进行严格的消毒,防止污染样品,造成误检、误判,引起不必要的法律争议。

2. **食物中毒调查用品的准备**

(1)生物样本采样器皿:无菌粪便盒、血液采集管(枸橼酸钠抗凝剂、不抗凝)、1～2 mL血清螺旋管、10～30 mL无菌螺旋管、采血用针具、皮肤消毒用碘伏和棉签、Cary-Blair运送培养基(适用于肠道样本的保存运送)、Stuart运送培养基(适合于呼吸道样本的保存运送）、2 mL 病毒保存液、无菌生理盐水 1 000 mL。

（2）食品等样品采样器皿：无菌的一次性塑料袋、带盖的无菌广口瓶（100～1 000 mL）、采水样的无菌瓶、箔纸密盖的无菌金属盒或罐。

（3）采样用灭菌和包裹的器械：勺、匙、压舌板、刀具、镊子、钳子、抹刀、钻头、金属管（直径 1.25～2.5 cm，长度 30～60 cm）、移液管和洗耳球、剪刀、Moore 拭子（供下水道、排水沟、管道等处采样用）、纱布、75% 乙醇、酒精灯、袋装制冷剂（可盛装水或冻结物的厚实塑料袋或瓶子、装冰用的厚实塑料袋）、防腐剂 10% 福尔马林或 10% 聚乙烯醇、食品温度计、探针式温度计（－20～110℃），长 13～20 cm 的球式温度计（－20～110℃）。

（4）通讯办公用品：数码照相机及可连接网络的笔记本电脑、录音笔、通信工具、标签或条形码、扫码器、国家食品卫生标准等辅助材料、相关的样品采集表单等。

（5）其他常用物品：可根据现场需要选择，一般需准备书写用笔、防水记号笔、胶带、棉球、灭菌蛋白胨或缓冲液（5 mL）置于带螺盖的试管中、电钻（用于冷冻食物采样）、蒸馏水、隔热箱或聚苯乙烯盒、生物安全标本运输箱。

3. 食品标本和样品采集类型

（1）中毒人员标本：粪便、尿液、血液、呕吐物、洗胃液、肛拭子、咽拭子。

（2）从业人员标本：粪便、肛拭子、咽拭子、皮肤化脓性病灶标本。

（3）可疑食品样品：留样食品，可疑食品剩余部分及同批次产品、半成品、原料，加工单位剩余的同批次食品，使用相同加工工具、同期制作的其他食品，使用相同原料制作的其他食品。

（4）食品加工制作环境样品：加工设备、加工用具、容器、餐饮具上的残留物或物体表面涂抹样品或冲洗液样品、食品加工用水。

（5）其他样品：由毒蕈、河豚等有毒动植物造成的中毒，要搜索废弃食品进行形态鉴别。

4. 食物中毒标本（样品）的采集内容及保存

（1）人体生物标本的采集内容及保存

1）粪便标本：粪便标本是检测细菌、病毒、寄生虫、毒素等的常用标本。应优先采集新鲜粪便 15～20 g。若患者不能自然排出粪便，可采集肛拭子。采集肛拭子标本时，采样拭子应先用无菌生理盐水浸湿后，插入肛门内 3～5 cm 处旋转一周后拿出。合格的肛拭子上应有肉眼可见的粪便残渣或粪便的颜色。

用于细菌检验的粪便标本需 5 g。肛拭子，需插入 Cary-Blair 运送培养基底部，将顶端折断，并将螺塞盖旋紧。标本应 4℃ 冷藏保存。若疑似弧菌属（霍乱弧菌、副溶血弧菌等）感染，标本应常温运送，不可冷藏。

用于病毒学检测的粪便需 10 g。肛拭子需置于 2 mL 病毒保存液中。标本应立即冷冻保存。如采样现场无冷冻条件，标本应 4℃ 冷藏，并尽快送至有冷冻条件的实验室。标本保存和运送过程中,冷藏或冷冻的温度和时间必须记录。

寄生虫检测需要新鲜大便 5 g,按 1 份粪便对 3 份防腐剂的比例加入防腐剂溶液(10%福尔马林或 10%聚乙烯醇)在室温条件下储存和运送。如果暂无防腐剂,可将未处理粪便标本置 4℃冷藏(但不能冷冻),12 小时内送检。

当致病原因不明时,可以将每个病例的粪便分为 3 份(肛拭子采集 3 个),分别按照细菌、病毒和寄生虫检验要求进行保存。

2) 血液及血清标本:全血标本通常用于病原的培养及基因检测、毒物检测,一般情况下采集 5~10 mL。血清标本用于特异抗体、抗原或毒物检测,患者双份血清标本(急性期和恢复期各 1 份),可用于测定特异抗体水平的变化。急性期血清标本应尽早采集,通常在发病后 1 周内(变形杆菌、副溶血弧菌,急性期血清应在发病 3 日之内采集)。恢复期血清标本应在发病后 2~3 周采集(考虑变形杆菌感染的患者恢复期血清应在发病 12~15 日采集)。

3) 呕吐物标本:呕吐物是病原和毒物检测的重要标本。患者如有呕吐,应尽量采集呕吐物。呕吐物标本应冷藏,但不能冷冻,12 小时内送至实验室。

4) 皮肤损害(疖、破损、脓肿、分泌物)标本:食品从业人员的皮肤病灶,有可能是食品污染源。采集标本前用生理盐水清洁皮肤,用灭菌纱布按压破损处,用灭菌拭子刮取病灶破损部位的脓血液或渗出液。如果破损处闭合,则采用消毒皮肤后用灭菌注射器抽吸标本。标本应冷藏,12 小时内运送实验室。

5) 尿液标本:尿液标本是化学中毒毒物检测的重要标本。留取患者尿液 300~500 mL,冷藏,若长时间保存或运输应冷冻。

(2) 食品和环境样品的采样、保存、运送:食品中毒事故调查时应尽量采集可疑剩余食品,还应尽量采集可疑食品的同批次未开封的食品。如无剩余食品可用灭菌生理盐水洗涤盛装过可疑食品的容器(未经过消毒处理),取其洗液送检。上述操作均需严格遵循无菌采样操作原则,并须保证采样人手、口鼻均需达到安全防护要求。将标本放入无菌广口瓶或塑料袋中,避免交叉污染。食品样品采集量一般在 200 g 或液体样品 200 mL 以上。

用于微生物检验的食品样品一般应置 4℃冷藏待检,若疑似弧菌属(霍乱弧菌、副溶血弧菌等)感染,样品应常温运送,不可冷藏。用于理化检验的食品样品置 4℃冷藏保存运送,如长时间运输需冷冻。

1) 固体食品样品:尽可能采集可能受到污染的部分。一般用无菌刀具或其他器具切取固体食品,多取几个部位。采集标本需无菌操作,将采集的样品放入无菌塑料袋或广口瓶中。冷冻食品应保持冷冻状态运送至实验室。有毒动植物中毒除采集剩余的可疑食物外,还应尽量采集未经烹调的原材料(如干鲜蘑菇、贝类、河豚等),并尽可能保持形态完整。

2) 液体食品样品：采集液体食品前应搅动或振动，用无菌器具，将大约 200 mL 液体食品转移至广口瓶中，或用无菌移液管将液体食品转移至无菌容器中。

3) 食品加工用具等样品：盆、桶、碗、刀、筷子、砧板、抹布等样品的采集，可用生理盐水(磷酸盐缓冲液)浸湿拭子，然后擦拭器具的接触面，再将拭子置于生理盐水(磷酸盐缓冲液)中。抹布也可剪下一段置于生理盐水(磷酸盐缓冲液)中。如砧板已洗过，也可用刀刮取表面木屑放入生理盐水或磷酸盐缓冲液中。

4) 可疑污染水样品：水样品的采集可参照《GB/T5750.2-2006 生活饮用水标准检验方法：水样的采集与保存》，该标准包括水源水、井水、末梢水、二次供水等水样品的采集、保存和运送方法。

怀疑水被致病微生物污染时，应采集 10～50 L 水样，用膜过滤法处理后，将滤膜置于增菌培养基中或选择性平板上，可提高阳性检出率。

5. 食物中毒标本(样品)的采样、运送、检测应注意的问题

(1) 食品采样送微生物检验必须是无菌操作、无菌采样；患者标本含有大量病菌，标本装入试管或小瓶时，注意勿污染容器外口壁。

(2) 样品运送需保持密封、密闭，不得破损；应放在坚固的送检箱内由专人送往检验室，运送过程中应注意样品安全。应尽可能快地送检，除规定不能冷藏的样品外，其他样品均需冷藏保存。

(3) 人数较少的食物中毒需要尽可能全部采样。大规模的食物中毒至少采集 10～20 人份标本，并选取部分有共同进食史，但未发患者作为对照采集标本。

(4) 所有使用过的采样相关物品要带离现场，采用高压灭菌消毒。采样箱每次用完后要及时进行消毒处理。

(5) 检验过程中病毒标本要避免反复冻融。可在冻存之前将标本分成几小份，或在冻存时加入适当的保护剂如甘油或二甲基亚砜(DMSO)。病毒标本若需长途运送，需将标本置于装有干冰的密闭容器内。

(五) 突发中毒事件现场采样技术

本节所叙述的突发中毒事件是特指突发职业化学中毒引发的中毒事件，因生物因素引起的中毒事件不在本节讨论范围。突发中毒事件处置是较为复杂的一类公共卫生突发事件，其复杂性在于：

第一，现场情况复杂。存在因环境因素造成对处置人员的物理性损害。发生中毒事故的现场往往由于燃烧、爆炸、塌陷等原因，导致现场的建筑结构毁损和空间性质的改变，使应急处置人员处于一个陌生和生命安全受到威胁的危险环境中，因此防护不仅面临着防止有害化学因素侵害，而且要兼顾到不确定因素带来的人体损害，比如砸伤、锐物切入、酸碱漏液腐蚀等伤害。

第二，中毒物质种类的复杂和不确定。可能由于爆炸、燃烧、化学物中和产生新的有

害化学物质影响而发生对处置人员的伤害。表现出既可能是单一化学物质造成的突发公共卫生事件，也可能是复合多种的化学物质引起的复合型化学中毒。需要处置前、处置中、处置后分别对可疑的有害物质进行综合研判。

第三，突发中毒事故现场的区域需要根据有害物质（可疑或可能的有害物质）毒性、释放量、空间及气象因素（风力、风向）综合加以判断。区域半径可能是几十米至数公里。因此抵达现场时就要根据现场情况先行划定隔离区（热区）、防护支援区（温区）、安全支援区（冷区），根据不同的区域设置不同的处置人员和选取不同的防护设备。进入热区的处置人员要有足够的安全意识，防止因防护不到位引起的意外事件或受有毒物质的扩散影响引起的次发损害发生。

第四，化学品泄漏（职业中毒）中毒突发事件应根据现场的实际情况综合判断，需要采集环境空气样、土壤、水样进行全面的分析。根据现场处置需要还要采集一部分中毒人员的生物样本（血、尿、组织）进行临床检验。

1. 突发中毒事件采样用品的准备

（1）突发中毒现场采样个人防护注意事项：急性职业中毒危险因素主要有以下几种：① 颗粒物（粉尘、烟、雾和微生物）。② 气态物质（一氧化碳、氯气、氨气、硫化氢和光气等）。③ 液态物质（酸碱）。④ 缺氧环境及燃烧（除高温、燃烧、塌方因素外，还可产生大量的颗粒物和成分复杂的气体）。因此要根据现场实际情况选取不同的防护用品，以免发生对现场调查和采样人员造成的次发损害。对已经出现人员中毒的环境要设置警戒区，采样时要做好个人防护，并需设置 2 名安全防护员共同配合采样，防止采样人员意外发生，进入现场的人员应有标记明显的识别标志，如荧光带、姓名贴等。

（2）现场采样一般用品的准备：① 参考用书和国家标准辅助材料：职业卫生学、急性中毒类工具书、各种涉及职业（化学）中毒的国家卫生标准或推荐地方/行业卫生标准。② 记录用物品：现场调查、送检用表单、油性记号笔、书写用笔、胶带、单面胶标签或条形码、扫码器＋打印机。③ 容器类：采集无机金属化学物待检物用容器（50％硝酸清洗、浸泡），有机化合物待检物用容器（用铬酸清洗、浸泡），盛装采样用品的容器、试管架、运输用周转箱，冰排或冰袋。④ 采样和气体收集用工具：温湿度计、气压表、风速风向仪、空气采样机、真空罐、滤膜、吸收管等。

（3）生物样本采样器皿：生物样本需根据临床指征采取样本，通常采取血液、尿液、粪便标本。样本的检测应由有资质和检测能力的机构承担。① 血液采集管（抗凝、不抗凝）、1～2 mL 血清螺旋管、10 mL 无菌螺旋管，采血针具，采血皮肤消毒用品，采血针、手术剪等。② 粪便盒（考虑部分消化道中毒和续发中毒时使用）。③ 尿液标本，一般留取患者晨起中段尿液 300 mL，置于预先处理过的容器中（根据有机、无机物中毒分别选取不同种类处理过的容器），特殊情况下如百草枯中毒可采集服后 2 小时的尿液。

（4）现场固定证据、文字处理、记录用工具及其他辅助设备：① 文字、数据处理用品：

可连接网络的笔记本电脑、iPad。② 固定证据类：数码照相摄像机、录音笔。③ 通信设备：对讲机、耳塞、喉麦等用于处置现场和外部保障人员的联络。④ 其他辅助设备：警戒隔离标识、人员识别标识、有害气体报警装置。

（5）现场快速检测设备：根据需要选择相关经过校准的检测仪器在现场快速检测出有毒、有害物质等。目前有较多的现场检测技术和便携式检测仪器可供选择，如：① 检气管：半定量检测方法，具有简便、快速、直读等优点，现场可以根据检气管变色柱长度测定出气体浓度。能够对硫酸二甲酯、氯气、氨气、一氧化碳、氰化氢、光气、氯化氢等几十种气体进行检测。② 便携式检测仪器：目前有便携式氯气检测仪、一氧化碳、二氧化碳、硫化氢、氰化氢检测仪等，可以对基本明确的气体进行检测，判定浓度。具有连续、快速、直读等优点，但每种只局限于检测一种气体，定期维护管理较为重要。③ 比色试纸：半定量检测方法，可以对多种有毒物质测定，简便、快捷、易操作。主要能够对氨、一氧化碳、有机磷农药、氢氰酸等半定量检测。如检测甲醛、乙醛的息夫试纸、检测硫化氢的醋酸铅和硝酸银试纸。但目前试纸由于存在误差大、干扰因素多、易失效，检测内容有限，建议作为一种备选方法使用。④ 气相色谱/质谱分析仪：目前有车载式气相色谱/质谱分析仪，可以现场检测挥发性有机化合物，精度高、范围广，适用于未知毒物和混合毒物存在的现场检测。

2. 化学品泄漏（职业中毒）中毒突发事件样品采样要求

（1）样品采集要具有针对性、代表性，数量上能够满足多次重复检测的需要。

（2）样品采集时应同时设置样品空白、容器空白对照。

（3）样品的采集应做好明确的唯一性编号，并记录好样品采集时的详细信息；空气样品应记录好：① 时间、地点、编号、采样方法、采样量等。② 可疑毒物。③ 采样时的气温、气湿、气压、风速等。④ 采气量。⑤ 现场的情况，如通风、通气等环境情况。

3. 化学品泄漏（职业中毒）中毒突发事件样品的采集、保存和运送

（1）空气样品的采集：空气采样时应选择呼吸带高度为主，还应设置平行样，采样时需注意样品的针对性和代表性。

1）直接测定法：部分有毒物基本明确的情况下，且空气中被测有毒物组分浓度较高，可以直接采取空气样本，采用现场直读式仪器进行定性或定量检测，直接判明毒物的性质和浓度。具体可采用：① 采样袋法：由专用塑料袋及采气用二联球组成，现场冲洗采气袋 3～5 次后采集空气样品，然后进行检测。② 真空罐采样：抽真空至 133 Pa，现场打开气阀采气，关闭阀门后迅速送检。

2）浓缩采样法：当现场空气中被测有毒物组分浓度较低时，需对空气样品浓缩后进行检测。具体方法如下：① 吸收液法：采用动力装置使空气通过装有吸收液的吸收管，空气中被测组分气液界面浓缩于吸收液中。② 滤料法：使用动力装置使空气通过滤料，经机械阻留、吸附方式采集空气中的气溶胶。③ 固体吸附法：空气通过装有固体吸附剂的采样管时，被测组分被吸附剂吸附而浓缩，在实验室经解析后分析检测。

（2）液态样品的采集：如考虑中毒可能是由于水源性物质引起或污染了水源性物质时，可以依照食物中毒采样原则采取液体样品，详见本节食物中毒中"可疑污染水样品"部分采取，采样容器要求以做理化指标容器为标准。

（3）固态样品的采集：当怀疑污染物污染了土壤，或者需要此情况下判明污染物性质，可以采集一部分土样作为样品。在对现场调查的基础上，根据有毒物的印记和气味并综合考虑其他因素如地势、风向等因素，判定土壤污染范围的前提下，采集 3～5 个点，土层厚度约 5 cm，同时选取周围无污染的土壤 2～3 个点作为对照，低温保存送检。

（4）生物样品的采集：① 血样：加入枸橼酸钠抗凝剂的全血血样 10～15 mL 及时送检，可检测特异性中毒指标和血液生化指标。② 尿液标本：尿液标本是化学中毒毒物检测的重要标本。留取患者尿液 300～500 mL，冷藏，若长时间保存或运输应冷冻。③ 其他：根据情况还可以采取毛发、指甲、胃液、特定的组织样本等，视具体情况而定。

（5）样品的保存和运送：① 防破损：为保证样品不易破损或破损后不殃及其他样品，建议样品容器选择上尽可能选取惰性容器，必须用玻璃容器时应做好独立包装和防碰撞分隔，保证样品的安全。无法马上检测的样品需冷冻或冷藏保存，注意器物不要受冷冻破损。标准检测的样品都有储存和运送的明确说明，操作中要严格执行。② 防污染和干扰：样品采集和运输时要防止干扰性物质影响，运输过程中防止破碎或污染，防止溢出，运送人员要注重个人防护。样品污染或溢出后要对环境进行彻底清洗。③ 交接程序上注意完整性：注意交接记录的完整性。完整的交接记录应包括：交样人、接样人、交接时间、样品状态、存储条件。

4. 实验室检测和结果的判定应用

（1）检测方法和仪器使用合理、正确、规范，检测结果客观、准确、公正。目前实验室检测技术较为成熟，现场检测技术也日趋成熟。现场采集的样品可以通过实验室根据现场专业人员的经验和请求开展相关检测并得出较为科学、准确的检验结果，检测所需的仪器和方法应根据实验室操作人员进行。实验室应该按照国家标准进行检测并出具准确的检测报告，检测报告要客观、公正、真实、准确。

（2）综合实验室检测和现场、临床诊断综合判断事件性质。无论是现场的检测还是实验室的检测结果都应上报相关的部门或事件处置指挥机构，由相关的部门或事件处置指挥机构综合事件发生获取的全部信息（包括临床诊断信息）进行综合判断、决定，实验室的检测作为重要的支持数据得到应用。在此基础上由相关的部门或事件处置指挥机构得出本次事件染毒类型、范围、程度的结论，并统合信息做出判断和报告，依此明确事件的性质和决定下一步应采取的措施和行动。

（六）核放射性突发事件现场采样技术

根据《卫生部关于印发〈卫生部核事故和辐射事故卫生应急预案〉的通知》（卫应急发〔2009〕101 号）有关规定，医疗卫生机构在核放射事故中承担的职责如下。

第一,相关医疗机构:各级卫生行政部门指定的有放射病、血液病、肿瘤或烧伤专科的专科医院或综合医院以及职业病防治院、急救中心等,承担辖区内的核事故和辐射事故医疗救治任务,负责事故伤病员的救治、转运和现场医学处理等任务。已建立核和辐射损伤救治基地的省、自治区、直辖市,由基地负责医疗救治任务。

第二,放射卫生机构:各级卫生行政部门指定的承担放射卫生工作的疾病预防控制机构、职业病防治机构和卫生监督机构等,承担辖区内的核事故和辐射事故卫生应急放射防护和辐射剂量估算任务。其中进一步对市(地)、州和县级卫生行政部门的职责做出如下规定:辐射事故发生地的市(地)、州和县级卫生行政部门在省、自治区、直辖市卫生行政部门的指导下,组织实施辐射事故卫生应急工作。具体承担"饮用水和食品的放射性监测:放射性污染事件中,参与饮用水和食品的放射性监测,提出饮用水和食品能否饮用和食用的建议"。

该"预案"要求"核事故和辐射事故卫生应急物资和装备包括核和辐射应急药品、医疗器械、辐射防护装备、辐射测量仪器设备等"。

根据以上规定,具体到疾病预防控制机构、职业病防治机构和卫生监督机构为应对核放射事故应做出两点准备,一是适度的辐射防护装备,二是辐射测量仪器设备。本节重点讨论:

1. 个人防护要求 按照核和核辐射威胁等级要求进入核污染(放射)现场抢救救援医护人员需严格做好个人防护。要求具有以下防护设备:铅橡胶帽子、铅橡胶颈套、铅围脖、铅衣、铅橡胶围裙、铅手套、铅内裤、铅防护眼镜、铅防护鞋套。不进入核和核辐射现场的可穿戴一次性隔离衣、一次性医用帽子、一次性医用外科口罩、医用无纺布鞋套及胶靴进行普通防护。进入现场的采样人员应有标记明显的识别标志,如荧光带、姓名贴等,便于辨认。

2. 核和核辐射装备和采样用品的准备

(1) 一般用品:核和核辐射一般办公用品包括辅助材料、带无线网卡的笔记本电脑、记号笔、各种记录表、标签纸或条形码、登记表等,密封袋及盛装采样用品的容器、运输周转箱。

(2) 通信设备:移动电话、对讲机,深入较深远的核和核辐射区域尚需配备手持或车载卫星定位系统。

(3) 食品、水样品采样器皿:加厚不易破损的食品袋,用 10%硝酸(或盐酸)浸泡 8 小时彻底清洗干净的聚乙烯塑料盒、采水样的聚乙烯桶(5 L),直立式采水器(深水取水时用)。

(4) 辐射监测设备:① 个人剂量计。② 多用途 γ/β 巡测仪、β/γ 表面污染监测仪。③ α/β 表面污染监测仪、场所辐射监测仪、中子当量仪、自读式剂量计、累积剂量计等。

3. 核和核辐射事故食品和饮用水采样

(1) 食品样品采集原则:① 注重采样的代表性和均衡性。大包装食品应从不同部位采样混匀后成原始样品；小包装食品随即采取若干代表性样品，混匀后成原始样品。② 市场销售食品应贯彻随机化原则，从不同销售点位选取混匀后成原始样品。③ 整车、整船、整舱食品按照四点法，从四角分层采取样品。④ 对监测点产食品，应按监测区五点布点法，分四角加中心采取食品混匀后成原始样品。⑤ 食品采集的种类，应采集奶、肉鱼、谷薯蔬菜类食品作为采集对象，也可采取监测区内野生菌菇和浆果类作为采样对象。⑥ 蔬果类食品只选取可食叶、茎、果实部分，受到土壤、污水污染的部分应废弃不用。

（2）饮用水样品采集原则：① 市售定型包装饮用水采集原则与食品采样原则相同。② 水样采集种类应包含以下种类，水源水、出厂水、末梢水、二次供水、泉水。③ 水样品的采集方法同生活水监测采样方法相同。④ 取水体积应为 5 L。

4. 核和核辐射样品的保存与运送

（1）样品运送应尽量避免污染、毁损，储存样品的容器应不对样品产生降解，因此应使用防破损容器，选择聚乙烯材料，尽量少使用玻璃制品。

（2）分析前需要短期储存的样品，需要对样品冷冻、冷藏，或者外加防护剂（如亚硫酸氢钠、酒精），生物样品可用甲醛溶液保存。

（七）生物恐怖现场采样技术

生物恐怖是指通过人为地故意释放细菌、病毒或其他病原体，引发人群、动物、植物死亡，引发人群恐慌和社会动荡，达到恐吓或强迫政府或社会，传递某种政治、宗教或意识形态信息，引起政治或社会变化的非法暴力行为。生物恐怖是恐怖组织或个人的行为，不一定通过生化武器进行，因此它是不同于生化战争的一类事件。由于采用的病原体或生物毒素缺乏有效的及时发现和治疗手段，因此一旦发生，后果极为严重。

目前用于生物恐怖的生物战剂涉及细菌（含立克次氏体和衣原体）、病毒、真菌、原虫、毒素等，主要有炭疽、鼠疫、天花、兔热病、福氏耐格里阿米巴、肉毒毒素、蓖麻毒素等 40 余种微生物和毒素。因此生物恐怖事件的处置采样、保存和运送也以传染病类处置为主。由于目前国内尚无针对生物恐怖防控的工作预案和指导方案，所以生物恐怖的采样处置依据建议依照《中华人民共和国出入境检疫检验行业标准》（SN/T3563－2013）、《国境口岸入境白色粉末有害生物因子排查及处理流程》《中华人民共和国出入境检疫检验行业标准》（SN/T1214－2003）、《国境口岸处理炭疽杆菌污染可疑物品操作流程》进行。

1. 生物恐怖采样中的个人防护　生物恐怖现场处置的防护应在专家快速评估的基础上，采取最高级别的防护，作为采样、调查人员防护的基本措施，不进入污染区的辅助人员可采用二级＋的防护策略。可能从事长期监测的卫生技术人员，要根据需要进行预防性服药或免疫应急接种。

2. 生物恐怖采样用品

（1）一般用品：综合传染性疾病、食品中毒、化学中毒处置要求准备采样用品；具体根据可能采样内容进行物品准备,包括提取固体粉末用的密封袋、微生物空气采样平皿、物体表面擦拭取样用的试管、污染土壤采样用的塑料容器,以及配套的大号镊子、工兵铲、棉签等用品。一般用品如标签、油性记号笔按照常规准备。涉及可能被污染的人体生物学检测标本应由临床人员负责采集。

(2) 其他涉及生物恐怖事件处置的特殊用品:① 警戒隔离标识及处置人员识别标识。警戒隔离标识用于标志、划定处置区域范围(如果是由爆炸产生的事件需要根据军方和警方确定范围),警示、提醒、防止无关人员进入现场的警戒标志桩和标志带;处置人员识别标识作用除用于现场识别、表明处置人员身份外,还可以在暗视野起到指示作用,因此需要反光材料印制。② 风速仪及风向标,用于进入露天现场时测定风向用,采样及处置人员应从上风向进入,室内应关闭电扇、空调、通风系统,保持空气最小化的流通。③ 消毒剂及医用喷雾器,进入现场时打开清洁通道及处理污染现场时使用。④ 射流撞击式采样器(裂隙式采样器),进行室内空气采样时使用。⑤ 杀虫剂喷雾罐,或现场捕捉昆虫或动物用的带柄网兜。

3. 生物恐怖采样内容

(1) 环境标本:空气、可疑污染的植物、水体、物体表面、土壤。

(2) 生物学标本:人体或污染环境内哺乳动物的血液、痰液、胃液、粪便等。

(3) 医学媒介生物标本:昆虫(污染半径 200 m 范围内的蝇、蚊、蟑等爬行或飞行昆虫)、动物标本(鼠、流浪猫、狗)。

4. 生物恐怖样品的采集、保存和运输

(1) 空气样品:建议采用射流撞击式采样器(裂隙式采样器)进行空气采样,这是当今微生物采样器中应用最广泛、品种最多的一类采样器。这类采样器能作空气微生物的定量测定。

(2) 可疑污染的植物:建议采取可疑污染的植物 150 g 左右,冷藏保存,尽快送检。

(3) 物体表面:可用棉签蘸生理盐水擦拭后,将棉签放入试管、容器或带培养基的平皿送检,冷藏尽快送检。

(4) 水样:应采集 10～50 L 水样,用膜过滤法处理后,将滤膜置于增菌培养基中或选择性平板上,可提高阳性检出率。

(5) 土壤:当怀疑污染物污染了土壤,或者需要此情况下判明污染物性质,可以采集一部分土样作为样品。在对现场调查的基础上,综合考虑其他因素如地势、风向等因素,在判定土壤污染范围的前提下,采集 3～5 个点,土层厚度约 5 cm 的样本进行检测。

(6) 昆虫,动物标本:建议以《中华人民共和国出入境检疫检验行业标准》(SN/T 1876-2007)、《医学媒介生物采集、制作及保存规程》采集。送检见传染病媒介生物采样、送检有关章节。

(7) 生物学标本:与传染性疾病突发公共卫生应急事件处置要求相同。

5. 生物恐怖样品采集、运送要求

（1）不得在没有防护或防护不严的情况下徒手采取样品。采集、转运样品怀疑有不慎暴露时，采集、转运人员需要进行医学观察。

（2）到达现场时应设置警戒区域。处置人员出入污染区，采样后应进行严格、彻底消毒，防止可疑物扩散。

（3）样品要始终保持密封状态。放入生物安全运输箱内（或疫苗冷藏包），放入冰排，然后以柔软物质填充，内衬具吸水和缓冲能力材料，避免运送过程中物理性冲撞和水浸。生物安全箱移出污染环境前应对外表面进行彻底消毒，运输要求按照国家生物安全有关规定执行。

二、突发公共卫生事件应急实验室检测

针对突发公共卫生事件，我们往往在采集样品（标本）的前提下对样品（标本）进行应急检测，目的是要查明发生本次公共卫生突发事件的原因，以便有效采取针对性措施对事件进行有效控制。此外应急检测结果还有印证对突发事件判断的作用，因此应急检测是公共卫生突发事件极为重要、不可或缺的一环。

检测可分为现场检测和实验室检测两部分。随着科学技术的发展，现场检测设备、试剂逐渐增多，对公共卫生事件早期判定起到了积极的作用，但大多数现场检测设备以定性为主，部分设备可以做到半定量分析；准确的检测结果还得依靠合理的采样技术，依靠实验室仪器进行定量分析。涉及微生物检测的样品还需实验室检测才能得到更为准确的结果。

（一）突发公共卫生事件应急实验室检测技术

公共卫生应急检测与日常监测有所不同，因为需要有应急性、紧迫性，需要及时有效判定疫情性质，因此具体在实验室检测方法选择上有如下要求：① 具有良好的敏感性和特异性。② 操作相对简单，便于基层实验室开展。③ 检测效率高，时间上能够满足应急处置需要。④ 结果上稳定，有较好预期值。⑤ 定性与定量检测同时具备最为合适。

1. 病原生物学检测　病原生物学检测常用的实验室主要检测方法有直接检测（主要通过显微镜检测，具备条件的实验室可以用电镜对病原体进行观察）、病原培养、免疫学检测、分子生物学技术等。

（1）病原体直接检测：通过对病原生物形态学直接检验。这类检测常涉及细菌、部分衣原体、支原体、立克次氏体、螺旋体病原体的检验，病毒类需在电镜下进行检测；方法较为简单，结果快捷。

所需要的显微镜分为光学和电子显微镜。光学显微镜目前有普通光学显微镜、暗视野显微镜、相差显微镜、荧光显微镜等，用于不同病原体的检测。电子显微镜需要送至有

条件的研究机构进行检测。

该类检验方法总体分为不染色法和染色法：① 不染色法：就是在不染色的情况下，直接用显微镜观察活体细菌形态、某些内部结构及运动方式的方法。常用的方法有直接涂片法、悬滴法、压滴法（观察烈性传染病病原体时应注意防护安全）；此方法需选用新鲜的细菌培养物，需在室温 20℃ 环境中进行，同时注意观察细菌的真正运动和布朗运动。② 直接涂片染色镜检：染色法是将病原微生物进行各种染色后，在显微镜下观察。由于染色后增加了细菌的可视性，因此较不染色法有广泛的应用。根据不同的细菌染色特点、形态、大小、排列方式不同观察病原体。常用的染色方法有单染色法、复染色法、特殊结构染色法、荧光染色法。

（2）病原学培养：病原培养是确定病原体的金标准，但是其最终结果可能常需要数日或数周才能获得，而且不是所有的病原体都可以进行培养或者经过培养得到阳性结果。

细菌分离培养就是用人工方法提供某细菌生长所需各种条件，如营养、温度、湿度、酸碱度和气体，将其从微生物混合物中培养出来的方法。公共卫生应急检测细菌培养的目的就是为了通过细菌培养确定病原菌、条件致病菌，测定其毒力，病原菌、条件致病菌对治疗药物的敏感性。

病毒的分离和鉴定是将可能含有病毒的标本经过处理，接种细胞、鸡胚或实验动物，从其中检出病毒，并通过特异性方法鉴定属何种病毒的过程。因此病毒分离和鉴定是诊断病毒感染的"金标准"。

（3）免疫学检测：在传染病的检测中，免疫学检测是最为常用的方法。免疫学检测是指在体外进行的抗原抗体反应，原理是利用抗原可与相应的抗体特异性结合的特性，利用已知的抗原来检查血清或其他样品中是否含有相应的抗体，也可用已知抗体检查未知抗原。

抗原检测的方法主要有免疫荧光检查（IF）、免疫酶法（EIA）、放射免疫测定法（RIA）、酶联免疫吸附试验（ELISA）。

常用的抗体检测方法包括直接凝集试验（DA）、间接凝集试验（IA）、沉淀实验（PT）、补体结合试验（CFT）、中和试验（NT）、免疫荧光检查（IF）、放射免疫测定法（RIA）、酶联免疫吸附试验（ELISA）、单扩溶血实验（SRH）等。

中和试验在一些病毒难以分离的实验室检测中成为金标准。补体结合抗体由于产生早，消失快，补体结合试验（CFT）适用于诊断病毒的近期感染；中和试验（NT）常用于鉴定病毒、流行病学调查和免疫水平调查。

（4）分子生物学技术：核酸检测已经成为传染性疾病实验室检测中最常用的方法，其主要包括两类技术——不进行核酸扩增的探针杂交技术和需要核酸扩增的 PCR。这两种技术不需要对病原进行分离培养，只需检测标本中的特异性核酸片段即可查出病原体，具有特异性强、敏感度高、快速等特点，特别适用于难以培养的微生物或培养时间较长、培养条件较为苛刻的致病菌(如立克次氏体、衣原体、结核分歧杆菌、幽门螺杆菌、无芽孢厌氧菌)等。

2. **细菌毒素引起的公共卫生突发事件实验室检测** 细菌在其生命周期中会产生内毒素(endotoxin)或外毒素(exotoxin),这些毒素对人体的组织和器官会产生损害作用,常导致公共卫生事件的发生,如肉毒毒素、肠毒素等。

(1) 内毒素及检测方法:内毒素是革兰氏阴性细菌细胞壁中的一种成分,称作脂多糖。脂多糖对宿主是有毒性的。内毒素只有当细菌死亡溶解或用人工方法破坏菌细胞后才释放出来,所以叫作内毒素。其毒性成分主要为类脂质 A。内毒素位于细胞壁的最外层,覆盖于细胞壁的黏肽上。各种细菌的内毒素的毒性作用较弱,大致相同,可引起发热、微循环障碍、内毒素休克及播散性血管内凝血等。把内毒素注射到机体内虽可产生一定量的特异免疫产物(抗体),但这种抗体抵消内毒素毒性的作用微弱。

内毒素常用的检测方法有:① 家兔热原试验(rabbit pyrogen test,RT),是一种经典的定性检测内毒素的方法。② 鲎试验(limulus test,LT),具有快速、简便、灵敏的优点。③ 免疫学方法,具体有酶联免疫吸附、火箭免疫电泳鲎试验法等,这些方法的特点是特异性、准确性高,操作较为复杂,尚需得到临床实践的验证。

(2) 外毒素及检测方法:外毒素(exotoxin)是细菌毒素的一种。是某些细菌在生长繁殖过程中,分泌到菌体外的一种对机体有害的毒性物质。按其对细胞的亲和性及作用方式不同,可分为细胞毒、神经毒及肠毒素三大类。许多革兰阳性菌及部分革兰阴性菌都能产生外毒素,其主要成分是蛋白质。外毒素不耐热、不稳定,抗原性强,易被破坏,但毒性作用强,小剂量即可使易感机体死亡,也可选择性地作用于某些组织器官,引起特殊病变。外毒素也用于制造抗毒素及类毒素,用于疾病治疗及预防。

外毒素常用的检测方法:通常以细菌外毒素的特异性免疫血清为抗体与被测细菌培养物滤液(抗原)进行抗原—抗体反应来检测外毒素。

3. **寄生虫引起的公共卫生突发事件实验室检测** 寄生虫(parasite)指具有致病性的低等真核生物,可作为病原体,也可作为媒介传播疾病。寄生虫是指在宿主或寄主(host)体内或附着于体外以获取维持其生存、发育或者繁殖所需的营养或者庇护的一切生物。与医学有关的寄生虫分为原虫类、蠕虫类(吸虫、绦虫、线虫)、医学昆虫(蚤、蚊、蝇、蜱、蠓、蛉、螨、虻)三类。

(1) 寄生虫病原学检验:寄生虫病的病原学检查是用一定的检查方法从患者的血液(丝虫、疟原虫)、组织液(十二指肠液或胆汁中查蓝氏贾第鞭毛虫滋养体)、排泄物(粪便中查血吸虫、绦虫卵)、分泌物或器官组织(杜氏利什曼原虫需采集骨髓组织)查获病原体。即找到寄生虫存在的直接证据,是确立寄生虫感染的最可靠方法之一。病原学检查是诊断寄生虫病的金标准,因为这种检查是直接检查各种标本中的原虫、虫卵、幼虫或成虫,或对医学昆虫直接定性和分型,诊断价值非常大,诊断也较为快捷、准确。通常采用显微镜

(解剖镜)下观察,部分标本需要进行固定、染色在镜下检测。

(2)寄生虫血清检测:几十年来随着免疫学诊断技术的发展,已建立了许多寄生虫血清学检测方法,用于临床诊断、分型鉴定、预后、流行病学调查、现场筛查,在寄生虫病防控工作中的作用日益凸显。目前主要有:① 间接血凝实验。② 免疫荧光实验。③ 酶联免疫吸附技术。④ 免疫胶体金技术。⑤ 免疫印迹实验。⑥ 环卵沉淀试验等。

(3)寄生虫病分子生物学检验技术:寄生虫的感染和致病经历了寄生虫侵入宿主、虫体在体内移行、定居、发育及繁殖一系列变化的过程。在这些过程中,通过检测寄生虫来源 DNA 分子的存在及含量,可以对宿主的感染状态进行定性、定量的检测和评估。该种检测方法具有极高的敏感性和特异性,可以在无症状早期发现感染状态。目前具体有以下检测技术可供选择。① PCR 技术。② DNA 测序技术。③ 核酸限制性片段长度多态性技术。

4. 物理、化学因素引起的公共卫生突发事件实验室检测 公共卫生突发事件的检测,目的是要对造成突发事件的样品进行定性或定量分析,最主要的是要明确引起突发事件的性质,其次要了解该因素的剂量是否存在对机体的损害或损伤。但由于到达现场开展采样或检测时,有害因素可能已经衰减、清除或完全消除,因此检测只是一种手段、一种依据,有些时候还需根据患者的临床症状、体征、治疗情况、流行病学调查进行综合判断。由物理、化学因素引起的突发事件常见的检查方法如下。

(1)感官检查法:依靠检查者的感官,即视觉、味觉、嗅觉、听觉、触觉进行检查,判断被测物的外观、形状、颜色、气味、滋味、弹性和声响是否有异常,为进一步检查提供线索。这一方法应作为首选方法,特别是在现场处置中有极为重要的作用。这一方法简便易行,在短时间可以检查大量的样品,一些国家标准也将此方法作为首选的方法。例如在食品样品、水样、职业中毒、化学品泄漏时的现场都可以进行,也可以进行有效的描述。

(2)物理检查法:该方法不经过化学反应,采用特定的仪器直接测定某些被测物的物理性状,如温度、湿度、气压、溶解度、密度、折光率、旋光度等。这部分指标有些是计算检测结果时必不可少的依据。

(3)化学分析法:此种方法是利用被测物在化学反应中表现的特性进行检测的方法,可分为定性和定量分析。化学分析法是检测工作中应用较早也较多的方法。

1)定性分析:目的是确定某些物质是否存在。方法是在一定的条件下,让被测物与特定的试剂反应,确定是否生成某些特殊性质(如颜色、气味、沉淀等)的新物质,从而对待测组分是否存在做出判断。往往通过预实验定性,然后根据线索通过确证试验进行判定。常用来对毒物(如食物中毒)进行分析,快速查明毒物的种类。

2)定量分析:目的是准确测定待测组分的含量,它是化学分析中的主要部分,包括重量分析和容量分析(滴定分析)。① 重量分析法:指的是通过物理或化学反应将试样中待测组分与其他组分分离,然后用称量的方法测定该组分的含量。重量分析的过程包括了分离和称量两个过程。重量分析法根据将被测成分以单质或纯净化合物的形式分离出来,然后准确称量单质或化合物的重量,再以单质或化合物的重量及供试样品的重量来计算被测成分的百分含量。可以分为沉淀法、萃取法、气化法和电解法。该法操作麻烦、费时,但准确度高,用于粉尘、游离二氧化硅测定。② 滴定(容量)分析法:是化学分析法的一种,将一种已知其准确浓度的试剂溶液(称为标准溶液)滴加到被测物质的溶液中,直到化学反应完全时为止,然后根据所用试剂溶液的浓度和体积可以求得被测组分的含量。具体有酸碱滴定法、配位滴定法、沉淀滴定法、氧化还原滴定法几种方法。

(4) 物理化学分析法:物理化学分析法也称为仪器分析法,是使用待测组分或化学反应生成物所表现出的物理或物理化学特性(光化学特性、电化学特性),应用分析仪器进行测量,来计算组分中含量的方法。该法具有灵敏度高,取样量少,在低浓度下的分析准确度较高、快速,可进行无损分析,操作较简便等优点。但仪器价格、使用维护费用较贵。目前应用较多的是:① 电化学分析法(如电位法、电导法、极谱分析法)。② 色谱法(如薄层色谱法、气相色谱法、高效液相色谱法)。③ 光化学分析法(如紫外分光光度计、原子吸收分光光度法、荧光分析法、比浊法)。

(二)突发公共卫生事件应急现场检测技术

1. 几种常用的现场测定仪器 目前市场有 120 余种便携式气体检测装置,根据我们常见的突发事件,简要介绍以下几种便携式现场检测仪器和现场采样仪器。

(1) 便携式氯气检测仪:有多种型号可供选择。工作原理是,氯气首先通过一个烧结的不锈钢滤器,然后透过传感器上的透气膜进入传感器内部。在传感器的电极和电解液之间,氧气被消耗并在阳极和阴极之间相应地产生一个电流。电流在传感器内流动时,铅质的正极被氧化成氧化铅,输出电流的强度和氧气的浓度呈绝对的线性函数关系。传感器的快速响应能力使它能够持续地监测空气或过程气体。仪器便携,读取数值稳定,有较大的量程,兼可作为个人报警使用。

(2) 便携式硫化氢检测仪:有多种型号可供选择。工作原理是,被测量气体经扩散透过多孔的膜,在其上进行电化学氧化或还原反应,其反应的性质依工作电极的热力学电位和分析气体的电化学(氧化或还原)性质而定。便携,读取数值稳定,有较大的量程,兼可作为个人报警使用。

(3) 不分光红外一氧化碳和二氧化碳分析仪:有多种型号可供选择。大多数气体分子的振动和转动光谱都在红外波段,当入射红外辐射的频率与分子的振动转动特征频率相同时,红外辐射就会被气体分子所吸收,引起辐射强度的衰减。仪器现场要求符合《公共场所空气中一氧化碳检验方法》的国家标准,符合《一氧化碳、二氧化碳红外线气体分析器》的国家计量检定规程。实际工作中要求便携,读取数值稳定,有较大的量程,兼可作为个人报警使用。

(4) 便携式光离子化检测仪:是一种通用性兼选择性的检测器,对大多数有机物都有响应信号,美国国家环境保护局已将其用于水、废水和土壤中数十种有机污染物的检测。光离子化检测器从结构上可分为光窗型和无光窗型两种。是一种具有极高灵敏度,用途广泛的检测器,可以检测从极低浓度的 10 ppb(亿分之一)到较高浓度的 10 000 ppm(1%)的挥发性有机化合物(volatile organic compounds,VOC)和其他有毒气体。与传统检测方法相比,它具有便携,精度高(ppm 级),响应快,可以连续测试等优点。

(5)便携式氰化氢检测仪:可用于现场的报警、检测氰化氢气体。建议选择轻便、坚固,具有声、光报警功能,待机时间长,灵敏(量程 0~100 ppm),便于复杂现场使用的一款产品。

(6)便携式甲醛测定仪:主要用于检测空气中的甲醛浓度。目前有采用电化学传感器和高精度运算放大芯片,实时连续地将空气中甲醛浓度信号直接转化为电信号,通过微电脑进行数据处理后,以 LCD 数字方式显示测量结果的便携式甲醛测定仪。现场使用要求符合国家标准,符合国家计量检定规程。实际工作中要求便携,读取数值稳定,有较大的量程。

(7)个人剂量报警仪:个人剂量报警仪及系统是智能型袖珍仪器及系统,主要用来监测 X 射线和 γ 射线。在测量范围内,当达到预设的阈值会发生声光报警及时提醒工作人员注意安全。建议仪器选择符合国家和国际标准,具有累积剂量、剂量率、阻塞、超时等阈值报警功能,灵敏度高,对环境本底也有响应,抗电磁干扰能力强的产品。

(8)便携式粉尘采样器:粉尘采样器是指在含尘空气中采集粉尘试样的便携式器具,测定空气中的粉尘浓度,专门用于事发现场测定环境空气中浮游粉尘浓度的常规仪器。该种便携仪器运用较早,技术较为成熟。建议选用携带方便,噪声较小,流量调节较为平稳的一类产品。

(9)气体采样器:气体采样仪是用于采集大气环境或作业环境中气体样品的常规性仪器,其由两个抽气泵分别组成独立的气路系统。建议选择流量稳定,核心泵效力高的强力泵,整机要求体积紧凑,适用于现场。

(10)空气微生物采样器:微生物采样器为撞击式空气微生物采样器,是一种双功能阶式多级撞击采样器,用于空气微生物的采样检测,为评价空气环境微生物污染危害及其防治措施提供支持。

2. 实验室检测常用检测分析设备

(1)原子吸收光谱仪:它是开展各类元素测定最常用的仪器,灵敏度和精密度能够满足各类监测网的需要,主要用于各类样品中金属铅、镉、铬、锰、锌、钠等金属和类金属元素的检测。

(2)气相色谱仪(GC):是色谱法的一种。色谱法中有两个相,一个相是流动相,另一个相是固定相。如果采用气体作流动相,就叫气相色谱。只要在气相色谱仪允许的条件下可以气化而不分解的物质,都可以用气相色谱法测定;对部分热不稳定物质,或难以气化的物质,通过化学衍生化的方法,仍可用气相色谱法分析。常用于空气、水中污染物如挥发性有机物、多环芳烃,苯、甲苯、苯并芘等;农药残留有机氯、有机磷农药等;食品添加剂苯甲酸等;体液和组织等生物材料的分析,如氨基酸、脂肪酸、维生素测定。

(3)高效液相色谱仪(HPLC):又称"高压液相色谱""高速液相色谱""高分离度液相色谱""近代柱色谱"等。高效液相色谱是色谱法的一个重要分支,以液体为流动相,将具有不同极性的单一溶剂或不同比例的混合溶剂、缓冲液等流动相泵入装有固定相的色谱柱,在柱内各成分被分离后,进入检测器进行检测,从而实现对试样的分析。常用于大分子、不易挥发的有机化合物样品,如多环芳烃、部分农药的检测。

(4)质谱仪(MS):大类上可以分为无机质谱仪和有机质谱仪。质谱仪在有机分子的鉴定方面有非常重要的作用,它能快速而极为准确地测定生物大分子的分子量,能够准确鉴定和定量像细胞和组织裂解液、血液、血浆、尿液和口腔液等复杂样品基质中的微量化合物。常用于土壤、农药残留、食品添加剂等的检测。

(5)原子荧光光谱仪:是将被测元素离解为基态原子蒸汽,通过测量待测元素的原子蒸汽在辐射能激发下产生的荧光发射强度,来确定待测元素含量的方法。是测定微量砷、锑、铋、汞、硒、碲、锗等元素最成功的分析方法之一。

(6)紫外及可见光分光光度计:是根据物质分子对紫外及可见光谱对光辐射的吸收特性和吸收程度,对物质进行定性、定量分析的一种光谱分析仪器,具有一定的准确度和较高的灵敏度,操作简便快捷,仪器简单,常用于无机非金属化合物及一些有机化合物的定性和定量分析,如亚硝酸盐、二氧化硫、氮氧化物、氨、苯胺、光气等的测定。

三、实验室检测结果判定原则

公共卫生应急检测原因的判定取决于多种因素,既要考虑事件发生时的患者的临床症状、体征、流行病学特点、实验室检查,也要考虑样本检测后的阳性样本印证和在综合判断的基础上得出结论。得出的结论要慎重,也要果断,不可偏颇。只有这样才有利于采取紧急措施,控制事件的进一步发展。具体应采取如下判定原则:

第一,首要的判断原则,要根据患者的临床症状、体征、流行病学特点、实验室检查、影像学检查和其他特殊检查做出第一步的判断。在此基础上确定采集标本(样本)的方案,有目的、有方向性地开展现场的样品(标本)的采集准备。

第二,当涉及食源性疾病、传染性疾病引起的公共卫生突发事件,除根据临床诊断、流行病学特征,通常要根据具体情况考虑一种或一种以上的疾病进行实验室验证。对于病例少、新发或罕见传染性疾病病例,往往要采取多种方法相互印证才能得出最终结论,确定病原体类型。

第三,针对暴发疫情应关注以下两点:① 事件规模较小,病例数较少的疫情(如少于

20例），应尽可能对所有病例进行采样，开展实验室检测。超过60%的实验室结果支持某种病原体感染时，可结合疾病临床诊断、流行病学特征判定疫情性质，并不要求所有采样结果均为阳性。② 发病患者数较多（如大于30例），并不要求采集所有病例进行检测，仅需对部分病例进行实验室检测，一般要求至少检测20例或所有病例的10%～20%，检测结果一致时并且能够通过临床诊断、流行病学特征解释时可判断病原体（有害物）性质。不一致时需进行重复检测和多种方法检测。病例标本的采集必须症状典型，符合病例定义。

第四，不明原因疾病（事件）的判定，需要对多种病原体（有害因素）进行排查。在此基础上还需要根据病例的典型临床症状、体征，结合流行病学特点进行综合判定。这时需要在专家组会商的基础上进行，需要慎重对待阳性或阴性结果，不能武断地做出肯定或否定的结论，任何实验室检测结果只是判断依据，必须建立在应急指挥机构组织专家进行综合研判的基础上做出判断。

第五，现场应急检测时，要注意每种检测都存在一定的缺陷。只有部分通过实验室原子吸收光谱仪、质谱仪、高效液相色谱仪、气相色谱仪等检测结果才较为灵敏可靠。因此现场用检测手段应该根据实际尽可能选择两种以上不同的仪器相互验证才能使结果更为可靠，如在选用便携式光离子化检测仪筛查的基础上，再以其他专项测量仪器进行复测。

最后，如果实验室检测结果与现场调查中所怀疑的主要疾病的临床表现不符，或者检测结果均为阴性时，要从检测方法、检测试剂、采样方法、保存和运送等多方面入手综合考虑可能存在的问题，如果可以改进，需要加以改进。

第十七章
风险沟通

一、风险沟通的概念、作用、特点、基本原则

（一）概念

随着现代社会风险因素的不断增加，风险沟通问题越来越引人关注，它不仅带来了一系列涉及媒体研究、传播学、心理学、政策分析、管理学和公共关系的跨学科问题，而且成为一个既需要理论探索又需要技术指导的新兴知识领域。我们可以从以下几个方面理解风险沟通所涵盖的具体意义。

第一，风险沟通从广义上讲，是指政府各部门与媒体和公众的合作与对话。这种理解强调风险沟通在公关技术和技巧层面的问题，将风险沟通看作政府、组织机构所面临的如何向公众发布信息的一系列问题。

第二，风险沟通起源于风险分析和风险管理。风险分析包括危害的鉴定、受风险威胁程度的评估、危害特性的确立和风险特性的确立。风险管理则包括对风险基本情况等相关信息的搜集以及普通政策与特别政策等政策制定和实施体系。而风险沟通则是贯穿分析和管理两个领域的重要环节，起到互动和交流信息的作用，它是风险评估者、管理者以及其他相关各方为了更好地理解风险及相关问题，并做出决策而就风险相关因素进行信息和意见的相互交流。显然，在这里对信息事实的评估和确认是交换意见、相互沟通的重要前提。

第三，另有一种强调风险沟通与风险分析、风险管理之间关系的意见，认为风险沟通是一种双通道的互动过程。一方面，有关风险损害的信息传达给目标群体；另一方面，从目标群体那里搜集来的风险损害实际情况传达给制定解决方案的人员。在这一过程中，风险沟通的目标是让公众知晓对风险的评估和管理情况；使沟通双方对风险建立科学、正确的认识，以及使沟通得来的信息参与风险管理相关决定的形成过程。由此可见，风险沟通对于公众与风险处理的机构之间建立信任至关重要，而且，如果沟通双方都能够得到可理解、可运用的信息，他们就能够做出正确的决定以规避风险。

第四,还可以从"过程"的角度来理解风险沟通。风险沟通是个体、群体以及机构之间交换信息和看法的相互作用过程。这一过程涉及多方面的风险性质及相关信息,它不仅直接传递与风险有关的信息,也包括表达对风险事件的关注、意见以及相应的反应,或者发布国家或机构在风险管理方面的法规和措施等。在这里,风险沟通被看作是一个搜集信息、组织信息、再现和提炼信息的过程。之所以特别强调过程的重要性,因为正是在风险传播的过程中,很多组织机构和公众的行为出了问题。如果陷入风险中的各方不能平等、恰当地参与到沟通的过程中,事件的处置工作就会增加很大的难度,事件通常也会变得更加糟糕。

我们可以看出,突发公共事件卫生应急工作中的风险沟通,是指在卫生应急风险管理中共同讨论和决定如何管理(预防、减少)风险。它强调所有相关部门的参与,并要达成共识,以便采取统一行动,有效地管理风险。因此,突发公共事件卫生应急风险沟通是指在人民普遍存在着对潜在的不确定的有关健康风险的问题上,以传达相关信息为主要形式,以科学为基础进行有效的沟通。

(二) 作用

风险沟通是突发公共卫生事件应急处置工作中的一个重要组成部分,是组织决策的前提和基础,是政府部门、专业机构、公众与媒体之间建立的理性沟通桥梁,具有帮助公众克服心理上的恐惧和不安的作用。风险沟通的作用包括以下几个方面。

第一,为社会公众、家庭或机构及时提供准确的风险相关信息,帮助人们克服心理上的恐惧和不安。

第二,告知公众突发事件带来的潜在风险及应采取的行动,改变人们对风险的态度和行为,鼓励社会公众参与风险应对。

第三,履行法律赋予公众的知情权。

第四,为媒体提供正确引导公众的信息。

第五,增加部门间、专家间的信息交流。

第六,为政府提供有效处置突发公共卫生事件的措施建议。

风险沟通是风险管理的重要途径之一,对于获得关于风险的有效信息,协调政府与公众的认知、决策、行为起着至关重要的作用。风险沟通是政府、公众、媒体间的桥梁,它的有效性很大程度上取决于沟通本身的特点,因为风险沟通的某些特征会影响到政府、公众、媒体的风险认知。

(三) 特点

通过对卫生应急风险沟通的分析,结合受众接受心理和对风险认知的规律,我们可以看出卫生应急风险沟通具有如下特点。

第一,卫生应急风险沟通是风险评估(risk assessment)和风险管理(risk management)等工作的组成部分,并贯穿于风险评估和处理的全过程中。

第二,卫生应急风险沟通涉及舆论引导、媒体沟通、角色定位等多个领域,需要从公关技巧、舆论产生发展和控制的规律、媒体制度等多个角度详细分析。

第三,卫生应急风险沟通是一个多方平等参与,信息互动的过程。面临风险的任何一方对信息渠道的垄断和对信息的隐瞒、曲解都会造成灾难性的后果。在风险沟通中政府与公众都应当成为传播的主体:一方面,作为风险应对的组织者和接近信息源的权威机构,政府应当及时向公众发布风险信息,同时将公众视作共同应对风险的伙伴;另一方面,作为沟通的另一个主体,公众提供的信息同样具有重要的价值。政府部门可以通过深入调查,了解风险事件的具体影响和危害程度,特别是可以了解公众对风险的认知程度和所持态度,以此作为反馈信息,指导后续的风险沟通工作。

第四,卫生应急风险沟通是一项将受众心理与沟通技巧相结合的工作。说服效果不仅与信息源的权威性呈正相关,而且与沟通双方心理接近程度呈正相关。因此,风险沟通常常被认为是一门涉及修辞、谈话技巧、演讲能力等的技术性工作。然而,所有这些技术环节都离不开两个重要前提:一是对风险信息的准确评估和把握;二是对公众心理的仔细研究。

第五,卫生应急风险沟通需要一个有效的制度体系作为依托。在研究风险沟通时人们常常关注的是如何建立公众与政府之间的信任关系,而往往忽视政府组织内部的沟通问题。在政府组织内部,包括政府与科研机构等其他应对风险的团体之间的沟通常常对沟通的最后结果产生关键性的影响。

（四）基本原则

为有效处置突发公共卫生事件,卫生应急风险沟通需要坚持以下六个基本原则,并且贯穿于风险沟通工作的方方面面。

1. 提早准备　制定并不断完善风险沟通方案。在突发公共卫生事件处置过程中,有效的风险沟通是任何医疗卫生机构都要面对的挑战。因此,需要明确本地区最可能发生的突发公共卫生事件的种类,提前制定突发公共卫生事件风险沟通方案和预案;评估确定受众对信息的需求,查明人们最关心的事情;开发公众普遍关注的背景材料;测试、修改根据事件的特点而事前开发出的信息。

要有强烈的突发公共事件危机意识。风险无时不有,无处不在。特别是突发公共卫生事件发生后,风险的不确定性有时更让人难以把握,从而导致一件小事变成一起大事。因此,要认真细致地核对事实,确保传播的信息准确、无误。

开展风险沟通要做好充分准备。沟通工作需要根据不同的对象,如政府、患者、患者家属、公众、医务人员、媒体等的不同而有所区别,明确他们的需求;事前需要培训突发公共卫生事件处置相关的新闻发言人;通过风险沟通监测系统,实时掌握公众和媒体的舆情动态;做好充分准备,才能在突发公共事件出现时,科学、有序地开展应急沟通工作。

2. 及时主动　在当今信息时代,信息传播非常迅速,事件相关信息会很快引起新闻媒体和公众的关注。研究表明,突发公共事件发生后,公众渴求及时获取相关信息,往往对信息不加分析与判断而接受,即使是以讹传讹也深信不疑。因此,这也就要求应急工作者应快速做出反应,提出处置对策和信息沟通要点,尽快主动地让公众和合作伙伴了解突发公共事件的真相,掌握舆论主动权。

3. 信息真实　突发事件发生后,事态不会因我们说法的"缩小"而缩小。在网络时代没有不透风的墙。就已知的和未知的情况及如何提及尚未回答的问题与公众进行积极地沟通,让人们知道一旦有新的信息会及时地告知他们,让他们了解到政府应对事件所做的决策和过程,并在描述情况及应对中表现出开诚布公的态度,以满足公众的需要。开展风险沟通要以准确为前提,一些突发公共事件较为复杂、尚未弄清全部情况,或者是因发布时机选择的需要,可先发简短消息,再作后续报道。应避免发布不实消息,否则将会对整个卫生应急处置工作造成被动。

4. 口径一致　这是取信于民的至关重要的原则。当突发公共事件发生后,早期信息缺乏、事中信息大量涌现,事件的发展存在着不确定性。因此,此时对外公布的口径应保持高度统一,无论是事件处理者,还是新闻发布者,无论是行政领导,还是与事件有关并可能接触媒体的人,对外口径必须高度一致,不能提供互相矛盾的信息。口径不一致,沟通就可能导致舆论危机,增加了突发公共事件的处置难度和复杂性。

5. 有力应对　通常情况下,任何突发公共事件的发生都会使公众产生种种猜测和怀疑,新闻媒体在无法获取准确信息时常常会放大事实,进行猜测性的报道,更容易引起公众的猜疑和不信任。因此,要想取得公众和新闻媒体的信任,必须采取真诚坦率和公开透明的态度,围绕事实,放大有利的一面,但绝不能掩盖事实,越是隐瞒越会引起更大怀疑。因为风险沟通的目的是为了有利于突发事件的有效应对。

6. 维护信任　在风险事件中,个体对负面信息存在优势倾向认知的特点,它决定了风险沟通过程中沟通双方相互信任的重要性。信任的构建需要长时间的努力,但却可以十分轻易地遭到破坏。信任这种特点使信任本身的建立变得相当困难,如果沟通双方在没有信任的背景下交流,就不可能真正克服沟通的障碍,所以建立和维持双方的信任显得尤为重要。

一般来讲,人们首先要知道你是关心他们的,才会在意你知道些什么。在公众高度焦虑的状态下,能够做到公开诚实,敢于承认错误并致歉,做到换位思考,为公众着想,兑现所做的承诺,真实的倾听、关照和同情,这些都是建立信任的关键。

政府的信誉是卫生应急风险沟通的出发点和归宿,在卫生应急风险沟通的全过程中,卫生应急机构要努力减少对政府信誉带来的损失,争取公众的理解和信任。有时为了维护政府信誉,要勇于承担短期的利益损失。提供可信的信息,就可赢得公众的信任,也就可取得成功的沟通。

二、危机公众心理与策略

（一）危机公众心理

任何突发公共事件一定会影响到公众的心理，而公众的心理行为反过来又会对事件的发展产生巨大的影响。在事件处置时期，相关政府部门尤其需要了解突发公共卫生事件中的公众心理，并通过科学的发布风险信息来减轻和化解社会心理压力，引导公众正确地认识风险，同时对产生严重心理危机的人员进行心理干预。

突发公共事件具有发生突然、难以预料、危害大且影响广泛等特点，民众受知识、经验以及认知能力的限制，在有限的时间和资源的约束下，失去了正常情况下的判断能力和理性思考能力，产生相应的心理应激行为，形成个体心理恐慌，并由于人为因素的影响，可迅速在社会范围内传播扩散，形成群体心理恐慌。同时，在这种突发公共事件中，个体包括无论是灾难的幸存者、现场的救援人员，还是通过媒体报道目睹灾难发生的普通民众都面临重大的应激，形成心理危机，引发个体出现一系列与应激有关的心理障碍。

1. 突发公共事件导致的心理恐慌

（1）心理恐慌的表现：心理恐慌是指突发事件发生后人们在面对想象或现实的威胁时所产生的特定心理反应，是人们在认知失调状态下形成的一种复合情绪体验，它以持续性的心理恐慌、恐惧为主要特征。人们在这种心理的支配下往往会做出一些不合理、不合作的行为。

在突发事件前期，由于权威正确的信息无法及时获知，真相不明，而有限的信息在传播过程中出现歪曲，民间传言和谣言迅速传播，导致公众出现非理性的恐慌情绪。突发事件导致的心理恐慌可以分为两种类型：个体恐慌和群体恐慌。

个体恐慌是个体面对强大压力（如各类灾难事件）时所产生的、较为严重的消极反应状态，是一种较强烈的负性情绪体验和与其相伴随的非理性行为。恐慌情绪表现为害怕、紧张、烦躁、警觉性高、不安预感、敌意、易激惹，担心自己及家人安全、疑病；在生理方面伴有失眠、噩梦、易醒、容易疲倦、呼吸困难、窒息感、发抖、容易出汗、消化不良、口干等躯体症状；在认知方面出现反应迟钝、逻辑混乱、暗示性增高；行为上导致不知所措、逃避和退缩、依赖性强、强迫洗手和消毒，或盲从行为，进而可能做出哄抢、排斥、攻击、伤害等社会性非理性行为。

群体恐慌是在强大压力（威胁人们生命财产）下产生的群体社会行为相对失控现象。个体恐慌心理产生后，会通过自身语言、表情、动作以及手机、网络把恐慌信息传播给他人。由于引起恐慌的事件会威胁每一个人，所以，这一恐慌可以在人群中迅速传播，并很快成为群体性恐慌，而群体的恐慌更会加剧个体的恐慌。在信息不明和不知所措的情况下，群情惶惶，往往首先选择逃避行为，逃离事件发生的所在区域，社会组织者对群体行为的控制力相对下降;部分民众出现集体抢购,大量储备食品、药品、防护用品。还会导致迷信行为、愚昧原始仪式的流行。社会道德和法律规范的约束力局部失效;正常的社会秩序、商业秩序和生活秩序受到严重损害。

突发公共事件引起的恐慌情绪对人的心理刺激极大,会引起社会心理的巨大震荡,常带来一系列负面效应和社会问题。心理恐慌造成严重的社会危害,且往往比突发事件本身危害更大。从个体角度讲,恐慌会造成个体认知混乱、判断能力和反应能力降低,反而不利于有效规避风险。从社会角度来讲,群体性恐慌轻则造成社会波动,重则造成社会骚乱。如 SARS 疫情发生以后,人们经不住越来越多的社会流言的冲击,普遍认为这种病是一种瘟疫,担心一旦患上此病,将不能得到有效治疗,甚至引起死亡,致使人们盲目抢购口罩、板蓝根,甚至油、盐、米、面和酱、醋,扰乱了正常的社会秩序,从而增加了人们的恐惧和紧张心理。2011 年 3 月 11 日,日本发生 9.0 级地震,3 月 12 日出现核电站爆炸和核泄漏,国内媒体相继报道核破坏和核污染,有人声称食用盐可防核辐射。15 日日本福岛 1～4 号机组相继爆炸,核泄漏程度加剧,有人认为此核泄漏可能会污染海洋海水,从而使得海盐不能再被食用,于是沿海的民众开始抢购食盐、碘,甚至海带,引发群体性恐慌。抢购食盐的时间从 16 日开始,17 日迅速波及全国,至 18 日逐渐平息。

一定的恐慌情绪形成是正常的,并具有积极的意义,可以促使人们提高警觉性,增强应对速度和能力,但过度的恐慌情绪却具有很强的感染力和破坏性。群体性恐慌心理对于人类社会的影响类似一把"双刃剑",既具有社会适应的一面,也具有社会破坏的一面。

(2) 群体性心理恐慌形成的心理机制:从对 SARS 引起的群体性心理恐慌成因分析来看,群体心理恐慌与大众传播、群体压力有着密切的关系,谣言加速了心理恐慌的形成,集群行为更是加剧了心理恐慌。在群体心理恐慌形成的过程中,涉及的心理机制较为复杂,初步总结如下:

1) 第三人效应:是指受众倾向于认为大众媒体传播的信息对其他人态度和行为的影响要比对自己的影响大的心理现象。例如,在对地震、台风、疫情等灾难性新闻的预测或报道中,受众认为这样的消息对自己没有多大影响,但是受众常会出于自我保护的动机,推断他人会被"灾难性新闻"传播中的信息所说服并产生相应的行为。推断者担心这样的报道可能会引起他人的抢购,因而会造成食物、淡水、药品的短缺,出于维护自身利益的需要,也会促使他们自己采取行动,造成对短缺品的抢购风潮。可信度高的信息可堵住谣言源头,避免大众的恐慌情绪和第三人效应。

2) 从众效应:指个体在群体中往往会不自觉地受到群体的影响与压力,因而在知觉、判断与行为上趋向于跟多数人相一致的现象。对一般人来说,当自己的行为与群体的行为完全一致时,心理上就感到安稳;当与大多数人意见不一致时就感到孤立。那些智力、能力较低、情绪不稳、缺乏自信、依赖性强的人较易出现从众行为。

3) 暗示效应:是用间接的话语使人按照一定的方式行动或接受某种信念与意义的心

理过程。暗示实施者不需要说理论证,只是动机直接的移植,被暗示者则不进行分析批判,只是盲从地接受。

4)模仿效应:是人们在特定的社会情境中参照他人行为的现象。社会中一个人发出的暗示会被与之交往的许多人所模仿,在模仿的过程中会发生信息的衰减与失真。有意识的模仿是模仿者明确意识到自己在模仿,无意识模仿是模仿者没有意识到自己接受被模仿对象发出的暗示。从个体恐慌的心理过程及群体恐慌的发展规律来看,当灾害或灾害传言发生时,个体恐慌情绪的表达和恐慌行为的出现,会给他人造成刺激,形成较高的环境压力,引发他人的类似情绪和行为反应。通过相互刺激模式,恐慌就会在某一地区迅速循环、放大并且蔓延,造成群体恐慌。盲目从众心理和群体中个体容易受暗示的心理及模仿在群体恐慌的形成中起着重要作用。

5)蝴蝶效应:由美国气象学家洛伦兹于 1963 年提出。一只南美热带雨林中的蝴蝶扇扇翅膀,可能会引起美国得克萨斯州的一场龙卷风,即著名的蝴蝶效应。意思为初始条件下的细微变化,可以带动系统中长期的巨大连锁反应,初始条件的极小偏差,将会引起结果极大的差异。在全球化的信息传播系统,尤其是网络传播中,任何一个微小的初始信息,如一条微博,可通过网络、报纸、电视等媒介迅速传播,不断刺激作用于受众心理,影响快速升级,引发始料未及的社会影响。

6)多米诺骨牌效应:是指在一个相互联系的系统中,一个很小的初始能量就可能产生一连串的连锁反应。这点类似于蝴蝶效应,但多米诺骨牌效应更注重过程的变化和发展。多米诺骨牌效应在谣言传播中时有体现。人在紧张的时候决策质量会下降,对外界的刺激反应易发生非理性行为,在多米诺骨牌效应下非理性行为会发生扩散,非理性行为也可能是一种宣泄,人在危机时刻通过采取一些行动、做些事情来缓解紧张情绪。

7)风险源中心缓冲效应:在对风险认知的研究中发现,住在核反应堆附近的居民比离得较远的居民,对核反应堆的风险评价更低。日本"3·11 地震"发生后,日本及太平洋沿岸多国都发生了"抢盐、碘,甚至海带的风潮",而处于地震中心震区的民众却未出现慌乱、盲从的现象。对这种现象的心理学解释是,在突发灾害发生时,在灾区有直接经验和非灾区非直接经验的个体对事件的认知是不同的。没有直接经验的个体,对突发事件的心理感受是依靠媒体以及其他亲友信息渠道而获得。如果此时,所提供的信息还未形成清晰的内涵,还未提供具有明确指导性意向的建议,那么个体就极易产生不良的心理反应,形成心理恐慌。而对于有直接经验的个体,即便在相同的信息模糊的条件下,尽管这种直接体验本身并不令人愉悦,但直接体验本身会给个体提供相应的客观感受,往往这种客观感受能够矫正由信息模糊所造成的那些无谓的心理恐慌。这一现象称为"风险源中心缓冲效应"。就像龙卷风一样,风暴眼中心较为平静,而周围反应非常强烈,也称"风暴眼"现象。

(3)心理恐慌的影响因素:心理恐慌的产生和发展受多种因素的影响,了解这些因素对于预防和控制恐慌的发生及做好公众沟通有重要作用。

1) 客观因素：不同类型的突发事件对人心理的影响程度不同。通常人们会对突发性的灾难事件和全新的未知灾难事件更为恐慌。对于像洪水和地震这一类人们较为熟悉、发生过多次的灾害事件，人们恐慌感较小；而对于像SARS、炭疽等人们不熟悉甚至对人类来说都是陌生的事件，人们显得更为恐慌。人为破坏导致的突发灾难事件比自然灾害对人心理的影响更大，易导致更为严重的创伤。同时，人们对不公平的、影响儿童的，以及对可逃避性概率小的灾难如空难也更觉恐怖。另外，突发事件的规模大与破坏程度强，引起的公众情感和行为反应就越强烈。

一般来讲，相对于白天，夜晚发生的灾难更容易引起民众的恐慌心理反应；而发生在寒冷冬季的灾难所激发的恐慌情绪要大于温暖的春夏季；发生在空旷地区如乡村的灾难和发生在人烟稠密地区如城市的灾难，所引发的恐慌体验也有着明显区别。

2) 个体因素：个性特点对心理反应的影响是重大的。特质焦虑、消极悲观、依赖的个性容易产生恐慌心理，且个体对紧张的控制力较弱，容易产生不适应行为；乐观、积极的个性不易产生恐慌心理，且个体对紧张的控制能力较强，不易产生不适应行为。在许多突发事件中，女性较之男性更易产生强烈的紧张、焦虑和恐慌。在同一灾区，中年人比老人和儿童更少产生恐慌心理和行为，但中年人比其他年龄组在自然灾害后对创伤后应激障碍更为易感。

3) 社会因素：在突发事件中，社会因素对激发民众的恐慌心理反应起着"催化剂"的作用。集群行为指的是在某种刺激条件下发生的非常态社会集合现象，是一种非常态的群体行为。集群行为能够产生激烈的互动，容易造成思想和情感的一致，而且目光限制在狭小的范围内，思维变得简单化，容易受到暗示，并且极易滋生各种谣言和传闻。易使没有思想准备的大众陷入迷惘、危机和惊恐状态。再加上相互之间的感染和刺激使这种恐惧情绪急速上升，直至成为群体性的恐慌发作。

完全封闭、没有任何信息的人通常不会产生恐慌，也就不会产生过度反应；仅有私人信息和小道消息如谣言，会使恐慌产生并蔓延；当公开信息和私人信息并存的时候，公开信息既可以加剧也可以遏制私人信息的影响，其影响力度取决于个体对政府和媒体的信任度。一般来说，信息的公开程度应以满足公众的知情需要为准，过少的公开信息无法满足人们的知情需要，也无法抵御私人信息的影响；过多的公开信息虽然满足了人们的知情需要，也可能会加剧公众的恐慌和过度反应行为。公开信息的作用也取决于信息的一致性和人们对政府的信任程度。出于灾难事件中的个体，如果相信政府或某组织会站出来帮助自己，并且保护自己，恐惧感会减少，战胜恐惧的信心会提升，恐慌心理和行为不明显。相反，人们普遍对政府不信任，就会怀疑政府的能力，增加自身的无助感，加大恐惧。

突发事件后造成生活资源短缺，社会秩序混乱，一些人为因素如唯利是图的奸商行为、趁火打劫的犯罪行为、恶意中伤的造谣行为、玩忽职守的渎职行为、极端利己的自私行为、拒绝配合的携病逃逸行为、冷漠狭隘的歧视行为，以及不怀好意的煽动行为导致的混乱都会加剧人们的心理恐慌。

另外，良好的社会支持可以为面临应激性事件的人们提供物质或信息上的帮助，增加人们的归属感，提高自尊感、自信心，从而缓解应激反应，促使出现积极的心理状态和行为。在危机中，社会支持不足或缺乏的个体更易产生恐慌心理。

总之，灾难本身所具有的条件是引发灾难性恐慌心理的直接诱因，是导火线。个体因素为心理恐慌的易感、发生提供了基础。社会因素在灾难事件诱发民众恐慌心理的过程中扮演催化剂的角色，如媒体的大肆渲染、过度的群体压力、谣言的蔓延等都会增加灾难事件对民众心理的影响。如果把个体因素视为内部因素，那么客观因素和社会因素就可以称之为外部因素，也就是说心理恐慌是内外因素相互作用造成的。

2. 突发公共事件导致的应激性心理障碍　突发公共事件，尤其是重大灾难性事件如地震、火灾、车祸等对经历者和救援者造成重大的心理应激，易产生心理障碍，主要包括：

（1）急性应激反应：又称为急性应激障碍，是指以急剧、严重的精神打击作为直接原因，个体在受刺激后立即（1小时之内）发病，表现有强烈恐惧体验的精神运动性兴奋，行为有一定的盲目性，或者为精神运动性抑制，甚至木僵。如果应急源被消除，症状往往历时短暂，预后良好，缓解完全。初期为"茫然"阶段，以茫然、注意狭窄、意识清晰度下降、定向困难、不能理会外界的刺激为特点；随后，患者可以出现变化多端、形式丰富的症状，包括对周围环境的茫然、激越、愤怒、恐惧性焦虑、抑郁、绝望以及自主神经系统亢奋症状，如心动过速、震颤、出汗、面色潮红等。有时，患者不能回忆应激性事件。在受刺激后若干分钟至若干小时发病，病程短暂，一般持续数小时至1周，通常1个月内缓解。

（2）延迟性应激反应：又称创伤后应激障碍（PTSD），是灾害后出现的最典型的心理卫生问题，由异乎寻常的威胁性或灾难性心理创伤，导致延迟出现和长期持续的精神障碍。主要表现为：反复发生闯入性的创伤性体验重现（病理性重现）、梦魇，或因面临与刺激相似或有关的境遇，而感到痛苦和不由自主地反复回想；持续的警觉性增高；持续的回避；对创伤性经历的选择性遗忘；对未来失去信心。少数患者可有人格改变或有神经症病史等附加因素，从而降低了对应急源的应对能力或加重疾病过程。精神障碍延迟发生，在遭受创伤后数日甚至数月后才出现，病程可长达数年。经历张北尚义地震的人群于震后3个月进行调查显示，急性应激障碍的发生率为6.1％，创伤后应激障碍的发生率为18.8％，震后3个月创伤后应激障碍的现患率为7.2％。

对应激障碍的发病率分析表明，女性、有家族精神病史、神经质、内向的性格、接近创伤暴露的范围如地震中、不充分的社会支持等都是急性应激障碍和创伤后应激障碍的危险因素。对应激性心理障碍的有效心理危机干预可帮助人们获得安全感，缓解乃至稳定由危机引发的强烈的恐怖、震惊或悲伤情绪，恢复心理平衡状态，对自己近期的生活有所调整，并学习到应对危机有效的策略与健康行为，增进心理健康。这些应激障碍如未能及时进行治疗,则日后常常与抑郁症、物质滥用、疼痛障碍、强迫障碍、性功能障碍、进食障碍共病,严重者会出现自杀。

(3)适应障碍:出现于对明显的生活改变或应激性事件的后果进行适应的期间。在个体人格缺陷的基础上,表现出抑郁、焦虑、烦恼,感到对目前处境不能应付,无从计划,难以继续,有一定程度的日常事务中的功能损害。通常发生在应激性事件或生活改变发生后1个月之内,病程一般不超过6个月。

在突发事件中,公众心理无疑是最脆弱、最易受影响和最不确定的环节之一,人们不仅会选择性地接受信息,还会主动地寻求信息。开展公众沟通时需要对受众的需要、心态有充分的了解,并善于利用受众的经验、态度、立场等改进沟通方式,并从尊重受众的角度进行风险沟通。只有正确认识和把握公共危机中的公众心理,帮助公众建立理性的风险认知,才能使国家的各项应急方案发挥最大的作用,将突发事件的负面影响降低到最低程度。风险沟通对风险认知有直接的影响,是帮助公众建立理性的桥梁、实施风险管理的最重要途径之一。

(二)风险沟通策略

制定任何形式的传播策略都无法忽视一些基本的信息传播问题,其中包括使用何种符号,如何阻止这些文字、声音、图像符号;不同类型的信息传播活动,应该遵循什么样的步骤展开;还有风险沟通中能够使用何种信息调查工具和媒介工具来获得和传播有用的信息。对于风险沟通工作来讲,这些与信息有关的问题对于最后的沟通效果同样起到重要作用。在这一部分中,我们将从信息传授的角度,概述风险沟通中语言的特点、风险沟通的合理步骤,以及风险沟通的信息工具这几个方面来展开探讨风险沟通的信息策略。

(1)风险沟通中的语言:专家和公众对于"风险"的界定常常会很不相同。在专家对风险的技术性界定中,"可能性""大概""大约"成为常常出现的词汇。在这里,这些词汇能够表示的是一些量化的分析,比如百万分之一、万分之一等。然而对于公众来说,他们更倾向于将风险看成是一系列具体而主观的问题,比如谁在制造风险、谁在负责处理、谁受到了伤害、他们能做什么、不能做什么。而且,对于公众来说,"风险"并不是纯粹客观的科学问题,它具有很强的社会意义,比如"公正""信用"等。

专业人士可能是一些工程师、科学家、医学健康专家或者做量化计算的风险评估师,他们拥有专业的背景知识和一些晦涩的专用术语。而公众之间的身份和关系则是邻居、社区成员、同事、同学等,他们是一群居住位置相近,社会角色庞杂而且同时自认为与某个风险问题有利害关系的复杂群体。这种身份和团体构成的差别也成为风险沟通的背景。因此,专业人士和公众这两个群体常常使对方感到困惑,而他们在风险沟通中所使用的语言常常成为这一沟通过程中的主要障碍。专业人士通常希望公众能够了解科学分析结论中的一些细节和对风险进行评估的一系列量化结论。他们希望通过努力让公众了解风险的存在和零风险的不可能性,他们想让公众认识到新的变化会不断出现,风险的发生是一个可以进行评估和测量的动态过程,而不是对或者不对,有还是没有,应该不应该做,如何做这些绝对化的问题。所以,通常情况下,专业人士会被他们研究得来的一大堆统计资料和数据材料包围,而忘记人们对风险的感知情况如何。

然而,对于公众来说,虽然他们也能意识到风险信息的重要,以及风险对他们中的每个人意味着什么,但是,他们并不希望获得关于风险的分析和评估信息,只想得到"是"或者"不是"这样的答案。比如,喝自来水龙头里流出的水是不是安全? 他们认为他们有权利选择自己的生活方式——冒一些自愿的风险——而不向任何人解释他们的选择。而当那些不可控、非自愿的风险降临时,他们不能忍受被忽视的状况,而且也不会轻易相信临时组成的调查人员。通常情况下,公众对风险的感知与专业人士对风险评估的数据同样重要。

作为进行风险应对和风险沟通的机构(通常是政府),一方面要对风险信息的具体情况有尽可能准确的了解,这就涉及怎样与专业人士沟通,获得有用的统计资料;另一方面,更重要的是学会如何与公众打交道。这就涉及怎样将专业人士对风险状况的判断以易于接受的方式向公众转述的问题。通常情况下,风险沟通应该从公众的角度解释专业人士提供的资料,甚至帮助公众进行提前判断。应该防止用专业方式直接转述风险调研的结论,或者回避公众提出的主观而绝对化的问题。

(2) 风险沟通的信息步骤:前面已经指出一些学者将风险沟通看作是一个搜集信息、组织信息、再现和修炼信息的过程。这种观点特别强调过程的重要性,因为正是在风险传播的过程中,很多机构和公众的行为出现了问题。因此,在探讨风险沟通的信息策略时,很重要的一个部分就是分析一般意义上风险沟通中的若干工作应遵循什么顺序,按照什么样的步骤组织起来。

Cathleen Barmoy 和 Carloa Mangone 认为,一个有效的风险沟通应该包括六个步骤。

第一步,评估阶段。确定风险沟通中那些利益相关的参与者。搞清楚首要的受众群体最关心的问题。可以绘制一张图标,将政府在内的所有涉及风险中的利益群体以及他们之间的关系搞清楚。其中可能包括风险应对的政府机关、地方官员、受影响的公众、媒体,等等。一个复杂的风险事件通常会涉及众多部门、群体和个体的利益。如果在沟通进行中因为主观失误忽视任何一方的利益和要求,将使整个沟通工作处于被动。确定了利益相关者之后,我们可以采用访谈或者问卷调查的方式了解他们对于风险的认知情况和主要关心的问题。通过处理调查得来的资料,我们将得到涉及很多个体关心的问题的工作表,这将使后面的风险沟通工作充分照顾到各方面的利益。

第二步,准备和练习阶段。包括重新确认和复查在沟通中需要坚持的重要原则,对沟通中各种活动的技术性环节进行操练,以及很重要的,选择合适的沟通渠道。而选择沟通渠道的原则是将各种可用资源都考虑进来,并且寻求其优势最大化。巡回演讲、投递信件、电视、报纸、广播、互联网都可以合理运用。最好不要仅仅依赖一种或几种媒介。

第三步,组织好应对风险的核心团队。经常组织会议,听取组织成员的意见,特别是那些对实际情况了解较多的一线成员。了解他们关心的问题,同时通过有组织的会议向组织成员确定风险应对的各项议题、解决策略和原则问题。内部有效的沟通是行动步调一致,有效进行外部风险沟通的前提。而在实践中风险沟通的组织者或者采用封闭信息、个人决定 DAD 模式领导团队,使得沟通效率降低,或者因为缺少内部沟通使得统一行动无法完成,甚至出现内部意见不一致导致公众信任度降低的情况。

第四步,计划和协调阶段。包括与应对风险的其他团体的接触、协调,与利益相关的公众接触、了解情况。制定一个沟通的计划和时间表。在这个阶段需要邀请风险事件中主要团体的领袖和重要人物参与到风险沟通过程中,作为舆论领袖,这些人将在后面更广泛的沟通活动中发挥重要作用。这一阶段内还需要进一步搜寻重要的风险信息和公众认知的信息,争取在后边的工作中得到更多的信任。

第五步,执行阶段。执行计划是一个充满细节而又十分重要的阶段。这一阶段要做的工作包括继续拓展信息,并且不断对这些信息进行测试;设计一些沟通的工具;为各种对话和沟通的活动做最后的安排;执行计划并确保其圆满完成。计划的执行者需要估计公众需要知道的最重要的信息,并将这些信息翻译成可以被公众理解的语言进行传播。

第六步,后续沟通与评估阶段。作为一种科学的观点,风险是无时无刻不存在的,零风险只是一种理想状态。所以与风险相伴的沟通工作也不可能一步到位地完成。风险应对者应该保持开放,听取各种团体和个人的意见,了解他们的情况,回答他们的问题。最后,对整个风险沟通的工作进行评估和总结,可以让人们积累更多的经验并且改变工作中的不合理之处。

还有学者从更加具体的角度总结出风险沟通的七个必要环节。

第一,确定在一个给定的时期内沟通的目标(比如在 10 年内降低癌症的风险)。目标应该是希望完成的任何工作的清晰、简洁和以行动为导向的陈述。

第二,确认风险沟通的目标受众(比如普通意义上的公众、地方决策者或是特殊利益团体等)。

第三,制作一系列文档,内容包括受众的现状、利益和关心的问题,以便选择与受众接触的最有效方式。

第四,总结和确认需要与受众沟通的信息中最重要的几点问题。受众可能会忽略一些信息和细节,但是需要让他们记住用简洁语句表达出来的重点。面对不同受众,需要传达不同的信息。

第五,根据前面准备好的受众文档,选择传递信息的恰当媒介(互联网、小册子、公告板、广播电视广告等)。媒介的选择对于使信息到达目标群体来说至关重要。

第六,考虑每一种媒介被如何分配和使用,并决定由谁来负责与媒介打交道来完成这种信息配置。

第七，设计一个效果复查机制，以便得到一个反馈，确认信息是否准确地传达给目标受众。

（3）风险沟通中的信息工具：风险沟通中的信息处理包括两个方面的问题。一是信息搜集的问题，既包括搜集风险事件或者危机事件的相关信息，也包括搜集作为沟通对象的公众的现状和他们对风险的认知情况。二是信息传播的问题，即怎样有效地将整理好的信息传达给目标受众。要完成好这两项工作需要不同的信息工具，既包括搜集信息的技术方法也包括信息传播所凭借的各种渠道。下面将风险沟通中最常用的一些信息工具和技术列举如下：① 调查研究（survey）：涉及诸如问卷设计、抽样和数据统计等一系列技术手段，是一种重要的信息搜集工具。可以通过调查了解公众的基本情况，并让公众有一个表达他们对风险事件认知和态度的渠道。对于适当的风险管理决议的形成有着非常重要的参考价值。② 建立模型（modeling）：包括数字模型、文字模型和图像模型。制作风险事件的指示模型将使得问题大大简化，特别是亟待解决的重点问题会更加清晰和突出。③ 索引技术（indexing techniques）：索引表（如空气质量索引、水质量索引），可以将科技信息翻译成公众能够理解的现象。④ 公开展览（exhibits）：可视化的展示可以使表达出来的信息更加容易理解。⑤ 交流促进会（facilitated meetings）：会议期间，主持者应该让所有参与者拥有平等的话语权，这样可以创造出一种信任和公平的气氛。⑥ 焦点组讨论（focus groups）：由一小群与风险利益相关者组成的焦点讨论小组对于更多地了解公众的知识、动机、想法、期待和意见将会非常有帮助。⑦ 网站（web sites）：互联网可以提供一个与公众交流和推介信息的简单方式。⑧ 直投邮件（direct mail）：运用各个社区成员在计算机数据库中的信息进行邮件的直接投递是一种很好的沟通工具。⑨ 地图和航空照片（maps and aerial photographs）：地图是一种有用的视觉工具，可以指出风险相关的地域。⑩ 大众媒介（mass media）：大众媒介能够提供一种与公众沟通的重要、迅速的渠道，但是媒体会报道什么内容以及怎样报道通常是很难控制的。⑪ 巡游（site tours）：巡游的方法可以用来教导当地居民，搜集有用的地方信息，传播技术信息以及回答一些特殊的问题。⑫ 通告（notices）：通过地方报纸、地方广播或者信件发出的通告可以巩固与公众之间的关系，使他们更充分地参与到决策和项目的实行过程中。⑬ 专题讨论组（workshops）：可以通过专题讨论的方式提高公众对风险的警觉意识和参与感，可以让公众看到风险如何被评估和管理的第一手信息，或者协调起来共同执行一个设计好的计划。

以上从风险沟通使用的语言符号的特点、沟通工作前后涉及的合理步骤以及信息沟通过程中可以使用的各种工具三个方面了解了风险沟通信息策略应该覆盖的主要内容。在一般的信息传递层面对于风险沟通的理解是探讨其他具体策略的基础。无论直接面对公众还是通过媒介发布信息，都只是这些信息过程中的一些环节，也必须遵循风险信息传播的基本原则。

虽然学者们不断强调风险沟通过程中参与各方的平等地位,但是在实际操作过程中,由于信息不对称的广泛存在,往往使得政府机构和其他负责处理危机的组织在沟通中处于主导地位。因此,如何有效进行风险沟通的问题往往成为政府等权威组织如何了解公众对风险的认知和态度,进而制定风险沟通的公众策略,采用有效公关手段进行信息传播的问题。一种被广泛批评的沟通方式是所谓的 DAD 模式(decide,announce,defend),即整个沟通过程由决定、宣布、辩护三个部分组成。在这里,风险信息的操作和呈现完全在封闭的组织内部运行,造成信息的严重不对称,往往造成沟通双方的不信任,从而使得恐慌加剧;另一种沟通方式虽然也是单方面主导,但是往往比 DAD 模式有效得多,那就是将公众视为共同应对危机的伙伴(partner),而不是作为危机一部分的大众(mass)。这种更开放的模式要求在更全面地了解公众认知心理的基础上确认一系列沟通的原则。

在处理复杂的风险沟通工作时,我们有必要从接受心理和信息赖以传播的制度保障等方面来认识风险沟通中应该遵循的基本原则。危机到来时,困难而紧张的沟通工作往往使人们忘记一些最基本的道理,因而总是显得手足无措或是公关失败,降低与公众之间的信任。

三、风险沟通

在风险沟通中,媒介的作用相当巨大。采用不同的沟通技巧和渠道,将达到不同的沟通效果。由于个体对突发公共卫生事件的风险知识很少来自直接经验,绝大部分靠信息的传播与沟通,因此选择恰当的渠道进行风险沟通显得尤为重要。如果采用了某种公众并不信任的沟通渠道,沟通可能会适得其反,使得公众产生心理困惑,引发信任危机。

(一)与公众沟通

1. 综合选择沟通渠道　开展公众沟通的渠道应根据目标受众的需求调查结果来选择,在选择共同渠道时既要考虑沟通渠道的覆盖范围,又要根据目标人群的喜好。一般来说,并非只有一种沟通渠道可供选择,在进行公众沟通时,可以结合大众传播、社区层面的传播和人际传播进行综合手段沟通。

2. 建立起良好的沟通氛围　为沟通双方建立一个人道的、互动的、有益的和容易接近的氛围。

3. 谦恭、诚实的态度　与沟通对象保持周到、谦恭的态度,为沟通对象提供直接、完全的答复。

4. 承认自己对于一些事情还并不了解　即使是专家,也并非无所不知,专家有时候也不知道问题究竟出在哪里,尤其是对于一些科学研究还没有定论的内容,承认自己的不了解可能更有利于建立相互之间的信任。

5. 尊重对方并设身处地考虑问题　关注公众所关心的焦点问题,以及对于风险事件的看法、价值观等。

2009 年甲型 H1N1 流感防控风险沟通是我国在公共卫生领域的一个典型案例。在甲型 H1N1 流感疫情的初始阶段,公众的沟通需求处于"咨询渴求"层面,公众沟通的对象基本上都是属于关心事件发生发展的一般公众,因而只要根据世界卫生组织关于甲型 H1N1 流感疫情通报,通过大众传播的手段向社会公布这一公共卫生事件信息,并提出健康建议。同时根据不同人群的特点、不同的场所制定核心信息,编写健康传播资料,介绍甲型 H1N1 流感的特点及预防措施。在疫情发展阶段,公众开始分为疫情区域内的公众、近邻区域的公众和关心事件发生发展的一般公众,尤其是发生疫情区域内的公众和近邻区域的公众更为关心疫情和自身相关的信息,因此在这个阶段,通过新闻发布会等方式,通过电视、广播和报纸等传统媒体向社会通报疫情信息。在原卫生部、中国健康教育网开辟"甲型 H1N1 流感防控专栏",及时刊登流感防控工作信息。通过传统媒体和政府或专业机构网站,组织专家对政策、应对措施多次进行解答,让人们对政府决策的科学性有所认识,增强对政府的信心。而对于发生疫情区域内的公众和近邻区域的公众则通过印发健康传播资料、开展现场宣传咨询活动、开通咨询热线电话,在学校、企事业单位、社区、医院、公共场所设立宣传栏等多种方式做好公众沟通工作。如设计制作预防甲型 H1N1 流感的招贴画、宣传画、折页传单等发放到社区家庭,制作并在电视台、机场、楼宇电视播出预防甲型 H1N1 流感的系列广告,举行预防甲型 H1N1 流感现场活动等。同时,还注重舆情监测,关注和引导舆情,及时了解疫情和公众反应,梳理开展媒体沟通和公众沟通的关键点,组织专家设计问答,以供媒体和网站发布以及热线咨询使用。

（二）与媒体沟通

主动发布突发事件的进展和大众关注的有关信息,是媒体沟通的主要原则之一,在突发事件的处置过程中,除了及时接受媒体的采访之外,针对突发事件的处理进展,要主动发布新闻。主动发布的形式一般有发新闻通稿和实时举办新闻发布会。

1. 新闻通稿与新闻发布会

（1）新闻通稿:新闻通稿原本是新闻通讯社的"专利",通讯社在采访到一些重要新闻以后,会以一种统一的稿件方式给全国需要稿件的媒体来选择使用或发布,这就叫作通稿。后来,很多组织和机构在对外发布新闻的时候,为了统一宣传口径,也会事先组织一个新闻稿,通过网站直接发布,或者提供给需要的新闻媒体参考使用,这就是我们要说的新闻通稿。在突发公共卫生事件发生和处理的过程中,实时发布新闻通稿,是常用的媒体沟通的方式之一,也是新闻发布会必须准备的材料。

1）预测媒体问题清单:要准备好新闻通稿,首先必须了解媒体目前急需了解的问题。下列问题是在突发事件发生时媒体、利益相关者、伙伴及公众经常会提出的,要针对这些问题准备相关的新闻通稿:① 发生了什么? ② 为什么会发生?什么原因导致的? ③ 什么时间发生的?在什么地方? ④ 谁应该为此负责?你们承担责任吗? ⑤ 以前发生过吗?

⑥ 公众安全吗？⑦ 为了保护民众,工作组正在做什么？⑧ 是否有人受伤、生病、死亡？他们是谁(姓名)？⑨ 有什么要对受害者说的？⑩ 那里现在危险吗？⑪ 是否会对公众带来不便？⑫ 下一步打算做什么？⑬ 谁负责处理？⑭ 受害者得到救助了吗？⑮ 是否预见到该事件的发生？⑯ 目前及稍后我们对局势应该如何预期？⑰ 什么时候能得到更多的信息？

2) 新闻通稿的主要内容:新闻通稿所描述的是单位和机构最想被媒体报道的重点信息。一般来说,新闻通稿仅说清一个新闻事实即可,避免出现多个新闻事实或角度。

新闻通稿应包含六个基本要素:① 发生了什么？② 什么时间发生的？③ 什么地点发生的？④ 这件事与什么人相关？⑤ 为什么会发生？⑥ 怎么发生的？

在通稿的一开始就把这些问题交代清楚。新闻通稿的篇幅一般不要太长,要确保新闻通稿的内容是最希望传递出的信息。另外,新闻通稿要像真正的新闻报道一样对受众有吸引力。

3) 新闻背景资料:随着社会化媒体的出现,信息需求量大增,单独的一篇新闻通稿有时难以满足所有的媒体发稿需求。因此,在准备新闻通稿的同时,需要准备出信息更加丰富、角度更加多元的新闻背景资料,可以给媒体更多的选择。

新闻背景资料一般是与突发事件相关的有关专业知识,选择好这些专业知识,有助于核心信息的正面传递。在网站等媒体发布时,可以建立一些链接,来满足更多媒体和大众的需求。

(2) 新闻发布会:新闻发布会一般由政府相关部门组织,往往需要邀请参与现场处置的有关领导和专家参加发布会,并对有关技术问题进行解答和补充。举办新闻发布会有较高的专业要求,在突发事件发生时,新闻发布会应由负责新闻宣传的专业部门举办,相关部门要积极配合。

专门的新闻宣传部门一般都接受过举办新闻发布会的培训,有丰富的工作经验,但卫生应急部门,一般都是卫生专业背景,对举办新闻发布会的很多要求不是十分熟悉,在实际工作中,应当主动学习、了解有关新闻发布会的基本要求,积极配合有关部门适时举办新闻发布会。

1) 准备新闻发布会:召开新闻发布会前,应提出两个问题——准备发布的消息是否具有新闻价值？现有情况下,是否适合向公众传达信息？假如上述两个问题的答案均为肯定的时候,才能召开新闻发布会。

2) 准备好新闻发布会的有关材料:新闻发布会的成功与否,材料的准备非常重要,因为参与突发公共卫生事件的处置人员对事件的发生、发展以及采取的措施等方面非常清楚,许多材料的准备一般由卫生应急人员准备。

新闻发布会的材料分两种:一种是给新闻发布人员准备的材料,如主持人的主持词、发言人的发言稿,以及可以用到的数据、背景介绍、展示品等辅助材料。一种是给现场记者准备的材料,如新闻通稿、新闻事实资料、背景资料、问答资料、专家名单等。

　　3)应遵循的原则:卫生应急相关的新闻发布会一般由专门的新闻宣传部门来组织,但新闻发布会的发言人往往由参与突发事件的领导或专家来承担,选择发言人要慎重考虑,作为发言人应该做到:熟知突发公共卫生事件的相关政策,发言内容不超越自己的职责范围,要在授权范围内尽量告知真相,保持透明,体现所在部门的职责。

　　对于卫生应急工作领域来说,媒体沟通不是一次性工作,应每一次沟通后进行有效的评估,以确保沟通的效果和能力的不断提高。事件处置后,媒体沟通的工作远没有结束,要尽快召集参与人员进行总结,以提高工作水平,开展下一步的媒体沟通工作。① 评估需考虑到下列问题:Ⅰ. 发布的信息是否满足了媒体的报道与群众的需求? Ⅱ. 发布的信息得到媒体与公众的正确理解了吗? 存在哪些偏差? 是否有必要做出更正? Ⅲ. 现有信息及传播效果是否能够满足公众/媒体对信息的需求? Ⅳ. 向公众和媒体、内部工作人员提供信息的方法有效吗? Ⅴ. 所有信息都是及时提供的吗? 信息发布程序中有些环节花费时间过长吗? Ⅵ. 信息发布工作对事件的处置起到促进作用了吗? ② 交流及改善:媒体沟通工作总结不仅是对此次媒体沟通的评估分析,更重要的还在于交流和改善,以便媒体沟通水平的提高和完善:Ⅰ. 按事件和决策编写时间顺序单,汇编和分析媒体报道,把媒体报道情况和发布的观点进行对照分析。Ⅱ. 召开总结座谈会,请本次事件的有关部门的工作人员、学科专家、记者、新闻传播专家共同对工作进行全面评估,分析经验和教训。Ⅲ. 将评估结果和总结情况在部门内部进行交流。Ⅳ. 在对评估结果和总结进行分析的基础上,撰写论文发表,与更多的同行进行交流。Ⅴ. 媒体沟通中的各种材料要进行归档整理,并制作成音像资料以便于查阅和内部交流。Ⅵ. 针对新闻报道中的成功经验和暴露出的问题,进一步修订信息发布的相关政策、程序及传播预案。建议主管领导对决策和工作流程进行修订和完善,征得主管领导同意后,重新修订沟通预案中的政策和工作流程。Ⅶ. 针对工作人员工作中出现的不足,根据修改和完善的内容,提供相应培训课程,对相关人员进行培训。

　　2. 接受媒体采访　卫生行政部门或医疗卫生机构通过舆情监测,发现有突发公共卫生事件发生的迹象,或者已经发生突发公共事件时,要科学判断媒体舆情对公众的影响,了解媒体对该事件的关注度、媒体报道的完整性、公众的反应情况。同时,确定媒体的关注点,明确事件发生的时间、地点、性质、涉及人员,以及事件发生的原因和危害,事件的进展和趋势,已采取的措施和对公众的防护建议,快速确定进行媒体沟通,确定媒体沟通的方式。突发公共卫生事件的工作组,要根据事件发生的情况,制定初步的沟通方案,选择采取多种方式进行有效的媒体沟通。

　　一般的沟通方式有两大类:一类是被动地接受媒体记者的采访,如领导和专家接受广播、电视等新闻媒体的采访等;另一类是主动的新闻发布,如发布新闻稿、召开新闻发布会、举办媒体通气会、组织媒体集中采访等。

这里着重介绍被动接受媒体采访的程序、原则与技巧。

（1）接受采访的一般程序：在突发公共卫生事件发生时，所有工作人员都有可能非常繁忙，但随时都会遇到媒体采访，这时如果不能及时接受或安排采访，不实的信息就可能被快速传播，但接受采访，一定要遵循媒体沟通的一般程序。

（2）接受采访应遵循的基本原则：一般来说，开始接受媒体采访时，首先要做出简单扼要的自我介绍，然后与记者商量好访谈的议程，在采访过程中要能主动地控制访谈的进程；态度要亲切有礼貌，有耐性，表达信息要精简清晰，答案应明确扼要。在语言使用上要遵循内容真实、可信，专业名词通俗化，切忌过于绝对，避免争执，以理服人，尽量少说错话，不回答假设性问题。主要注意：

1）开诚布公：与媒体打交道的时候最重要的是诚实，信誉是最重要的资产。时刻要谨记，对记者要以诚相待。现代信息社会，信息传播渠道多元，假话迟早会被揭穿，那将会造成另一种性质风险或危机。

2）积极配合媒体：在接受采访的过程中，要与记者进行很好的交流，积极配合媒体，满足力所能及的要求。语言表达要通俗易懂，不要运用过于专业的术语；给媒体的稿件要简洁而突出重点；不要与记者争论或者失去自制而激动起来；谈论的角度要适当，角度不宜太多；积极主动向媒体提供信息和各种新闻素材，及时通报突发公共卫生事件，争取有利的新闻报道。

附录

公共卫生应急人员标准化培训体系建设

一、上海市公共卫生应急人员培训大纲

为做好本市公共卫生应急人才建设工作，加强职后公共卫生人才规范化培养，全面提高本市各级公共卫生应急队伍的处置能力，依据《全国卫生应急工作培训大纲（2011—2015年）》（卫办应急函〔2011〕1057号）和《全国疾病预防控制机构卫生应急工作规范（试行）》（国卫办应急发〔2015〕54号），制定本大纲。

［培训目的］

通过培训，公共卫生应急队伍增强应急管理意识，掌握卫生应急工作的基本理论和基本技能，具有将卫生应急理论和技能应用于处置各类突发事件的能力，达到卫生应急相关岗位的要求。

［培训对象］

上海市公共卫生应急人员、队员。

［培训方法］

（一）培训形式

根据实际情况，主要采用短期集中培训形式。

（二）教学方法

以课堂理论授课为主，可采用专题讲座、案例分析、小组讨论、技能操作、演练等方式。

（三）学时安排

队员每年培训次数≥4次，每年累计培训时间，市疾控中心≥60学时，区疾控中心≥30学时。可根据防控工作需要动态调整。

［培训内容］

（一）卫生应急理论

1. 通用理论

（1）流行病学和统计：描述性流行病学（疾病分布、横断面研究、筛检）、分析性流行病

学(病例对照研究、队列研究)、病因推断、调查设计(偏倚及混杂控制)、常用统计方法的选择、常用统计软件的介绍。

（2）健康教育与促进：健康教育与健康促进。

（3）应急管理概述：① 卫生应急的概念、工作内容、特点与原则，卫生应急管理的参与主体及职责。② 全球突发公共卫生事件的特点与趋势，国外卫生应急管理体系建设的现况、特点与发展趋势，我国卫生应急管理体系的概念、构成、作用和意义，本市卫生应急体系。③ 卫生应急体制：卫生应急体制的概念、组织结构、功能和建设原则。④ 卫生应急机制：卫生应急机制的概念、意义和建设原则。

（4）卫生应急法律法规规章制度：突发事件卫生应急管理法制建设的意义、作用与特征，《中华人民共和国突发事件应对法》《中华人民共和国传染病防治法》《突发公共卫生事件应急条例》《食品安全法》(2015 年修订)及相关法律、法规的卫生应急适用条款，《国际卫生条例》(2005)中卫生应急的相关条款，卫生应急制度。

（5）卫生应急预案管理：卫生应急预案与预案体系的构成、特点与管理，卫生应急预案体系建设的目的、作用和意义，《国家突发公共事件总体应急预案》(2006)、《国家突发公共卫生事件应急预案》(2006)和《国家突发公共事件医疗卫生救援应急预案》(2006)的基本内容。

（6）卫生应急队伍管理：① 卫生应急队伍的组成、职能和建设原则，卫生应急值守。② 卫生应急培训：卫生应急培训的概念、特点、主要类型与基本方法。③ 卫生应急演练：卫生应急演练的概念、作用、特点、分类、组织方法。

（7）卫生应急物资保障基本内容和方法：卫生应急物资储备的基本概念，国内外的卫生应急储备工作概况和进展，卫生应急储备的核心工作内容和方法。国内外卫生应急装备的特点和发展趋势，卫生应急装备选列的原则和技术要求，我国卫生应急装备的分类。卫生应急装备与物资的管理，包括管理体制和机制建设，卫生应急储备的计划、采购、仓储、调用、轮储、报废和信息资源管理，以及卫生应急装备的计划、采购、使用，保养与维护、报废与更新管理的基本原理和方法。

（8）监测预警和信息报告：① 监测与发现：我国及本市现有传染病和突发公共卫生事件监测系统、单病监测系统、缺勤缺课监测系统、综合监测系统、食源性疾病监测系统、健康危害因素监测系统、舆情监测等的现状、作用，监测数据分析、监测中异常情况的发现，卫生应急监测的方法、基本做法和应用，信息安全。② 突发公共卫生事件报告管理：信息报告的要求、方法，信息报告系统的使用，各类突发公共卫生事件的分级标准。③ 法定传染病疫情报告管理：信息报告的要求、方法，信息报告系统的使用。

（9）风险管理：风险管理的基本概念、原理、步骤和方法，以及在卫生应急管理中的应用；风险评估的概念、方法、步骤和运用；风险沟通的概念、原则、作用与基本方法；卫生应急中公众的心理特点与干预策略；事件评估。

（10）卫生应急处置：① 现场调查技术：现场流行病学调查的概念、特点和基本方法。② 现场调查：突发公共卫生事件现场流行病学调查的原则、方法和基本步骤，包括准备工作、核实诊断、确定突发公共卫生事件的发生、建立病例定义、搜索病例、描述性分析、建立并验证假设、采取控制措施、完善现场调查、书面报告；不同调查情况下，各类情形调查的注意事项；调查报告撰写。

（11）实验室检测：实验室样品检测在突发事件调查处置中的作用，样品的采集、保存、运输和检测，实验室主要检测技术与方式，现场快速检测鉴定程序与方法，检测结果分析与解读，实验室安全与质量控制的基本要求。

2. 传染病应急理论

（1）传染病概述：传染病基本理论、常见病鉴别诊断。

（2）传染病防治：急慢性传染病的特点、趋势、防控策略和发展方向，传染病事件卫生应急信息报送内容和流程。

（3）预防接种相关技术：疫苗保存要求、接种技术要求、预防接种不良事件的处置、应急接种的要求。

（4）消毒技术：消毒剂、消毒器械的正确选用，常用消毒方法。

（5）感染控制技术：隔离、防护、安全注射、废弃物处置等。

（6）病媒生物监测和控制技术：隔离、防护、安全注射、废弃物处置等。

（7）生物安全概述：个人防护，生物安全的概念、原则与基本要求。

3. 职业中毒应急理论

（1）职业中毒事件概述：职业中毒事件的概念、特征与分级，职业中毒事件卫生应急工作的参与主体及其职责，职业中毒事件卫生应急工作的基本内容及处置程序，职业中毒事件的判定原则，职业中毒事件卫生应急信息报送内容和流程，职业中毒的处理要点。

（2）毒物的基本概念及其健康危害；常见毒物的处置要点包括生物毒素、血液净化、毒物清除、氧疗、特效解毒剂、激素等中毒医疗救治相关技术等。

（3）个人防护。

4. 食源性疾病暴发事件应急理论

（1）食源性疾病暴发事件概述：食源性疾病暴发事件的概念、特征与分级，食源性疾病暴发事件卫生应急工作的参与主体及其职责，食源性疾病暴发事件卫生应急工作的基本内容及处置程序，食源性疾病暴发事件的判定原则，食源性疾病暴发事件卫生应急信息报送内容和流程，食源性疾病暴发事件处置要点等。

（2）个人防护。

5. 环境卫生应急理论　高温中暑、环境污染、非职业性一氧化碳中毒事件。

6. 放射卫生应急理论　辐射防护基础、应急准备和响应、应急干预与辐射防护、现场救援和救治、核和辐射事件。

7. 自然灾害应急理论 自然灾害概述,包括地震、水灾、火灾、踩踏、台风(分类、成因和特点)。

8. 社会安全应急理论 反恐,包括生物恐怖概念、处置原则、人员队伍准备、装备与物资储备。

9. 大型活动保障 大型活动的风险及其特征、主要公共卫生问题、卫生目标。

10. 交叉学科理论

(1) 临床相关基础理论:诊断学、医学检验指标的解读。

(2) 社会学知识:社会学调查,公共卫生伦理。

(3) 卫生管理学知识:卫生项目评估与管理,卫生经济与社会保障学。

(4) 心理疏导。

参考学时:≥25 学时。

(二) 卫生应急技能

1. 通用技能

(1) 问卷设计:现场调查问卷的设计。

(2) 数据库设计、数据汇总清洗与分析:Epi Info、Excel、SPSS 等软件的使用,数据清洗,数据分析,统计图表绘制。

(3) 风险评估的组织和现场实施:表单设计、人员安排。

(4) 风险沟通:与媒体、公众进行风险沟通的技巧。

(5) 个人防护:传染病和五大卫生应急处置个人防护的装备选择、穿脱。

2. 传染病处置技能

(1) 传染病应急处置的流程。

(2) 现场流调物资的准备、使用与维护:流调包的配置与更新。

(3) 专病门诊设置:发热、肠道、肝炎门诊设置(三区划分)。

(4) 现场流调方法。

(5) 现场控制措施:包括病例隔离、密接管理、疫区封锁和检疫、病例治疗、预防性服药、应急接种、媒介控制、环境卫生和消毒、社会距离措施,干预措施制定、选择和实施的原则,干预措施的效果评价,健康教育。

(6) 样品采集与保存运送。

(7) 现场检测。

(8) 消毒:消毒剂的配置、消毒器械的使用、洗消帐篷的使用、各种物品和环境消毒。

(9) 感染控制:隔离区域划分。

(10) 病媒生物控制:病媒生物应急监测、控制和评价。

(11) 报告撰写。

3. 职业中毒处置技能 职业中毒应急处置的流程、现场调查物资的准备、个人防护、现场调查、现场控制措施、样品采集与保存运送、现场侦检、现场分区与洗消、报告撰写。

4. 食源性疾病暴发事件处置技能　食源性疾病暴发事件应急处置的流程、现场调查物资的准备、现场调查、现场控制措施、样品采集与保存运送、报告撰写。

5. 生物安全处置技能　生物安全处置的流程、现场调查、现场控制措施、样品采集与保存运送、消毒与感染控制、报告撰写。

6. 环境卫生处置技能　环境卫生应急处置的流程、现场调查物资的准备、现场调查、现场控制措施、样品采集与保存运送、现场检测、现场分区与洗消、报告撰写。

7. 放射卫生处置技能　放射卫生应急处置的流程、现场调查物资的准备、现场调查、现场控制措施、样品采集与保存运送、现场检测、现场分区与洗消、报告撰写。

8. 自然灾害处置技能

(1) 个人携行用品的使用。

(2) 帐篷的选址与搭建。

(3) 水源的选址与饮用水处理。

(4) 食物安全供应。

(5) 现场快速评估。

(6) 现场控制措施：传染病监测报告、健康教育、废弃物处理、消毒与虫媒控制。

(7) 应急生存技能：① 野外生存技能：求救、灶头搭建、厕所搭建、通信设备使用、供电设备。② 消防及逃生技能：各类突发事件中避险、逃生的概念、特点、原则与方法。

9. 应急救援技能　医疗急救技能、现场检伤与分类：突发事件紧急医学救援分级标准、现场标识和现场分区的概念与类别、突发事件现场紧急医疗救治的基本知识。

参考学时：≥20学时。

(三) 卫生应急案例

(1) 传染病：包括养老机构呼吸道传染病、学校肠道传染病、学校结核病、企事业单位免疫可预防传染病、血源性传染病、自然疫源性传染病、新发输入性传染病、医源性感染事件、不明原因传染病等。

(2) 职业中毒事件。

(3) 食源性疾病暴发事件(重特大)。

(4) 生物安全事故。

(5) 环境卫生事件：包括高温中暑事件、水污染事件、非职业性一氧化碳中毒事件、血铅中毒事件等。

(6) 放射卫生事件：包括核辐射事件、放射源丢失事件、废放射源的违章处置事件等。

(7) 自然灾害。

(8) 社会安全事件：反恐等。

(9) 大型活动：大型集会的卫生保障与应急准备等。

参考学时：≥15学时。

[组织管理]

本市各级疾控中心参照本大纲有关教学内容和要求，制订具体实施计划和方案，有计划、有步骤推进各项培训措施落到实处。

[考核要求]

每次培训后及时开展培训效果的考核评估工作。集中培训的考核分理论考试和操作考试两种形式，培训合格率应≥90%。

二、上海市疾病预防控制公共卫生应急人员师资遴选制度

为保证上海市疾病预防控制公共卫生应急人员的专业能力培养，完成培训目标，满足公共卫生应急处置专业队伍的能力建设，根据上海市公共卫生应急处置公共卫生应急人员培训基地建设要求，制定上海市疾病预防控制公共卫生应急人员师资队伍遴选制度如下。

[遴选原则]

（1）由市、区疾病预防控制中心（以下简称"疾控中心"）承担培训师资的遴选工作。

（2）遴选过程应遵循公平、公正、公开、客观的原则，根据专业具体情况，遴选培训师资。

（3）上海市疾控中心有一名专业人员负责疾病预防控制公共卫生应急人员教学工作，建立完善的疾病预防控制公共卫生应急人员教学组织管理及师资遴选体系，保证培训师资遴选工作的顺利进行，进而保证培训工作的组织实施。

（4）根据遴选的基本原则，广泛征求单位内部相关部门意见。

[遴选标准]

（1）拥护党的基本路线、热爱护理教育事业，学风正派，治学严谨，能为人师表，认真履行教师职责。

（2）学历及职称要求：承担疾病预防控制公共卫生应急人员教学工作的师资原则上应具备本科以上学历或其他各项条件优秀者，应具有中级及以上职称。

（3）专业经历和实践经验：疾病预防控制公共卫生应急人员师资必须具有至少3年以上本专业经历。

（4）培训师资专业技术能力：需熟练掌握公共卫生应急处置相关理论和操作技术，良好的教学指导和组织能力，良好的口头和书面表达能力，良好的生理和心理素质。

[遴选要求]

（1）所有遴选人员均应符合遴选标准。

（2）各单位应认真对待培训师资的遴选工作。

[动态调整机制]

（1）公共卫生应急人员培训师资库原则上每5年调整一次。

(2) 师资库调整原则:一是带教老师可自愿退出;二是因带教老师工作调整或者身体原因可以申请退出;三是根据带教师资考核评估情况适当调整。

三、上海市疾病预防控制公共卫生应急人员青年师资培养机制

[指导思想]

通过培训,青年指导老师进一步巩固专业思想,熟悉教育教学环境和教学常规,提高公共卫生专业教学能力,促进专业成长,使他们尽快成长为教学能力出众的合格教师。为此,根据上级主管部门的公共卫生应急处置公共卫生应急人员培训基地教师培养意见精神制订上海市疾病预防控制公共卫生应急人员青年师资培养机制。

[预期目标]

(1) 进一步巩固青年公共卫生培训师资的专业思想,具备良好的道德素养,能热爱本职工作,热爱学生。

(2) 掌握学科专业的理论知识和实践技能,理解专业的业务知识和内容体系,课堂教学、小组讨论、演练等逐步走向规范化。

(3) 对公共卫生现场处置工作有较深刻的认识和丰富的实践经验,并能运用到实际教学中,增强理论教学和实践教学的能力,提高教学水平及队员学习质量。

[培训形式与要求]

由集中培训和分散培训两部分组成。集中培训由上海市疾控中心统一组织,分散培训由各单位自行组织。

[重点培训工作]

(1) 从抓学习入手,以促发展。师德修养是教师立身立教之本。因此,要先从学习入手,结合自身找差距,在教育、教学中约束自己、规范自己,从而达到自修、自思、自我提高的目的。

(2) 从抓考核入手,以促提高。对教师实行考核制,采取学期学生考核、同行考核与领导考核相结合,定性考核与定量考核相结合的方式进行。

(3) 培养与提升青年师资科研意识,强化现代信息技术的培训。采取理论讲座、集中学习、外出培训等方式,不断丰富青年师资科研理论水平,并根据自身经验及所教专业特点,在工作中认真实践,及时总结,更好地成长。

[总体措施]

(1) 成立教师培训领导班子。

(2) 充分发挥骨干师资、老教师的传帮带作用,使青年师资尽快成长。老教师要从备课、上课等各个环节精心指导,切实提高其业务水平。诚恳、虚心学习教学艺术,每年至少听老教师2~3次课。要分阶段安排师资上公开课,组织其他师资真诚地进行听课、评课,

促进教师快速成长。

四、上海市公共卫生应急人员师资考核评价制度

为了更好地推进上海市公共卫生应急人员培训基地有关师资队伍建设,特制定此考核评价制度。

[考核评价目的和原则]

(一) 目的

用新的教育观念评价,有利于发挥培训师资主动性和创造性的发展性培训师资评价体系,充分发挥评价的导向、激励等作用,帮助全体培训师资不断提升专业水平,提高培训基地的教育教学质量。

(二) 原则

(1) 发展性原则:必须关注培训师资发展的要求,将培训师资的参与、变化和发展过程作为评价的重要组成部分,也成为能促进学生全面发展的重要过程。

(2) 全面性原则:既重视培训师资业务水平的发展,也重视培训师资的职业道德修养的提高,既要评估培训师资的工作业绩,又要重视培训师资的工作过程。

(3) 多元性原则:评价主体要多元化,突出培训师资的主体地位,建立以培训师资自评为准,基地领导、同事、公共卫生应急人员、队员共同参与,多向沟通的培训师资评价机制。

[考核内容和标准]

(1) 对工作人员的考核,从德、能、勤、绩四方面进行,重点考核工作实绩。

德:是指政治、思想、师德修养和职业道德的表现。

能:是指教育理论、专业知识和教育教学研究的水平及实际处理解决问题的能力。

勤:是指工作态度、勤奋敬业及出缺勤情况。

绩:是指工作的数量、质量、效益和贡献。

(2) 考核标准以各单位工作人员的岗位职责、工作质量、工作任务及精神文明建设的要求为基本依据。

(3) 考核结果分为优秀、合格、基本合格、不合格四个等次。各等次的基本标准是:

优秀:正确贯彻执行党和国家的路线、方针及政策,模范遵守培训基地的各项规章制度,精通专业领域工作业务,工作勤奋,有改革创新精神,培训工作效果显著,成绩突出。

合格:正确贯彻执行党和国家的路线、方针、政策,自觉遵守单位的各项规章制度,熟悉或比较熟悉本职业务,工作积极,能够完成工作任务。

基本合格:政治、业务素质一般,工作能力较弱,工作作风方面存在某些不足,工作中有失误,但未造成严重后果。

不合格：政治业务素质较差，难以适应工作要求或工作责任心不强，不能完成工作任务或在工作中造成严重失误。

[评价内容]

（一）职业道德

爱岗敬业，为人师表，教书育人，严谨教学，与时俱进；热爱公共卫生事业，热爱学员；积极上进，乐于奉献；公正、诚恳，具有健康心态和团结合作的团队精神。

（二）了解和尊重学员

能全面了解、研究、评价学员，尊重学员，关注个体差异，鼓励全体学员充分参与学习，形成和谐的师生关系，赢得学员的信任和尊敬。

（三）教学能力

能依据新课程标准的基本要求，确定教学目标，利用各种资源，设计教学方案，使之适合于学生的知识水平、理解能力和学习兴趣等；为学生提供讨论、质疑、探究、合作、交流的机会；引导学生创新与实践。

（四）交流与反思

积极、主动与预备役队员、同事进行交流和沟通，并制定改进计划。

[评价方式和途径]

（一）培训师资自评

应用教学反思、阶段性工作总结等自我方式，自觉地认识自己的优势与不足，客观地分析别人的评价意见，确定自我发展目标，实现可持续性发展。

（二）同事互评

应用教学案例分析和研讨、说课、听课与评课、述职测评或展示成长记录等交流方式，调查问卷或互评量表等调查方式进行，形成团结氛围，促进共同成长。

（三）领导评价

应用面谈、座谈会、评课或培训师资述职等交流方式，日常观察、常规检查记录等调查方式进行，要求领导评价时要实事求是，关注培训师资个体差异和工作特点，帮助培训师资实现自我发展。

（四）学生评价

应用问卷调查或个别征求意见等调查方式进行。

五、上海市公共卫生应急人员年度应急演练计划

[总则]

根据《上海市加强公共卫生体系建设三年行动计划（2020—2022年）》（沪府办〔2020〕36号）、《关于组建本市公共卫生事件应急处置公共卫生应急人员的通知》（沪卫应急便函

〔2020〕32 号)、《关于印发〈上海市公共卫生事件应急处置公共卫生应急人员培训基地建设技术指导方案〉的通知》(沪卫应急便函〔2021〕23 号)关于各组建单位建立公共卫生应急人员培训基地的要求,同时为适应本市公共卫生突发事件应急处置工作需要,通过演练,进一步提升公共卫生应急人员队员的理论水平和现场实战能力,特制定上海市公共卫生应急人员年度应急演练计划。

[应急演练目的]

(1) 检验预案:通过开展应急演练,查找应急预案中存在的问题,进而完善应急预案,提高应急预案的可用性和可操作性。

(2) 完善准备:通过开展应急演练,检查应对突发事件所需应急队伍、物资、装备、技术等方面的准备情况,发现不足及时予以调整补充,做好应急准备工作。

(3) 锻炼队伍:通过开展应急演练,增强演练组织单位、参与单位和人员对应急预案的熟悉程序,提高其应急处置能力。

(4) 磨合机制:通过开展应急演练,进一步明确相关单位和人员的职责任务,完善应急机制。

[应急演练原则]

(1) 结合实际,合理定位。紧密结合年度公共卫生突发事件特点,明确演练目的,根据资源条件确定演练方式和规模。

(2) 着眼实战,讲求实效。以提高公共卫生应急人员的实战能力为着眼点,重视演练实操,总结推广经验,及时整改存在的问题。

(3) 精心组织,确保安全。围绕演练目的,精心策划演练内容,周密组织演练活动,确保演练参与人员及演练装备设施的安全。

(4) 统筹规划,厉行节约。统筹规划应急演练活动,做到桌面推演和实战演练有机结合,努力提高应急演练效益。

[演练对象和人数]

市区公共卫生应急人员、队员,每次参演队员不少于 10 人。

[演练形式和次数]

桌面推演或实战演练。市疾控中心每年组织一次综合性演练,各区疾控中心组织辖区公共卫生应急人员每年演练不少于 1 次。

[演练内容]

根据年度卫生应急工作重点确定,如传染病防控、消毒与个人防护、食物中毒事件处置、职业中毒事件处置等。

[演练时间]

根据年度应急工作安排,具体时间不限。

六、上海市公共卫生应急人员建设培训与演练制度

[总则]

（一）目的和依据

为加强公共卫生应急人员培训和演练工作，促进应急培训和演练规范、有效地开展，提高队伍卫生应急处置能力，根据《中华人民共和国突发事件应对法》《突发公共卫生事件应急条例》《上海市实施〈突发公共卫生事件应急条例〉细则》（2003）、《国务院应急管理办公室关于印发突发事件应急演练指南的通知》（应急办函〔2009〕62 号）、《全国疾病预防控制机构卫生应急工作规范（试行）》（国卫办应急发〔2015〕54 号）等相关法律法规、工作规范、应急预案和《上海市疾病预防控制中心卫生应急培训与演练制度》（2017），制定本制度。

（二）适用范围

本制度适用于公共卫生应急人员（以下简称"公共卫生应急人员"）应急培训与演练工作计划的制定、培训与演练的组织实施、培训与演练的评估等相关工作。

（三）职责分工

上海市疾病预防控制中心（以下简称"市疾控中心"）是公共卫生应急人员卫生应急培训与演练的牵头管理单位，牵头组织卫生应急培训和演练工作，完成培训和演练工作资料归档工作。

市疾控中心牵头负责开展公共卫生应急人员的卫生应急培训与演练，包括培训和演练的组织实施与评估。

各相关单位应根据年度工作计划负责本单位公共卫生应急人员队员的卫生应急培训和演练的组织实施、评估，并将总结和相关资料报市疾控中心，配合市疾控中心完成公共卫生应急人员综合培训和演练中业务所涉及的专业部分的组织实施。

[卫生应急培训]

（一）卫生应急培训工作内容

各相关单位应根据《卫生应急工作培训大纲》的要求，结合卫生应急队伍实际能力与需求，确定卫生应急培训内容。培训工作应包括日常按计划开展的知识技术、技能、疫情或事件防控形势的培训和突发事件发生后紧急开展的培训。

（二）卫生应急培训工作要求

1. 培训计划 各相关单位在市疾控年度培训和演练工作之外，可根据不同培训对象和专业特点确定卫生应急培训需求，编制卫生应急年度培训工作计划，于当年 1 月底前报市疾控中心。市疾控中心整合各相关单位培训工作计划，汇总编制公共卫生应急人员卫生应急年度培训工作计划。

2. 培训形式 集中培训与岗位培训相结合，现场技能培训与专业理论培训相结合。

3. 培训强度　市疾控中心每年度对公共卫生应急人员的培训次数≥4 次,累计培训时间≥60 学时,年度培训率≥75％,3 年内培训工作应覆盖所有应急队伍队员。

4. 考核评估　综合培训后应及时开展培训效果的考核工作。采用笔试、技术操作等方法确定学员对培训内容的理解和掌握程度。培训合格率应≥90％。

5. 资料归档　各相关单位在每次培训结束后,应将培训相关资料[如通知、签到、课件、总结、影像资料、考核表(样张)]等及时归档,并在每年 12 月 31 日前将上述资料的电子版报市疾控中心。

[卫生应急演练]

(一) 工作内容

按照卫生应急演练工作计划,通过模拟各类突发公共卫生事件发生情景,检验应急响应各环节和各功能模块的能力现状,以及相关制度、机制、流程等的运转和执行情况。

(二) 工作要求

各相关单位应按照国务院印发的《突发事件应急演练指南》(2009)和中国疾病预防控制中心印发的《卫生应急演练技术指南》(2015)等文件要求开展应急演练。

1. 制定演练工作计划　根据突发事件应对工作实际需要、自身应对能力水平现状以及应急培训工作成效,制定应急演练年度计划。

2. 演练形式　演练形式包括桌面推演等讨论性演练和操练、专项演练、实验模拟、综合演练等操作性演练。

3. 演练工作频次　各相关单位每年应至少组织或参与 1 次卫生应急演练工作。

4. 规范开展演练　开展演练前,应结合需求和能力现状制定完整的演练方案。演练过程中,评估专家应及时开展评估,完成评估报告,提出改进意见。各相关单位应根据改进意见落实整改,促进卫生应急准备。

5. 资料归档　各相关单位在每次演练结束后,应将演练相关的方案、签到、评估表(样张)和评估报告或评估意见、影像资料、演练总结等资料及时归档,并在每年 12 月 31 日前将上述资料的电子版报市疾控中心。

[附则]

(1) 本制度由市疾控中心负责解释。

(2) 本制度自发布之日起施行。

七、上海市公共卫生应急人员培训基地建设方案

根据《上海市加强公共卫生体系建设三年行动计划(2020—2022 年)》(沪府办〔2020〕36 号)、《关于组建本市公共卫生事件应急处置公共卫生应急人员的通知》(沪卫应急便函〔2020〕32 号)、《关于印发〈上海市公共卫生事件应急处置公共卫生应急人员培训基地建

设技术指导方案〉的通知》（沪卫应急便函〔2021〕23 号）关于各组建单位建立公共卫生应急人员培训基地的要求，为适应本市公共卫生事件应急处置工作的实际需要，进一步提升公共卫生应急人员公共卫生事件应急处置水平和能力，有效保护人民群众健康和生命安全，特制定《上海市公共卫生应急人员培训基地建设方案》。

[指导思想]

以《关于完善重大疫情防控体制机制－健全公共卫生应急管理体系的若干意见》(2020)（以下简称"若干意见"）为指导，以《上海市加强公共卫生体系建设三年行动计划》为抓手，认真贯彻落实党中央、国务院、市委市政府的决策部署，始终坚持人民至上、生命至上，按照"坚定信心、同舟共济、科学防治、精准施策"总要求，以快速反应和有效处置为重点，强化上海市公共卫生应急人员建设的顶层设计，开展公共卫生应急人员人才培养，全面提升上海市公共卫生突发事件应急处置能力。

[建设原则]

（一）统一规划，分级管理

市疾控中心作为上海市公共卫生应急人员承建单位，根据市卫生健康委会对公共卫生应急处置公共卫生应急人员建设要求，统一制定实施具体计划和方案，完善相关政策措施，确保实现建设目标；各区疾控中心负责各区公共卫生应急人员的管理、培训、演练和事件处置。

（二）平战结合，统筹资源

公共卫生应急人员培训基地在全市疾病预防控制人才队伍培养工作基础上，根据公共卫生事件应急处置公共卫生应急人员能力需求，结合队伍任务特点，填平补齐，加强建设。培训基地日常开展公共卫生突发事件应急处置相关培训、演练、人才培养和公众宣教等工作。

（三）医防融合，协同配合

加强公共卫生应急人员与医疗救治公共卫生应急人员、核化救治公共卫生应急人员等其他队伍间的交流合作，建立健全制度规范，完善机制，细化实化相关培训演练方案制度等，促进实现疾病预防、医疗救治、核化救治、心理干预等多功能有机融合，形成多部门、多学科、多领域、多层级协同的综合公共卫生应急处置能力培训体系。

[建设目标]

结合本市公共卫生突发事件的类型、特点，依托上海市现场流行病学培训基地和公共卫生医师规范化培训基地，建设上海市公共卫生应急人员培训基地，构建公共卫生应急人员课程体系，配备师资队伍，承担公共卫生应急人员师资培训、演练指导、健康教育等工作。

[运行机制]

（一）管理机制

在上海市公共卫生应急人员培训基地建设实施领导小组的指导和监督下，上海市疾控中心应急管理处作为上海市公共卫生应急人员培训基地的管理机构，配备思想品质好、专业理论水平高、专业技能强、具有一定组织能力和管理经验的人员,开展公共卫生应急人员培训基地的建设和管理工作。

（二）培训模式

培训基地首先要明确人才培养目标,加强课程体系设置,全面开展公共卫生应急人员实训教学,突出实践能力和职业能力的培养。

培训基地要开展各类专业技术技能培训,充分利用基地资源优势,承担公共卫生突发事件应急处置通识技能、专业技能的培训工作。

（三）师资队伍

为使培训基地正常运转、发挥作用,必须建立一支高素质的教学团队,团队成员重点突出实战能力,聘请公共卫生领域的专业人才担任兼职教师,逐步形成一支实践技能教学主要由高技能水平的公共卫生应急处置专家组成的队伍。

（四）资源共享

培训基地建设要认真借鉴国内外和同行先进经验,走开放式建设道路。要大力引进优质教育资源,开展多种形式的合作,积极与行业、其他省市相关单位之间合作与交流,实现培训基地师资、设备场地、技能训练等全方位的资源共享,促进培训基地可持续发展。

[保障措施]

（一）组织保障

建立完善公共卫生应急人员培训基地组织管理体系,实行项目负责人负责制,责任范围包括组织领导、项目管理、经费管理、督导评估和信息管理等,加强考核,严格执行管理责任制。及时协调解决跨领域项目实施过程中的问题和困难,确保计划任务有序推进、按期完成。

（二）制度保障

基地建设管理部门应建立健全项目实施管理组织架构,落实牵头部门负责项目统筹与综合管理,落实项目管理制度要求,根据项目书、责任书等建立基地培训、演练等工作制度或方案、师资队伍建设等,全面加强培训基地内部管理。

八、上海市公共卫生应急人员培训基地运行管理办法

为加强培训基地的运行管理,为师生营造优良的培训基地环境,严肃培训基地课堂纪律,创造良好的学习氛围,提高设备的完好率和利用率,保证培训教学的顺利开展,特制定本运行管理办法,并设定专人负责培训基地的管理工作。

（1）培训基地是教师和学生进行教学实习、实训的场所,一般不作他用。

（2）到基地进行实习、实训教学,必须根据教学的要求,经基地安排后进行。

（3）进入基地的一切人员,必须遵守基地的各项规章制度,爱护公物,保持安静,不准大声喧哗,不准吸烟,不准乱抛纸屑杂物,确保基地整齐清洁。

(4) 严格卫生制度,重视文明操作,保持好基地各场所的卫生。

(5) 基地工作人员要严格执行培训基地制度,新到基地工作的教职工和首次进入基地的学生,必须经过安全教育。

(6) 培训基地的教学设备为教学共用,使用人应按时上课、下课。严禁脱岗或交由他人顶岗及归还所借用设备。

(7) 配有教学设备的培训基地,原则上在无教师管理时不开放使用。

(8) 培训基地场所及教学设备为计划性使用,使用计划由使用教师在使用前 2 周书面提出,交培训基地管理教师,统一安排确定。

(9) 培训基地设备以保证疾病预防控制应急处置公共卫生应急人员教学为主,同时提倡为其他项目或其他公共卫生应急处置公共卫生应急人员服务,形成资源效益社会化。

(10) 培训基地设有基地管理办公室,有管理人员,管理人员对不符合规定的操作或不利于安全的问题,要立即提出改正意见,并向领导及有关部门汇报,迅速解决,杜绝一切不安全事故发生。

(11) 爱护仪器设备,节约使用材料。未经许可,所有仪器设备一般不得带出基地,特殊情况下,借用时须经基地负责人批准,并填写《培训基地借用设备登记表》。

(12) 使用基地仪器设备,如发生故障、损坏、丢失及其他事故时,要立即向专职管理人员报告,并填写事故报告。

(13) 基地要有定期安全检查制度,明确责任人,做好防火防盗工作,必备防火器材。离开基地时,注意关好水电、门窗,杜绝不安全的隐患,确保基地财物安全。

(14) 下班前要严格检查水、电、门窗及贵重物品。落实防火、防盗、防水、防爆等安全措施。

(15) 凡违反上述规定者,视情节轻重和认识程度按章处理。

(16) 培训基地管理人员负责培训基地制度更新、培训基地使用登记管理、仪器设备维护、定期组织开展安全检查等工作职责。

(17) 培训指导老师负责做好公共卫生应急人员队员带教,演练指导工作,并负责后期青年师资的带教指导工作。

九、上海市公共卫生应急人员培训基地教学监督制度

[指导思想]

为了规范公共卫生应急人员培训基地的教学管理,建立良好的教学秩序,并用制度进行全面的质量监控。要求每一位授课教师规范执行课堂教学管理制度,在教学中力争体现先进的教学思想,明确具体的教学目标,追求优化的教学过程,选择合理的教学方法,采用恰当的教学手段,争取理想的教学效果,促使培训基地教学质量稳步提高。

[课堂教学的具体要求]

(一) 制订授课计划

结合公共卫生应急人员、队员的实际情况,应熟悉教学大纲,明确教学目的,从基本知识、基本理论及基本技能着手,把握课程的教学内容,突出重点、解决难点、消除疑点,注重培养学生的实际操作能力。

(二) 备课

教师备课是提高教学质量的前提。根据公共卫生应急人员队员实际情况,认真做好课前准备,编写课时教案,教案格式规范。每堂课必须有教案,杜绝不备课就上课或课后补备课现象,培训基地管理人员将定期检查或不定期抽查。

(三) 上课

课堂教学是培训的主要阵地,教师在上课时应做到以下几点。

(1) 教师要严格按课表正常上课,按时上下课。上课时间,不会客,不擅自离开课堂,不做与本节课无关的事,保证"40分钟"全过程用于组织教学。

(2) 教师应严格执行课表上课,不得私自调课、代课及弃课,调课、代课必须按规定提前到培训基地管理办公室办理调、代课手续。突发事件请及时与教务科联系,事后补办相关手续。

(3) 教师讲课时要注意多种教学方法的有机结合,使全班学生动脑、动口、动手,运用各种教学手段,调动学生的学习积极性。

(4) 上课时,教师严禁酒后讲课,严禁在教室里吸烟,严禁使用移动通信工具。

(5) 关心爱护学生,不说有损学生人格的话,不说有损教师形象的话,不说有损培训基地荣誉的话,不做有损学生身心健康的事,不剥夺学生的上课时间(不准把学生赶出教室,不准因迟到不让学生进课堂)。

(6) 课堂上教师仪表端庄、举止文明、教态稳重,正常情况下不得坐着讲课。

(7) 上课时每位教师都要进行课堂教学管理,维护良好的课堂秩序,不得让学生随意出入教室。

[教学日常检查]

(一) 考勤

培训基地安排检查人员每日进行考勤,对教师上课迟到、早退、空堂,按培训基地有关规定进行处理。

(二) 课堂纪律检查

教师上课组织教学不力,任学生自由散漫而不加以制止,或制止无效,检查人员应及时提醒任课教师。

(三) 授课进度

教师授课进度严格按授课计划进行,若发现授课进度零乱,与授课计划不符,则按《上海市公共卫生应急人员师资考核评价制度》视情节轻重予以扣分。

十、上海市公共卫生应急人员培训基地安全管理制度

［总则］

（一）目的和依据

为保护应急队员、相关处所工作人员在使用本基地的过程中的安全和健康，促进基地健康发展，根据相关法律法规，结合本基地工作实际，制定本制度。

（二）适用范围

本管理办法适用于所有使用公共卫生应急人员培训基地的应急队员及负责其管理和保障工作的相关处所和人员。

（三）工作原则

安全管理遵循安全第一，预防为主原则。

［职责］

（一）安全领导小组

安全领导小组统一领导基地安全管理工作，履行以下主要职责。

（1）贯彻落实党和国家有关安全工作的方针政策、法律法规，以及相关单位的保密工作管理制度和会议精神。

（2）审定基地安全管理制度，监督安全管理制度的落实、安全管理的培训、安全事故的调查和处理。

（3）负责会同有关部门查处基地安全事故，并提出处置预案。

（4）负责组织开展安全宣传教育与培训工作。

（二）各部门安全员

各部门安全员负责本部门安全管理、检查，履行以下工作。

（1）具体负责相应部门的安全管理、宣传工作。

（2）每日检查相应部门的安全情况，定期检查维护相关设备、消防器材、电路等，确保设施设备的正常使用以及安全完好，及时报告安全隐患。

（3）及时汇报突发事故，协同安全领导小组处理事故，维持事故现场，及时抢救人员，制止事故事态发展。

（三）使用基底相关人员

使用基地的全体相关人员必须承担职责范围内的安全责任，对自己的行为负责，接受安全领导小组的监督检查，及时落实整改措施，消除安全隐患。

［基本管理要求］

（1）基地各部门必须严格遵守安全管理相关法律法规和规章制度，持续开展安全宣

传教育,落实全员安全责任,完善各项安全管理措施,预防安全事故发生。

(2)基地内各场所必须符合如下要求:① 室内应整齐、清洁、光线充足、通风良好,通道不堆积杂物,保持通畅。② 应设置相应的通风、防火、防爆、消防等安全设施,并设置安全标志。③ 明确周边消防水源和消防给水设施情况,确保消防通道通畅。④ 室内场所严禁明火,易燃易爆物品应在有条件的仓库进行单独存储。

(3)基地相关设施设备必须符合如下要求:① 各种培训和演练所使用的设备、安全设施设备等需进行定期维护保养和检修,保持安全防护性能良好。② 各类电气设备和线路安装必须符合国家相关标准规范,电气设备要绝缘良好,金属外壳必须有保护性接地或接零措施。③ 配备必要的应急处置物资以及抢救药品、器材,并定期检查更换。④ 配备火灾警报、灭火等设施设备。

(4)相关人员必须首先进行基地使用安全培训,并通过培训考核。考核内容包括:① 国家安全工作方针、政策、法规和条例。② 基地安全管理制度、守则。③ 其他培训与演练所要求的安全知识。

(5)对违反安全管理制度造成事故的责任者严肃处理,触犯法律的,交由司法机关处理。

[附则]

(1)本管理办法由上海市公共卫生应急人员培训基地安全领导小组负责解释。

(2)本管理办法自发布之日起施行。

十一、上海市公共卫生应急人员培训基地保密工作管理制度

[总则]

(一)目的和依据

为加强本基地保密工作,防止泄密事件的发生,根据《中华人民共和国保守国家秘密法》及实施办法、上级部门的有关保密工作规定,结合本基地工作实际,制定本制度。

(二)适用范围

本管理办法适用于所有使用公共卫生应急人员培训基地的应急队员及负责其管理和保障工作的相关处所和人员。

(三)工作原则

保密管理遵循积极防范、突出重点、既确保秘密安全又便于信息资源合理利用的原则。

[机构与职责]

(一)基地保密委员会

基地保密委员会(以下简称"保密委")统一领导基地保密工作,履行以下主要职责。

(1)贯彻落实党和国家有关保密工作的方针政策、法律法规,以及相关单位的保密工作管理制度和会议精神。

（2）审定基地保密工作制度。

（3）审定基地保密工作部署和年度工作安排。

（4）审定基地保密委员会成员名单。

（二）基地保密委员会下设办公室

基地保密委员会下设办公室（以下简称"保密办"），负责基地保密管理日常工作，履行以下主要职责。

（1）组织制定和实施基地保密工作制度。

（2）制订基地保密工作计划。

（3）负责基地秘密的定密备案管理和保密事项审批及管理。

（4）指导、参与涉密文件资料印发管理。

（5）负责会同有关部门查处基地失、泄密事件，并提出处置预案。

（6）负责组织开展保密宣传教育与培训工作。

（三）基地各部门

基地各部门负责本部门职责范围内的保密管理工作，履行以下主要职责。

（1）贯彻执行基地保密管理制度，负责落实有关保密管理措施。

（2）负责本部门产生秘密的定密、变更、解除和标识。

（3）负责组织制订和实施主办（承办）的涉密项目、活动的保密方案。

（4）负责对涉及本部门的信息进行保密审查。

（5）接受基地保密办公室的监督检查。

［基本管理要求］

（1）基地各部门必须严格遵守保密法律法规和规章制度，持续开展保密宣传教育，落实全员保密责任，完善各项保密措施，防止失、泄密。

（2）各部门主要负责人为保密工作第一责任人，负第一责任。所有相关在职人员应签订《保密责任书》。基地临时或短期聘用人员工作内容不得涉及国家秘密和基地秘密；特殊情况确需涉密的，应签订保密协议，并控制其知悉范围。

（3）严格执行定密规定，确定秘密范围及密级，不得漏定、错定，不得随意扩大或缩小秘密范围、提高或降低密级。

（4）基地保密办公室应经常性开展保密知识培训，并纳入培训计划。

（5）基地在职人员发现秘密已经泄露或者可能泄露时，应立即采取补救措施并及时报告；部门应立即处理并向基地保密办报告。

［定密］

（一）范围与密级

（1）国家秘密范围与密级，依照国家有关规定确定。

（2）基地秘密范围包括：① 发展规划、财务状况、重要人事任免、机构设立和调整、人员调整、物资采购等管理和决策中的秘密信息。② 演练计划、考核标准、对外合作、数据统计等培训和演练中的秘密信息。③ 个人隐私信息、现场状况等应急处置中的秘密信息。

（3）基地秘密的密级按重要程度由高到低依次分为基地密★★（二星级）和基地密★（一星级）。

二星级秘密是对基地以及相关单位的整体利益、安全产生一定影响的秘密，包括重要发展规划和培训演练活动等事项的相关信息。

一星级秘密是对基地以及相关单位的局部利益、安全产生影响的秘密，包括一般发展规划和培训演练活动等事项的相关信息。

（4）产生秘密的部门，由承办人员依据相关规定及时对秘密信息确定密级、保密期限、知悉范围等事项提出建议，由本部门负责人进行审核。

秘密知悉范围应根据工作需要限定在最小范围。

（二）变更与解除

（1）密级和保密期限确定后，定密部门发现不符合有关规定的，应及时予以变更或解除。

（2）秘密具备下列情形之一的，应及时变更：① 泄露后对国家安全或相关单位与基地的安全和利益的损害程度发生明显变化的。② 因工作需要，原知悉范围有较大变化的。③ 相关单位对密级或保密期限已做调整的。

（3）对保密期限内的秘密，有下列情形之一的，应及时解除：① 公开后无损于国家安全或相关单位与基地的安全和利益的。② 公开后对国家安全或相关单位与基地的安全和利益更为有利的。③ 已经国家保密主管部门、相关单位批准公开的。

（4）保密期限届满的，自动解除；国家保密主管部门和相关单位要求继续保密的，不得解除，但应及时变更保密期限。密级、保密期限变更及解除，由原定密部门或单位决定并负责。

（三）标识

（1）秘密一经确定，定密部门应按照以下规定做出标识：① 国家秘密标识按国家有关规定执行。② 基地秘密应以 3 号黑体字，将确定的密级以及保密期限标注在文件首页右上角。顺序为：基地密＋密级＋保密期限。若不标注保密期限，按二星级 20 年，一星级 10 年管理。不属于秘密的，不得标注秘密标识；如需限定范围使用的内部资料或信息，可标注"内部信息，注意保密"。

（2）涉密载体，应在外包装上标明与其内容一致的密级。密级标识与涉密载体不得分离。涉密载体是指以文字、数据、符号、图形、图像、音频和视频等形式记载秘密信息的计算机、移动存储介质以及纸介质等物品。

（3）摘录、引用秘密信息的，应在派生载体上标识与原件一致的密级和保密期限。文件资料汇编中不得收录涉密文件。

[保密]

（一）涉密载体

1. **纸质涉密载体**　制作文件、资料等纸质涉密载体，应按照规定标明密级、保密期限、发送范围和印制数量，并在签订保密协议的印制单位制作。

纸质涉密载体阅办和使用应在具备保密条件的办公室进行。纸质涉密载体传阅应明确时间要求，不得横向传递。严禁复印国家秘密级文件与机要文件。

2. **涉密计算机及移动存储介质**　涉密计算机（含便携式计算机）及移动存储介质等涉密载体购置，由基地保密办审核、组织采购，并进行登记建档。

涉密计算机及移动存储介质等载体维修，需经相关信息技术人员鉴定，由基地保密办公室委托具有保密资质的单位进行维修，并签订保密协议。

涉密计算机是指用于采集、处理、存储和传输涉密信息的计算机，包括台式计算机、便携式计算机以及网络终端计算机；涉密移动存储介质是指用于存储、处理、传递涉密信息的移动存储介质，包括 U 盘、移动硬盘、光盘、录音笔、存储卡等。

使用涉密计算机应执行以下规定：

（1）涉密计算机不得以任何方式与互联网连接，不得安装或开启无线互联功能。

（2）严禁在涉密计算机上安装、使用与工作无关的软件或自行安装安全防护软件、系统升级和补丁程序等。

（3）严禁携带涉密计算机出入公共场所或出国（境）。

（4）涉密计算机使用者应设置开机密码并保管好个人账号以及密码，密码长度不得少于 8 字符，必须同时包含大小写英文字母、阿拉伯数字以及特殊符号。

（5）涉密计算机使用者离开时，应随时锁定系统，离开时间超过 2 小时应关闭计算机。

管理者使用涉密移动存储介质等载体应执行以下规定：

（1）严禁涉密载体与非涉密载体交叉使用。

（2）严禁用非涉密移动存储介质存储、传递涉密信息。

（3）严禁将涉密移动存储介质在非涉密计算机上使用。

（4）严禁在无安全保密措施的地方存放涉密载体。

（5）未经批准，严禁复制涉密载体，严禁携带涉密载体出入公共场所或出国（境）。

3. **涉密载体存放**　涉密载体存放应专人管理，并定期清查、核对、归档。

4. **涉密载体销毁前的处理**　涉密载体销毁前应由使用部门登记，并经保密工作第一责任人批准，交给基地保密办委托具有保密资质的单位进行销毁，不得自行销毁、出售或遗弃。

（二）秘密信息传递与公开

（1）不得通过普通传真机、公共电子邮件、非加密电话等传递秘密信息。

（2）不得擅自在互联网上发布或传递秘密信息。

［监督与责任追究］

（1）基地部门应定期或不定期开展保密检查。保密检查可利用国家或地方保密管理部门认可的检测装置、软硬件工具进行有针对性的技术检测，必要时可邀请专业保密检测机构协助检查。

保密检查内容主要有：① 保密管理制度及责任制落实情况。② 保密工作组织机构、人员到位情况。③ 办公设施设备、涉密载体保密措施情况。④ 涉密项目和活动的保密措施情况。⑤ 保密教育和培训情况。⑥ 失、泄密事件查处及责任追究情况。

（2）发生失、泄密事件的，应当立即采取保密应急措施防止事态扩大，并报告基地保密办。基地保密办会同有关部门进行查处。

（3）违反本办法，有下列行为之一的，对直接责任人给予批评教育；情节较重的，按相关单位的规定给予处分；发生严重失、泄密，涉嫌犯罪的，移送司法机关处理。① 未按规定确定、标明或及时变更密级的。② 违规复制、记录、存储、传递和提供秘密信息的。③ 擅自携带秘密信息出入公共场所或出国（境）的。④ 违规将涉密载体接入互联网的。⑤ 违规在互联网发布秘密信息的。⑥ 涉密项目、会议和活动未采取保密措施的。⑦ 履行职责不力，导致职责范围内保密管理存在严重问题的。⑧ 其他违反本办法行为的。

［附则］

（1）本管理办法由上海市公共卫生应急人员培训基地保密委员会负责解释。

（2）本管理办法自发布之日起施行。

十二、上海市公共卫生应急人员培训基地使用及管理制度

［总则］

（一）目的和依据

公共卫生应急人员培训基地是全市公共卫生应急人员学习培训和各类活动的场所，是公共卫生应急人员学习和精神文明建设的活动阵地，为了给公共卫生应急人员提供一个良好的学习活动场所，特制定本制度。

（二）适用范围

本制度适用于预备役培训基地所属项目内所有的场地、设备及人员。

（三）职责分工

上海市疾控中心牵头负责公共卫生应急人员培训基地的日常管理，包括场地、设备及人员。

上海市疾控中心应急管理处主要负责培训基地的场地设备运转过程中的监督管理工作。包括：具体场地与设备的管理、日常检查记录及设备运行与现场管理工作。

[**具体内容**]

（一）岗位职责

1. 培训基地管理岗位职责

（1）实施发展规划,拟定年度工作计划、财务预算和中心规章制度,执行经中心领导审核通过的年度工作计划、财务预算。

（2）聘任和解聘基地工作人员,实施奖惩制度。

（3）组织教育教学、科研活动,保证教育教学质量。

（4）负责培训基地日常管理工作。

（5）提出培训基地内部组织设置方案。

（6）组织、指导本机构建立、健全各项培训管理制度,认真开展安全培训工作。

（7）对本基地培训秩序管理、培训计划执行管理、培训人员组织管理、培训质量保障管理、师资管理工作负主要责任。

2. 培训基地教师职责

（1）热爱本职工作,认真执行教学计划和教学大纲,编写好学期授课计划,努力完成教学任务。

（2）严格遵守基地纪律,不迟到、不早退、不随意调课、坚持上下课制度、不无故提前下课。

（3）认真备课,写好教案,做好课前的一切准备工作。

（4）按章行事,加强组织纪律,维护和保证教学制度的权威性和严肃性。

（5）关心和爱护学员,尊重学员人格。

（6）教师讲课理论联系实际,更新观念,注重培训效果,激发学员的学习积极性。

（7）教师上课应口述和手写并重,板书整齐,使学员能做好笔记。

（8）任课教师认真回答学员提出的问题。

（9）遵守培训基地的教学管理制度。

（10）加强学员实训管理,严禁学员在课堂嬉闹或做与学习无关的事情。

（11）严格要求学员认真执行培训基地的规章制度,教育学员遵守劳动纪律,爱护公共财产。对违章、违纪的学员进行批评教育,直至提出处分建议。

（12）加强自身政治、业务学习,努力提高教学水平、关心学员,注意言传身教,为人师表。

（13）积极参加培训基地的教研活动,完成基地交办的其他工作任务。

（二）上课管理制度

（1）严格执行教学计划,按规定进度授课,不缺课,不随意调课。

（2）上课要讲清基本概念,注意知识的系统性、科学性和完整性,做到层次清楚,深入浅出,便于学员理解和记忆。

（3）贯彻精讲多练的原则，重视案例分析，使学员通过分析案例的办法，提高掌握知识的理解能力。

（4）上课必须有教案，不上无准备之课。

（5）课堂教学必须预防缺漏，当堂巩固，注重板书，让学员做好记录，以便复习与考试。

（6）做好学员的上课考勤工作。

（7）正确操作多媒体教学设备，爱护教学仪器设备。

（三）学员守则

（1）严格遵守基地各项规章制度，服从班主任、教师和后勤人员的管理。

（2）上课不迟到、不早退、不旷课，有特殊情况不能听课者，须办理请假手续。缺课超过培训时间 1/3 者，取消考试资格。

（3）遵守课堂纪律，上课专心听讲，认真学习，不看与上课内容无关的报纸杂志，不交谈聊天，不在课堂上打、接手机。

（4）尊敬教师和工作人员，团结学员，礼貌待人。

（5）自觉遵守考纪，维护良好考风。考试时不交头接耳、互通答案，违者取消考试资格。

（6）讲文明、讲卫生。基地及课堂内不穿背心、拖鞋，不吸烟，不随地吐痰，不乱扔垃圾，自觉维护教室清洁卫生。

（7）爱护教具、课桌、课椅等一切公物，若有损坏，照价赔偿。

（8）节约用电，节约用水，严禁浪费。

（9）严禁饮酒赌博，严禁聚众闹事、打架斗殴，若有违反，按《中华人民共和国治安管理处罚条例》追究其相应责任。

（四）教学质量管理制度

（1）凡承担基地教学的教师，均应根据年度计划做好各工种备课，均应在开课前准备好课。备课做到五备，即备大纲、备教材、备对象、备重点难点、备考点。

（2）教师必须认真撰写教案，准备电子课件。

（3）教学管理人员不定期地认真对照大纲、课表、教案和"授课小结"进行检查，发现问题及时向任课老师指出。

（4）课堂教学规范，突出重点。落实"从生产到科学，从科学到实践"理念。按规定对学员进行管理，对不听讲、不做笔记又影响他人学习的学员，及时通知班主任进行教育和处理。

（5）组织学员对授课情况进行评价，如实客观地反映任课老师的优缺点。同时找五人以上学员座谈，认真听取学员的意见和建议。对授课好的要组织大家学习，对缺点突出的要及时告知，并要求及时改正。

（6）教学科研能力和水平要不断提高，提倡和鼓励教师到生产一线去学习，及时了解和掌握生产中的新技术、新工艺、新设备；组织教师开展科研活动，积极撰写科研文章，推动新技术、新技改和新方法在生产中的应用，为生产服务。

（7）规范考试考核工作，突出学员的实际操作能力培养。对理论和操作考试考核不能通过的要耐心辅导，对确无能力通过考试考核的，决不让其过关，确保输送合格的学员到生产岗位。

十三、上海市公共卫生应急人员培训基地场地与设备管理制度

［总则］

（一）目的和依据

场地设备安全管理工作必须坚持"安全第一，预防为主"的方针，必须坚持场地与设备的系统管理方式，必须坚持不断更新改造，提高教育培训水平的原则，能及时有效地保证场地和设备的正常运行，确保培训基地教学质量和学员的人身安全。为加强对培训基地场地和设备的管理，充分掌握场地设备的运行动态，提高设备设施的完好率，特制定本制度。

（二）适用范围

本制度适用于预备役培训基地所属项目内所有的场地、设备。

（三）职责分工

上海市疾控中心牵头负责公共卫生应急人员培训基地的日常管理，包括场地和设备。

上海市疾控中心应急管理处主要负责培训基地的场地设备运转过程中监督管理工作。包括：具体场地与设备的管理、日常检查记录及设备运行与现场管理工作。

［具体要求］

（一）场地管理

（1）培训基地的一切设备，未经负责人同意，不得擅自挪用。

（2）培训基地是对公共卫生应急人员培训的专用场所，其他活动未经许可不得在该基地进行。

（3）保持场地内干净整洁，场地内不可乱刻乱画。严禁吸烟、随地吐痰，饮料不可洒在场内，严禁乱扔瓜皮果壳、口香糖、废纸杂物等。

（4）爱护场内设施，未经许可不得打开或者移动场内设施。

（5）凡需要使用场地的人员，应提前通知管理人员，进入场地内必须服从管理制度人员的安排，并自觉遵守管理制度。维护公共秩序，锻炼身体勿忘安全，举止文明、礼貌、有序。

（6）场地管理人员应坚守岗位，保护好培训基地，注意防火、防盗工作。

（二）设备管理

（1）培训基地负责人对基地的所有场地设备的安全、正常运行负责,具体负责核准设施、设备的申购、报废、大修,负责制定相关的制度和培训计划,组织检查、监督设施设备日常的运行工作。

（2）场地设备使用相关人员要对设备进行定期检查,定期检查要有记录,工作记录必须保存,部门按设备完好率标准进行抽查。

（3）培训基地应按照文件规定,联系区疾控中心,鼓励公共卫生应急人员、队员积极参加各类专业知识学习。

（4）培训基地应定期对设备保管人员进行培训,培训内容包括设备和设施的性能、操作方法、操作规程、日常维护知识。

（5）设备保管人员必须自觉遵守各项规章制度,严格执行操作规程,做好设施和设备的日常清洁保养工作,保证安全、文明作业。

（6）应定期对场地设施进行检查,检查包括线路、开关、仪表、机械等内容,使用后要定期对设备进行清污、保养,发现问题及时处理。培训时发现问题要立即停止,报告本单位负责人,及时通知相关专业人员前来修理。

（7）新的设备和设施的添置由具体使用单位提出申请计划,报公司审核批准后方能购买,购买的设备和设施到场后要有相关人员进行验收（包括随设备应提交的文件和资料的验收）,安装、调试,并进行固定资产登记。技术资料交设备管理员保存,报废等事项按公司相关的程序办理。

（8）培训基地负责人应明确设备设施的管理员,定期巡视、维护、保养,并负责指导保管人员按规程操作。根据场地设备存在的缺陷,适时向公司提出设施设备的维修、申购、报废。

（9）场地设备发生事故后,严格执行"三不放过"原则,即事故原因不查清不放过,对事故的责任人不处理不放过,事故后没有采取改进、预防措施不放过,以确保类似的事故不再发生。

（10）对设施设备的修理,培训基地应按设备状态、作业条件给予积极配合,特殊的维修需要增设安全设施和人员。

十四、上海市公共卫生应急人员培训基地教学管理制度

[师资库管理制度]

（一）师资来源和条件

1. 师资来源　上海市公共卫生应急人员（以下简称"公共卫生应急人员"）培训基地师资来源包括:

（1）上海市疾病预防控制中心及各区疾病预防控制中心的资深员工。

（2）高校从事公共卫生、预防医学等相关领域教学工作的讲师教授。

（3）其他公共卫生、应急管理相关政府部门及事业单位人员。

2.师资条件　符合《上海市疾病预防控制公共卫生应急人员师资遴选制度》要求。

（二）师资培训及考核办法

上海市疾病预防控制公共卫生应急人员师资首次认定前应通过完成的师资培训，课程参与时长不应低于4/5，并参与考核通过后方能上岗。

定期对师资开展师资复训及考核，复训培训参与时长不应低于2/3，并应通过考核。

（三）师资库更新

每年对上海市疾病预防控制公共卫生应急人员师资库进行更新，根据当年师资培训及考核结果更新师资库名单，并记录于台账。

[教学演练课程及考核管理制度]

（一）教学演练课程管理

由上海市疾病预防控制中心负责开展教学演练课程管理。构建通识培训和专业培训相结合的综合公共卫生应急能力培训体系，课程体系需满足公共卫生应急人员、队员培训需求。

课程设置由上海市疾病预防控制中心统筹设置，根据教学评估、专家咨询、学员需求等适时调整课程设置。新增或调整课程设置后应重新进行新课程设置评估。

师资应及时制定规范可行的教学工作计划，计划制定要做到据标准、依教材、切实际、求实效。

教学工作计划的基本内容应包括学生基本情况分析、教材分析、教学目标、任务和重点工作及教学进度计划安排。计划应在课程开始前交教学组审阅通过，符合要求准予实施，不符合要求者应重新制定。

全体师资必须认真备课，坚决杜绝不备课就上堂讲课，有较详细的教学目标、教学方法、教学重点难点、教学过程、作业设计等。

全体师资应根据安排按时上课，如因特殊情况不能按安排上课，应提前3日通知教务人员，并根据教务安排调整上课时间，不得擅自修改上课时间。上课期间严禁接、打电话。

（二）教学演练考核办法

由上海市疾病预防控制中心开展教学演练考核，根据课程设置制定考核计划。

考核应包括理论课程教学考核、实操课程教学考核及演练课程考核。考核应遵守考核纪律，不得舞弊。考核内容应紧扣教学大纲，注意考题保密，出题人应签订保密协议。

对于考核不合格者可安排一次补考，补考不合格者应重新接受下一期培训。

每次考核后，培训师资应对考核情况进行总结，及时调整课程。

[教学质量及监控管理制度]

为保证教学质量,师资组全体教师必须按时参加备课组集体备课活动,严格考勤制度。确因特殊原因不能参加者,需提前经备课组组长批准,不能无故缺席。

备课组组长应承担本备课组集体备课活动的组织、管理与监督责任,定期定时检查本教学组师资备课情况,发现问题及时解决,并做必要的记录。参加集体备课情况是教师考核的依据之一。

每期学员培训结束后应进行教学满意度评估及教学质量分析总结。根据评估及分析结果及时调整。

[附则]

(1) 本管理办法由市疾控中心负责解释。

(2) 本管理办法自发布之日起施行。

参考文献

［1］白玫. 突发公共卫生事件的应急机制研究[D]. 上海：华东师范大学，2008.

［2］樊丽平，赵庆华. 美国、日本突发公共卫生事件应急管理体系现状及其启示[J]. 护理研究，2011,25(7)：569－571.

［3］冯庚，杨萍芬，付大庆. 院前急救预案：现场急救攻防策略[M]. 北京：中国协和医科大学出版社，2010.

［4］冯子健. 传染病突发事件处置[M]. 北京：人民卫生出版社，2013.

［5］顾乃谷，吴锦海. 核(放射)突发事件应急处置[M]. 上海：复旦大学出版社，2004.

［6］关于印发新型冠状病毒肺炎防控方案(第八版)的通知[J]. 中华人民共和国国家卫生健康委员会公报，2021,211(5)：4－60.

［7］国家卫生计生委办公厅关于印发全国医疗机构卫生应急工作规范(试行)和全国疾病预防控制机构卫生应急工作规范(试行)的通知[J]. 中华人民共和国国家卫生和计划生育委员会公报，2015,148(11)：23－24.

［8］国家卫生计生委关于印发加强卫生应急工作规范化建设指导意见的通知[J]. 中华人民共和国国家卫生和计划生育委员会公报，2016,161(12)：23－27.

［9］尹力，胡国臣. 中国卫生年鉴[M]. 北京：人民卫生出版社，2008.

［10］国务院办公厅关于加强基层应急队伍建设的意见[J]. 中华人民共和国国务院公报，2009,1317(30)：13－16.

［11］李方鹰. 中华人民共和国年鉴[M]. 北京：中华人民共和国年鉴社，2006.

［12］国务院应急管理办公室. 突发事件应急演练指南[J]. 中国应急管理，2009(10)：1.

［13］洪凯，陈绮桦. 美国应急演练体系的发展与启示[J]. 中国应急管理，2011,57(9)：54－59.

［14］金锡鹏，夏昭林，汪严华. 化学物急性中毒救治与监控[M]. 上海：复旦大学出版社，2005.

［15］梁子敬，黄伟青，曾量波，等. 急诊科平战两用负压病房对突发公共卫生事件的作用

[J].中华急诊医学杂志,2006(10):951-952.

[16] 刘堃,张林,郭蕾蕾,等.国内外突发事件卫生应急体系和反应能力的比较研究[J].辽宁医学院学报,2011,32(5):438-442.

[17] 马亦林,李兰娟.传染病学[M].上海:上海科学技术出版社,2011.

[18] 齐小秋.病原生物学检验——病毒[M].北京:卫生部病原生物学检验教材编写组,2009.

[19] 齐小秋.病原生物学检验——其他微生物[M].北京:卫生部病原生物学检验教材编写组,2009.

[20] 齐小秋.病原生物学检验——寄生虫[M].北京:卫生部病原生物学检验教材编写组,2009.

[21] 齐小秋.病原生物学检验——细菌[M].北京:卫生部病原生物学检验教材编写组,2009.

[22] 齐小秋.疾病预防控制机构实验室设备操作和使用[M].北京:人民卫生出版社,2008.

[23] 任引津,张寿林,倪为民,等.实用急性中毒全书[M].北京:人民卫生出版社,2003.

[24] 上海市疾病预防控制中心.上海市疾病预防控制机构传染病应急处置消毒与个人防护装备规范[S].

[25] 上海市疾病预防控制中心.上海市区级疾病预防控制中心建设标准[S].(沪卫疾控〔2020〕31号),2020.

[26] 上海市人民政府.上海市公共卫生应急管理条例[EB/OL].https://law.sfj.sh.gov.cn/#/detail?id=6003cbe80391fe17879a7fcf.

[27] 上海市卫生健康委员会.上海市新型冠状病毒肺炎防控方案(2021版)[S].

[28] 施建华,林海江,孙梅,等.国外突发公共卫生事件应急处置体系及对我国的启示[J].中国卫生政策研究,2014,7(7):44-49.

[29] 孙承业.中毒事件处置[M].北京:人民卫生出版社,2013.

[30] 苏旭.核和辐射突发事件处置[M].北京:人民卫生出版社,2013.

[31] 孙军红,刘磊汉.军队医院灾害应急医学救援演练组织与实施[J].人民军医,2012,55(10):938-939.

[32] 王陇德.卫生应急工作手册[M].北京:人民卫生出版社,2005.

[33] 卫生部办公厅关于印发《国家突发公共卫生事件相关信息报告管理工作规范(试行)》的通知[J].中华人民共和国卫生部公报,2006(1):44-60.

[34] 卫生部办公厅关于印发《2011—2015年全国卫生应急工作培训规划》的通知[J].中华人民共和国卫生部公报,2011,98(9):42-45.

[35] 卫生部关于印发《人感染高致病性禽流感应急预案》的通知[J].中华人民共和国卫

生部公报,2006(9):17-21.

[36] 卫生部办公厅关于印发《食品安全事故流行病学调查技术指南(2012年版)》的通知[J].中华人民共和国卫生部公报,2012,107(6):23.

[37] 卫生部卫生应急办公室.突发中毒事件卫生应急预案及技术方案[M].北京:人民卫生出版社,2011:112-135.

[38] 温靖.中美突发公共卫生事件应急系统的比较研究[D].南京:南京师范大学,2007.

[39] 吴群红,郝艳华,宁宁.卫生应急演练的理论与实践指南[M].北京:人民卫生出版社,2014.

[40] 吴群红.卫生应急管理[M].北京:人民卫生出版社,2013.

[41] 薛一静.新世纪以来中国公共卫生应急管理研究中的若干理论问题[J].中国应急救援,2012,32(2):22-25.

[42] 杨维中.中国卫生应急十年[M].北京:人民卫生出版社,2014.

[43] 杨文宇,宋斌,梁志敏,等.某医院突发生物事件医疗应急救援演习的组织与实施[J].东南国防医药,2013,15(4):427-428.

[44] 于维森,高汝钦,孙健平,等.实常见职业中毒快速处置技术[M].北京:人民卫生出版社,2016.

[45] 中国疾病预防控制中心.关于印发《卫生应急演练技术指南》的通知[EB/OL].https://m.chinacdc.cn/xwzx/tzgg/201312/t20131231_92083.html,2013-12-31.

[46] 中华人民共和国国家卫生和计划生育委员会.关于成立突发事件卫生应急专家咨询委员会的通知[EB/OL].http://www.nhc.gov.cn/yjb/s7859/201103/8f99ac98fa7641cebeb5a882cf751a52.shtml.

[47] 中华人民共和国国家卫生和计划生育委员会.关于印发《国家卫生应急队伍管理办法(试行)》的通知[EB/OL].http://www.nhc.gov.cn/yjb/s7859/201012/2d76b573d0a14546aa1db732415cb275.shtml.

[48] 中华人民共和国国家卫生和计划生育委员会.国家突发公共事件医疗卫生救援应急预案[EB/OL].http://www.nhfpc.gov.cn/mohwsyjbgs/s6777/200804/31301.shtml,2006-2-28/2017-11-21.

[49] 中华人民共和国国家卫生健康委.对十三届全国人大三次会议第9225号建议的答复[EB/OL].http://www.nhc.gov.cn/wjw/jiany/202102/c8ba06514da64e71ba8a772e19e77774.shtml,2021-2-18/2022-2-23.

[50] 中华人民共和国突发事件应对法[J].中华人民共和国全国人民代表大会常务委员会公报,2007,265(6):535-543.

[51] 中华人民共和国中央人民政府.中华人民共和国国务院令[EB/OL].http://www.gov.cn/gongbao/content/2011/content_1791478.htm,2011-1-8/2022-2-23.

[52] 中央政府门户网站. 国家突发公共卫生事件应急预案[EB/OL]. http://www. gov. cn/yjgl/2006 - 02/26/content_211654. htm,2006 - 2 - 26/2017 - 11 - 21.

[53] 朱道林. 卫生理化检验技术[M]. 北京：高等教育出版社,2006.

[54] SN/T 1214 - 2003,国境口岸处理炭疽杆菌污染可疑物品操作规程[S].

[55] SN/T 3563 - 2013,国境口岸入境白色粉末排查及处理规程[S].

[56] WS/T 311 - 2009,医院隔离技术规范[S].

[57] WS/T 313 - 2009,医务人员手卫生规范[S].

[58] Keith Holtermann. Homeland Security Exercise and Evaluation Program (HSEEP)Overview[R]. U. S: Department of Homeland Security, 2009: 8 - 88.

[59] NCJ 205244, Homeland Security Exercise and Evaluation Program, volume I: Overview and Doctrine[R]. U. S: Department of Homeland Security, 2004.

[60] R. Eric Petersen. Homeland Emergency Preparedness and the National Exercise Program: Background, Policy Implications, and Issues for Congress[R]. U. S: Congressional Research Service, 2008: 19 - 28, 25.